休閒保健叢書45

# 董氏奇穴與十四經穴

## 臨證治驗

### 附VCD

楊朝義　編著

品冠文化出版社

# 內容提要

　　本書是作者20餘年臨床治療經驗的總結。書中系統地介紹了董氏重要穴位、董氏針灸體系、操作技術、臨床治療等幾個方面。理論翔實，層次明確，對高深莫測、玄學之理及無實用理論均不採納，擇其大要，將最實用部分系統整理出董氏針灸體系，對學習、運用、發展董氏奇穴均有指導作用。

　　僅將董氏常用穴以臨床實用角度分析；對不常用穴，療效尚難肯定、功效模糊的穴位及作用均刪去，就此去偽存真，還原真實可靠運用理念。

　　全書從實用出發，本著客觀求實的態度（在治療中用董氏穴位效佳的則選用董氏穴位，對用傳統穴位療效滿意的就用傳統穴位）選穴。對針灸治療滿意的疾病精當處方，組方源於實踐，並配用刺血、火針、艾灸等方法，並全面詮釋了配穴機制。

　　本書是目前董氏奇穴與傳統針灸結合運用比較全面系統的圖書，具有較強的可讀性、實用性、啟發性。配有光碟，光碟中詳細介紹了常用董氏奇穴的取

法、作用特點等。

　　本書適合於針灸醫師、中醫師、針灸專業學生以及針灸愛 好者參考閱讀。

# 前 言

　　醫學在迅速發展，針灸學也在日新月異，各種特色療法及針灸新思維不斷湧現，在臨床中大放異彩，可謂百花齊放。其中董氏奇穴就是針灸醫學中的一顆璀璨明珠，是百花園中的一朵絢麗之花。

　　董氏奇穴針灸學，是董景昌先生（1916—1975，祖籍山東省平度縣）在其家傳奇穴基礎上，逐漸完善發展起來的一門獨特的針灸體系。因其易學、易掌握、適應證廣、功效強大、操作安全等優勢特點，得到了針灸界的認可，迅速傳遍了世界各地，為神奇的針灸之術錦上添花。

　　目前，有關董氏奇穴及十四經穴方面的專著已是林林總總，各有特色，但基本上是分而論之，各成體系，很少有將兩者融於一體的書籍。筆者在臨床中充分挖掘兩者所長，使其相互為用，相得益彰，在治療中起到了事半功倍之效。

　　此書是筆者多年應用董氏奇穴及十四經穴融會貫通之經驗總結。董公的原著為《董氏針灸正經奇穴學》，可見「奇穴」也是「正經」的發揮，兩者有不

可分割的緊密關係。若想真正理解董氏奇穴的內涵，活用董氏奇穴的穴位，就必須理順好兩者之間的關係。

此書即以董氏奇穴為主體將「奇穴」與「正經」融於一體闡述兩者相結合的妙用、應用方式、原理。目前，這類「正經」與「奇穴」相結合的著述較少，故經驗還不足，尚屬在嘗試階段。

此書的出版但願能起到拋磚引玉的作用，與諸位同仁交流爭鳴，亦為足矣。

本書的編輯出版，乃是筆者的經驗和心得總結，並結合相關的醫籍編寫而成。在撰寫過程中，雖工作繁忙，但始終一絲不苟、嚴格要求，冀以刻苦勤奮之志，而想彌補學識之不足。但因才疏學淺，水準有限，故難免有謬誤、不足之處，謹望同道師長不吝賜教，以使本書日臻完善。

最後，我要衷心地感謝遼寧科學技術出版社的鼎力支持與協作，尤其是醫學圖書中心主任壽亞荷女士為本書的出版做了大量的工作。可以說沒有她的關心、支持、幫助，就沒有這本書的問世，特此誠摯地感謝。

楊朝義

# 目　錄

# 第一篇

# 董氏奇穴理論體系

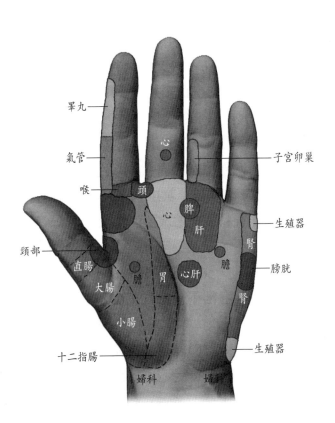

# 第一章
# 董氏奇穴特點與針法

## 一、董氏奇穴源流

董氏奇穴係董門祖傳數十代具有獨立體系的奇穴針灸學。歷經千年，代代相傳，董景昌先生在其家傳絕學奇穴基礎上，經大量的臨床實踐逐漸完善發展起來的獨具特色之針灸體系。

董景昌先生（1916－1975），祖籍山東省平度市。自幼隨父學醫，18歲在家鄉獨立行醫，名震四方。

1949年董公舉家遷往臺灣，自此在臺行醫，期間臨診多達40萬人次，患者遍及臺灣各地。並於1971年，董公以奇穴針術速癒高棉國總統朗諾之半身不遂，自此名揚天下。

為弘揚董門針術，董公打破家規，廣收門徒，開山授徒73人，董氏傳人遍及世界各地，為傳播董氏絕學奠定了良好的基礎。

董公於1973年編著《董氏針灸正經奇穴學》一書，使董門絕學正式公開於世，相繼在世界各地生根發芽，不斷壯大。近年來已風行全球，傳遍世界各地。

理論體系逐漸形成，學說不斷完善，「董氏針灸正經奇穴學」已正式形成，是目前行之有效眾多針灸新法中的一個新體系，具有重要的研究和發展前途，為針灸的發展注入了新的活力。

## 二、董氏針法優勢特點

（1）董氏取穴主要在四肢部，其次在頭部，很少用到胸腹及腰背部，這正是與傳統針灸反差最大的地方。這一取穴的運用避開了人體的臟腑器官，若在胸腹及腰背用穴時也僅以刺血用之，不用毫針刺法，故董氏奇穴具有取穴方便、危險性小的優勢。

（2）董氏奇穴不以經絡定穴，而是以部位定穴，具有易學、易記、易掌握之優勢。

（3）董氏針術乃循「正經」之「奇穴倒馬組穴」，若診斷正確，認穴準確，手法精確，則功效強大，奏效神速，立除沉屙，具有作用效速的特點。

（4）董氏針法操作簡便，臨床僅以動氣、倒馬、牽引、刺血法即可，既簡單又明確，一般不需要各種複雜的補瀉手法，具有易操作、療效強的特點。

（5）董氏針術一般不採用強刺激手法，僅以「正刺」、「斜刺」、「皮下刺」即可，可減輕患者之痛苦，減少暈針的發生。

（6）董氏奇穴治病廣泛，不但對常見病、多發病有良效，而且對疑難雜症、頑症痼疾也有很好的治療功效，加大了針灸在臨床上的廣泛運用。

## 三、董氏奇穴針法

董氏奇穴普及廣、療效高的一個重要原因就是有其獨到的針法。董氏針法具有易學、易操作的特點，無須複雜的補瀉手法，即可達到應有的療效。若能正確地運用這些針法，則能立起沉屙，不僅對常見病有速效，而且對久治

不癒的頑疾依然有針下立效之功。

董氏針法別具一格，自成一派，這些針法不僅在董氏奇穴中運用，目前已被廣泛用於傳統針灸臨床中，並得到了大量臨床病案的驗證。

董氏針法主要有4種：動氣針法、倒馬針法、牽引針法、刺血針法。

## （一）動氣針法

動氣針法是董氏針法中應用最廣的一種針法，此針法不僅是董氏奇穴中的重要針法，而且也是目前傳統針灸中的一種重要手法。特別是在一針療法中治療各種痛證，被廣泛運用，一針療法若離開了動氣針法（在傳統針灸中，這種針法一般稱為運動針法），其療效則會大大降低。目前一些新發展的針法，如平衡針法、浮針療法等均需配合這種針法，否則難以彰顯奇效。

動氣針法是針刺後立動患處牽引其氣的一種操作針法，動引其氣之意，即在某個穴位進針得氣後，邊行針邊令患者活動患處的方法，使病痛立即緩解，表示所選之穴已發揮應有效能。動氣針法具體操作如下：

（1）首先決定針刺穴位。

（2）當針刺得氣後，一邊行針（捻轉或提插），一邊囑患者配合活動患處。根據患者實際臨床效果決定留針還是出針，若病痛已完全消失，則可出針；若病痛未完全好轉，病情嚴重，病程長的患者，根據情況決定留針時間，在留針期間必須行針（捻轉或提插）數次以提氣，並同時配合動氣針法活動患處。

（3）當病患處於難以活動的部位，如在胸腹部、鼻子、眼睛、耳朵等特殊部位時，可採用特殊動氣針法。當病在胸腹部時可讓患者用深呼吸的方法運動；當病在鼻子，可讓患者用鼻子喘息的方法；當病在眼睛時可囑患者配合眼睛睜閉動作；當病在耳朵時可用鼓耳的方法；若是某些神智病變，讓患者配合意念引導法而發揮特殊動氣療法。可見動氣療法具有廣泛的實效性。

動氣針法簡單實用，作用強大，是提高針刺療效的一種有效手段，但是在運用此針法時必須注意以下幾點，方能正確地用好這一針法。

①針刺之穴不能在患處，否則難以活動患部，一般為遠端健側選穴。

②令患者配合活動時先從小幅度動作開始，由輕到重，逐漸加大力度。

③運用動氣針法取穴宜少，尤其適宜於一穴治療。

④動氣針法的運用有兩個方面的作用。一是牽引其氣，當針刺後，活動患處，是讓針刺後直接迅速打通患處之瘀，使針穴與患處之氣相互通應；二是檢查所選穴位是否有效，當針刺得氣後，讓患者活動病痛處，若疼痛緩解或消失，說明選穴正確；若病痛無改善，說明辨證選穴不準確，需要重新思考辨證選穴組方。

## （二）倒馬針法

倒馬針法是採用二針或三針並列的方法，加強療效的一種特殊針法。這種倒馬針法類似於古代針灸中的傍刺法、排針刺法。這種倒馬針法的運用，較之散列的多針效

果強大，具有聯合效應、強化效應，是提高針刺療效的有效方法。二針併用為小倒馬針，三針併用為大倒馬針（董氏奇穴一般多為三針併用）。

在董氏奇穴所設穴位中有很多便是這種倒馬針法組合穴，尤其是三針聯用的倒馬針組合最多，這是董氏奇穴突出特點之一。如三其穴（其門、其角、其正），上三黃（明黃、天黃、其黃），足三重（一重、二重、三重），足駟馬（駟馬上、駟馬中、駟馬下）等。

不僅董氏奇穴可用這種針法，十四經穴依然能利用這一優勢針法，如手三里與曲池的配合運用、復溜與太谿的合用、支溝與外關的合用、後谿與腕骨的合用、內庭與陷谷的合用等，不一而舉，均是這一針法的運用。

倒馬針法的應用仍然是董氏奇穴的獨創，臨床實際操作運用，療效非凡。具體操作如下：

（1）首先選定某一穴位（如合谷穴）。

（2）然後再在同經鄰近穴位再選取一穴（如三間），這樣合谷與三間便形成了倒馬針法。

（3）在倒馬針的基礎上可用補瀉法，也可用動氣針法與之配合，加強療效。

### （三）牽引針法

牽引針法是兩端選穴相互牽引之意。牽引針法的作用在於疏導與平衡。

具體操作如下：

（1）首先在健側遠端取穴為治療針。

（2）再於患側遠端選取相關穴位為牽引針。

（3）當兩針針刺得氣後，在兩端同時捻針，或讓患者配合動氣針法，使兩者相互感應，這樣病患處在兩穴之間，彼此兩穴相互牽引，其氣相通，病痛而解。

（4）當收效後根據患者的具體情況決定出針還是留針。當留針時，中間仍需同時捻針相互牽引，動引其氣，發揮作用。

這種針法仍然是一種簡單有效的好方法，在臨床中具有很強的實效性。如右內側膝痛，首先取用左側的內關，再在右側的太衝穴刺一針，可產生治療作用；如右肘關節痛，先取用左側的犢鼻，再針右側的靈骨，可起到有效的治療作用；再如左側足少陽經坐骨神經痛，首先取用右側的外關，再在患側的足臨泣刺一針，可立見奇效。這種取穴法的運用即為牽引針法的運用。

牽引針法也不僅是肢端遠處選穴。如耳鳴、耳聾時可選用聽會牽引；治鼻子病時選用迎香牽引；牙痛時選用頰車牽引，也是一種特殊牽引針法的運用。

### （四）刺血針法

刺血針法自古有之，並非董氏所獨有，但董氏針法對此多有發揮，運用獨到，乃為董氏針刺療法之精妙處，為普及推廣刺血療法起到了重要的作用。

刺血療法早在漢代帛書《足臂十一脈灸經》和《陰陽十一脈灸經》成書時，刺血療法已有運用。《內經》一書的問世標誌著刺血療法理論體系已基本形成。《內經》全書162篇，論到刺血療法的就有40多篇，可見刺血療法在當時已廣為運用。隨著臨床的普及運用，其理論不斷完

善，運用逐漸拓寬，為中華民族千百年來的人類健康發揮了重要的作用。

但由於多方面因素的影響，刺血療法在近代運用逐漸減少，使這一古老、獨特優異的治療方法受到了冷落，用之漸少，甚至到了瀕臨失傳的地步。因董氏奇穴的推廣運用，使這一沉埋已久的優勢療法重現生機。

董氏刺血針法乃董氏針法之精妙處，在秉承家傳絕學基礎上，又廣泛涉獵各家活血化瘀文獻，厚積薄發，獨出機杼，將董氏刺血針法運用得出神入化。一些大病重病頑疾多運用刺血之法立起沉屙。因此，刺血針法是董氏針法的重要一部分。近幾年隨著董氏奇穴的普及推廣，刺血之法彰顯出了其獨特的功效。

刺血療法又稱「刺絡放血療法」，或叫「刺血」、「點刺」，俗稱「放血」。就是用鋒利的器械（過去多用三棱針，目前多用一次性無菌注射針頭）在患者體表上某一部位點刺，使之流出一些血液，以期達到治病的目的。特別是在治療慢性頑固性臟腑病變時，用刺血方法可立起沉屙。

董氏針灸根據「久病必瘀」、「重病必瘀」、「痛證必瘀」、「難症必瘀」等相關理論，用於臨床，將毫針與刺血療法完美結合，達到了「氣至病所」和「邪有出路」的扶正與驅邪的目的。

董氏刺血針法與傳統刺血療法有所不同，董氏刺血針法有以下幾個方面的特點。

（1）董氏刺血針法多以遠離患處施針為主，甚合

「瀉絡遠針」之古義。傳統刺血多以「阿是」或病患處鄰近穴位為主，很少在病患遠處選穴。

（2）董氏刺血部位可遍及全身，並且以病變劃分某些特效刺血區。如小腿正前方為肝區、心區；解谿附近為胃區；足背為前頭區；大腿下半及小腿上半正後方為後頭區；小腿膝蓋側邊為口齒區；小腿外側邊為肺區；外踝四周為耳區；足背外側邊及內側邊為偏頭區；小腿內側邊為腎區及膀胱區等。

這種臟腑固定對應部位刺血法的運用為董氏刺血所獨有，臨床運用既有效又方便，確為實用之法。另外有些具體疾病可有較為固定的刺血點，如傷口感染可在拇指背瘀絡刺血；在足部然谷區瘀絡刺血可治療腦震盪；在掌緣後谿至腕骨區刺血可治療蕁麻疹；在舌下部相當於金津、玉液部位刺血，可治療語言障礙性疾病等，這種刺血部位點可遍及全身，在此不再一一列舉。

（3）董氏刺血針法多以瘀絡、反應點為主，很少以單純穴位點刺血，重視的是瘀絡刺血。

（4）董氏刺血針法治療範圍廣泛，幾乎能用毫針者即可用刺血針法。

（5）董氏在背部不扎針，均以刺血為用，既降低了操作風險性又操作便利。

以上5點是董氏刺血針法獨具特點，若能夠正確地運用於臨床，則能立起沉疴。這正如臨床所言「祛一分瘀血，存一分生機」。

## 第二章

# 董氏奇穴應用與注意事項

### 一、董氏奇穴與十四經

董氏奇穴不僅具有確實的臨床實效性，而且也具有完整的理論體系。有了理論體系能夠正確地指導臨床、驗證臨床，更能便於推廣研究。

在臨床中若與十四經穴相互合用，具有相互補充、取長補短、相得益彰的作用。把十四經與董氏奇穴可以看作為《內經》與《難經》之間的關係，兩者相互並存，相互為用，完美結合，更好地服務於臨床，許多疑惑在相互間可明確而解。

董氏奇穴與十四經皆起源於華夏大地，共同植根於我們古老的東方文化，皆以中國醫學為基礎，因此兩者血脈相通。在針灸中有了董氏奇穴的出現，是錦上添花、如虎添翼，完善了十四經不足之處。

董氏奇穴的功效性不可否認，正因為作用療效好，才得以被針灸界肯定，迅速傳遍了世界各地。但是學習董氏奇穴絕不可否認十四經的作用，可以說沒有十四經穴的存在，就沒有董氏奇穴的誕生，因此要想真正學好董氏奇穴，必須首先掌握好十四經穴理論，否則難以真正把董氏奇穴搞清、弄懂。

董景昌先生在世時所編寫的《董氏正經奇穴學》，可

見董氏奇穴是十四經穴的一部分，確實如此。董氏奇穴穴位的發現、穴位的臨床運用皆沒有離開十四經的相關理論。

如用肝門穴治肝病，肝門穴處於小腸經的循行線上，中醫認為肝病多濕，小腸為分水之官，肝門穴位於手臂小腸經中央，既合經絡，又合全息治中焦肝病之理；又如正筋、正宗治療頸項痛，其穴在膀胱經循行線上，用之既合對應又符合經絡；用其門、其角、其正治療大便秘結、痔瘡，這是本穴組處於手陽明大腸經上有關；人士、地士、天士治療氣喘感冒甚效，其理是本穴組處於肺經循行線上；門金治療腸胃病，其穴就在胃經上；用火主、火硬治療張口不靈、婦科病、尿道炎等所用，均為經絡所行之用，兩穴處於肝經線上，足厥陰肝經「……循股陰，入毛中，環陰器，抵小腹……」其支者「從目系下頰里，環唇內」。用腕順一、二穴治療足太陽經腰腿痛，其穴處於手太陽小腸經上，這是運用了同名經之理；用四花中穴治療食指痛，四花中穴處於足陽明經循行線上，食指是手陽明經循行，也為同名經之用；用中白、下白治療少陽經型坐骨神經痛，其穴處於手少陽經，也是同名經的作用原理。

用土水穴治療久年胃病，用駟馬穴治療肺病，皆於經脈循行有關。手太陰肺經起於「中焦，下絡大腸，環循胃口」。因肺經與胃有直接的聯繫，所以用土水穴治療久年胃病。駟馬穴組處於胃經循行線上，因肺經與胃的這種絡屬關係，因此用胃經循行線上的駟馬穴治療肺病。用火膝穴治療心絞痛，火膝穴處於手太陽小腸經，手太陽與手少

陰相表裏，這是表裏經的運用原理。

　　用上三黃穴組治療面神經痙攣、帕金森氏症、梅尼埃病，這是根據上三黃治療肝病的原理，這些疾病均為肝風內動之疾，透過中醫的臟象學說原理而用之。

　　以上所舉的種種取穴方法，真是不勝枚舉，透過這些例子可以說明董氏奇穴是以十四經為基礎發展起來的，因此要學好董氏奇穴，必須要以十四經穴理論為基礎，否則只能是斷章取義，難以深入，不能真正掌握其內涵。

　　如何把董氏奇穴與十四經穴有效地結合起來運用，這是既棘手又重要的問題，在針灸臨床書籍中很少有關於董氏奇穴與十四經穴相結合的專業書籍，多為孤立性的論述與運用，很少談及兩者的有效結合。這對發展董氏奇穴極其不利。

　　學習董氏奇穴的理論應當作十四經內容完善補充，要融入十四經中去，不可單獨分開來看，特別是在臨床運用時，無論針法理論，還是穴位的運用，要把這兩者作為一個系統的理論來看。在腦中不能將此截然分開來看。

　　董氏奇穴與十四經穴之間是並列的針灸體系，是相互補充和完善的關係，只有精通十四經穴才能真正掌握董氏奇穴，所以在頭腦中始終想到只有一個針灸系統理論，透過診病、辨證確立治療方案，需要何種治療方法，需要何種治療的手法，需要什麼穴位，而不是刻意地去想董氏奇穴還是用十四經穴的孤立思維。由患者病情的實際需要選擇相應的治療手法和治療穴位。如此方能舉一反三，有的放矢。只有經由這種方式的學習，才能真正學好用好董

氏奇穴，發揮出董氏奇穴的應有效能。

　　不是過度地誇大其療效，放大其作用，應本著實事求是的客觀態度，放在正確的理念中，深入挖掘，發揮出董氏奇穴應有的效能，使董氏奇穴得以發揚光大，更好地服務於患者，為人類的健康做出更大的貢獻。

## 二、董氏奇穴適應證

　　董氏奇穴取穴少，見效快，凡能利用十四經穴治療的疾病，均可用董氏奇穴治療。不但能夠治療多發病、常見病，而且對一些重症久治不癒的頑疾往往能立起沉屙。尤其是各種痛證，如各種頭痛、三叉神經痛、坐骨神經痛、頸肩腰腿痛、四肢痛、扭挫傷、胃痛、膽道痛、非器質性胸腹痛等均有良效，對中風後遺症、痿證、婦科病、消化系統疾病均有特效，可涉及臨床各科疾病。

## 三、董氏奇穴取穴特點與操作注意事項

### （一）董氏奇穴取穴特點

　　董氏奇穴與十四經穴主要不同點在於按部位與經絡的定穴，因這一取穴的不同，董氏奇穴而有了自身的特點。雖然董氏奇穴是以按部位定穴，但是董氏奇穴很多穴位的臨床運用與十四經脈理論有一定的關係，因此董氏奇穴的發現與經絡理論有重要的關係。董氏奇穴穴位的發現與運用有一套完整的系統的理論。

　　下面將這一系統理論簡述如下。

### 1. 從暗影與青筋上發展而來

　　當某臟腑或某經絡有病變時，常會在身體某一個部位出現暗影（稱為發烏）。這種現象的出現既可以幫助診斷

疾病，又可以作為疾病的一個治療點。這種治療方法作用強、療效快，實屬一種有效的治療方法。這種暗影多在手掌及面部出現，也可以在身體其他部位出現，只不過難以發現。

相同的疾病往往在同一個部位出現暗影，久而久之可形成了一個固定的治療點，經反覆的臨床實踐證明了其作用功效，便確立為穴位點。如水金、水通治咳喘，重子、重仙治肩背痛，用木火治療下肢發涼，五虎穴治療手腳痛等，這些穴位的發現就是以暗影的運用。

這一用法類似於十四經穴某些經外奇穴的發現，如闌尾炎時會在闌尾點出現明顯的壓痛反應，膽囊炎時在膽囊穴出現明顯的壓痛反應。兩者的區別，一種是以體表顏色的變化而發現，一種是痛點反應而發現。

青筋相當於靜脈瘀，通常稱為瘀絡。這種瘀絡多出現於肘彎部，腿彎部，或四肢外側。如腦震盪後遺症、更年期綜合徵多會在然谷部位出現瘀絡；久年胃病會在四花中穴出現瘀絡；高血脂症多會在豐隆部位出現瘀絡等。

某些久病、怪病、頑疾痼疾多會出現瘀絡反應。若就瘀絡點刺出血，多可使疾病速癒，有些疾病，如不經刺血治療，往往難以治癒，遷延不癒成為頑疾，若能找到相關瘀絡刺之，往往立起沉痾，使疾病霍然而癒。

### 2.全息論在董氏取穴中的運用

在中醫天人合一學說中認為，每一個局部與整體相關，每一個局部均能反映整體，生物體相對獨立的部分，都包含著整體的資訊，這就是全息論的觀點。

　　針灸與全息的運用有著重要的關係，正是全息論的發現，針灸理論才更加完善，治療思路才更加寬廣，治療作用才更加強大。也因全息論在針灸上的運用，臨床上才有耳針、頭針、面針、眼針、足針、腹針等多種針法的發明運用。

　　董氏奇穴更與全息論有著緊密的關係，董氏穴位的發現及臨床運用無不包含著全息論的運用，是董氏奇穴設穴的核心理論。

　　**（1）董氏奇穴十二部與全息**：董氏奇穴的穴位並不是以經設穴，而是以部位設穴。

　　全身劃分為十二個治療部位，以十二部位定穴法，但每一部位的穴位均可獨立治療全身疾病。在臨床施治時，根據患者具體相關情況決定針刺部位。比如同類性質作用的穴道在手及腳同時有分佈，如指五金、手五金、足五金；指千金、手千金、足千金；指駟馬、足駟馬；指三重、足三重等即是典型的代表。

　　**（2）倒馬組穴取用與全息**：董氏穴位多以組穴出現，一個組穴本身即常蘊有全息治療整體的思維。

　　例如靈骨、大白併用為溫陽補氣要穴，治病之多，幾乎全身無所不包，療效之高，亦非他穴所能相比。靈骨穴在第一、第二掌骨結合部之前（*處於下焦部位*），大白與三間位置相符（*處於上焦部位*），二穴即符合了「第二掌骨全息論」，又符合手掌豎掌時的上下焦分佈，因為二穴針刺是以深針為主，故可深透上、中、下三焦，因此不論縱橫，此二穴皆涵蓋三焦，故才有如此強大的療效。

又如腸門、肝門、心門三穴分別處於小腸經循行線上，腸門穴對應下焦可治療下焦的病，肝門穴對應中焦可治療中焦的病，心門穴對應上焦可治療上焦的病。

再如董氏奇穴穴位最重要部位的七七部與八八部，均為穴位組出現，可治療相關臟腑病變。用駟馬上、中、下，可治療肺病；用通關、通山、通天治療心臟病；用明黃、天黃、其黃治療肝病；用通腎、通胃、通背治療腎臟病等，就有上針治上部，下針治下部的作用意義。整體合用，全體互應，故療效強大。

正是這種全息理論取穴的運用，才有倒馬組穴的出現，實際倒馬組穴是全息理論的運用結果，是董氏針灸運用全息理論設穴的具體表現形式。

### 3. 對應取穴法在董氏取穴的運用

對應取穴法也是董氏取穴的重要原理之一。這是遠端取穴的常用方法，這種取穴不在患處局部針刺，而在患處遠端選穴。這一取穴法自古有之，只不過在臨床上沒有被推廣運用，董氏奇穴不但繼承了這一優勢方法，而且進一步完善和推廣了在臨床上的運用。《標幽賦》中曰：「交經繆刺，左有病而右邊取，瀉絡遠針，頭有病而腳上針。」也就是說左病針右，右病針左，上病下治，下病上治的取穴方法。這種取穴不在病患處局部選穴，而是根據病變部位採取對應取穴，以發揮更強大的作用功效。

如用董氏奇穴的心門穴治療膝蓋內側痛，穴位處於肘內側對應膝蓋內側，以小節穴治腳踝痛，用犢鼻治肘痛，左曲池部位痛針右曲池等，均為對應取穴法的運用。常用

的對應取穴法有：等高對應、手足順對、手足逆對、手軀順對、足軀逆對、頭骶對應、頭足對應等對應取穴法。

上述對應取穴法在臨床中應靈活合理地運用。臨床中以關節部位的對應取穴用之最多，療效可靠，上述所舉例之用均為關節部位的對應取穴之用。其他部位對應取穴法在臨床運用時，應結合其他相關理論，一般不以孤立的對應取穴法的思維選穴，若是一味地運用對應取穴，往往獲效不佳，所以在運用對應取穴法時應全方位地考慮選穴的規則，才是獲得療效的保障。

如用正筋、正宗治療頸項部不適，這一取穴的原理即是足軀逆對選穴，二穴正處於筋上，又是依筋治筋之理，並且二穴在足太陽經脈上，頸項部也為足太陽經脈所過，用之也是經絡所行之用，故用二穴治療頸項部不適療效甚佳。用手三里治療小腿酸痛極效，這一取用是根據手足順對的應用，但取效之因不僅僅是對應，手三里為手陽明經穴，多氣多血，酸痛之因是氣血不足，刺之故有佳效。再如長強治療癲狂腦病，這一取穴是根據頭骶對應取穴思想，但起效作用原理還因長強是督脈之穴，督脈入腦，有鎮靜安神之效，由此發揮了治療本病的功效。

這樣的例子舉不勝舉，以舉其例，領會其內涵。只有掌握其內涵，才能融會貫通，以此原理發揮應用更能揮灑自如。

### 4. 體應針法的臨床應用

體應針法的運用也是自古而有之，只不過在過去的記載比較散，沒有形成系統性理論，而在董氏奇穴中運用成

熟，發揮盡致，可以說是董氏奇穴的創造發明。早在《靈樞・終始》篇中言：「手屈而不伸著，其病在筋，伸而不屈者，其病在骨，在骨守骨，在筋守筋。」後在《行針總要歌》中也有類似的記載：「寸寸人身皆是穴，但開筋骨莫狐疑，有筋有骨傍針去，無骨無筋須透之。」在這裏已明確地提及貼骨貼筋取穴法之用。

體應針法的操作要點是以骨治骨，以筋治筋，以脈治脈，以肉治肉，以皮治皮。

（1）**以骨治骨**：以骨治骨法的運用，相當於古法之刺骨法。

在《刺齊論》中言「刺骨無傷筋」之用。以骨治骨的操作要點是緊貼骨頭邊緣或是抵達骨頭進針。這種操作方法早在《內經》中有相關的記載：「輸刺者，直入直出，深內至骨，以取骨痺。」「短刺者，刺骨痺，稍搖而深之，致針骨所，以上下摩骨也。」

在現代醫學中也有「骨膜傳導」之用，骨膜富含神經及血管，針刺抵骨或貼骨，透骨膜傳導，治療骨病。由此說明這種針法的運用也符合現代醫學相關理論。如在臨床中靈骨、大白均貼骨進針治療坐骨神經痛甚效；後谿、束骨貼骨進針治療頸腰骨刺；風市抵骨進針也能治療各種骨病；曲池穴貼骨進針可治療網球肘、膝痛等。在臨床中應用甚廣，是體應針法中用之最廣的一種方法。

（2）**以筋治筋**：以筋治筋法相當於古法之刺筋法。

在《刺齊論》中言「刺筋者無傷肉」之說。這種針法在《內經》中也有類似的記載：「關刺者，有刺左右盡筋

上，以取筋痹，慎無出血。」「恢刺者，直刺傍之，舉之前後，恢筋急，以治筋痹也。」也就是說以筋治筋之法類似於古針法中的關刺與恢刺法。

以筋治筋的操作要點是直接刺在筋上，或是貼筋進針。如在臨床中常用的正筋、正宗治療頸項強痛，尺澤貼筋治療五十肩等疾病之運用均是此理。

（3）**以脈治脈**：以脈治脈相當於古法之刺脈法。

《刺齊論》中言「刺脈無傷皮」。這種針法的操作要點是緊貼著血管而進針治療血管病。

例如用人宗、地宗能調節血液循環，可用於治療心臟病及血管硬化等疾病。這種針法在古書中很少見到相關理論記載，但在臨床確有實用之例，如將太淵穴定為八會之脈會，治療脈病，用於無脈證、靜脈炎等病，這一臨床實用即為以脈治脈的實例。

（4）**以肉治肉**：以肉治肉相當於古法之中的刺肉法。在《刺齊論》中言「刺肉無傷脈，刺肉無傷筋」。

這種刺法類似於古法中浮刺、分次、合谷刺之用。如臨床應用肌肉豐厚處足駟馬治療肌肉方面的病變，尤其是肌肉萎縮作用甚效。如用合谷、足三里、手三里治療肌肉方面的疾病也與此相關。

（5）**以皮治皮**：以皮治皮相當於古法中的刺皮法。

在《刺齊論》中言「刺皮無傷肉」。這種刺法類似於古法中的毛刺、半刺。針刺較淺，如用梅花針在皮膚上的叩刺法治療斑禿、神經性皮炎、白癜風、牛皮癬等，均屬於這種以皮治皮法。

### 5. 五臟別通論在董氏取穴的應用

經絡是針灸的核心，辨經論治是針灸治療的基礎。傳統針灸辨經主要以循經辨證、表裏經辨證及同名經辨證為用。董氏取穴在臨床運用理論中不但沒有離開針灸辨經體系，並且還進一步強化了辨經論治在針灸中的治療作用，使經絡辨證更為深入周到。董氏取穴在原有的辨經論治基礎中，又確立了以臟腑別通為理論的經絡辨證體系。

臟腑別通論又稱臟腑通治。這是董氏奇穴應用最突出、最廣泛及最精華內容之一。首見於明代李梴《醫學入門》，引自《臟腑穿鑿論》。清代唐宗海《醫學精義》則有較深入的解釋。其主要內容為：「心與膽通，心病怔忡，以溫膽為主，膽病戰慄癲狂，宜補心為主；肝與大腸通，肝病宜疏大腸，大腸宜平肝為主；脾與小腸通，脾病宜瀉小腸火，小腸病潤脾為主；肺與膀胱通，肺病宜清利膀胱水，膀胱病宜清肺氣為主；腎與三焦通，腎病宜調和三焦，三焦病宜補腎水為主。」

這種五臟別通論的運用是由六經之開合樞變化發展而來。《靈樞·根結》說「太陽為開，陽明為合，少陽為樞」，「太陰為開，厥陰為合，少陰為樞」。以三陰三陽同氣相求。

這樣就構成了肺與膀胱通，脾與小腸通，心與膽通，腎與三焦通，肝與大腸通。除五臟別通外，還有胃與心包通。由此系統全面地五臟別通理論學說正式形成。用這一理論來探索董氏奇穴之原理及應用，使之無法釋疑的理論與臨證頑疾便可迎刃而解。

臟腑別通其意理論，使之相通的臟腑所連屬的經絡之間雖然在經脈循行上未必通連，但在氣化上卻密切相關，從而在功能上息息相通，因此在針灸學上有著更為廣泛的應用。擴展了臟與腑之間的功能，病機傳變，經絡等多因素間的關係，豐富了藏象學說的內容。在臨床實際應用中主要表現在以下幾個方面。

（1）**運用解釋、擴展穴位的功用**。由於互通臟腑之經氣相互連通，則一條經上的穴位可治療相通經的主治或循行部位的疾病，這樣首先可以對一些穴位的功用從理論上做出更合理、更全面的解釋。

如重子、重仙在肺經上，但可治背痛及肩胛部痛；肝門穴在小腸經上，小腸為分水之官，清利濕熱之效甚好，所以能治肝炎；五間穴在大腸經上，都能治疝氣；十四經穴中的曲池穴可用來治療肝陽上亢所致的高血壓，其機制可以從「肝與大腸通」得到較為合理的解釋；中渚在三焦經上，能治腎虛腰痛，運用原理乃為腎與三焦通之故。

這樣的臨床運用實例舉不勝舉。其實這一理論早在《蠢子醫》卷三中已有明確的記載，其曰：「腑病治臟，臟病治腑，原自相通。」

（2）**為臨床治療選穴提供了新的思路**。根據這一臟腑別通論，在臨證選穴時，不僅從傳統的經絡辨證方法中選穴組方，而且可從臟腑互通論中思考組穴，尤其是已運用了傳統辨經選穴，治療療效不佳及頑固性疑難雜證患者，可以運用別通配穴法。

這一配穴法的運用可以同時調節互通的兩經氣血，協

調互用，擴大了治療範圍，提高了治療效果。

如在臨床中常以胃經的足三里、心包經的內關配穴廣泛用於消化系統疾病中的胃痛、嘔吐，心臟疾病中的胸痺心悸，作用甚效，起因就是胃與心包通之故；再如水濕停留，濕氣重濁的患者，可選取足太陰脾經陰陵泉與手太陽小腸經的腕骨共同治療，其原理是脾與小腸通。

### （二）董氏奇穴操作注意事項

（1）任何一種療法都不是萬能的，所以首先要掌握好臨床適應證與禁忌證。在傳統針灸禁刺的疾病董氏奇穴也屬禁刺。

（2）董氏奇穴重要穴位多在四肢部位，針刺多較敏感，疼痛明顯，故儘量少選穴，操作宜輕柔。為避免暈針，對懼針者、年老體弱者應採取臥位輕刺激。

（3）董氏奇穴刺激量強，發揮作用迅速，一般留針相對較短，取穴少，尤其是痛證，見效極快，中病即止，一般不可過多地選穴。

（4）在臨床實際操作中要與十四經穴密切配合運用，不可偏頗，相互並重，相互為用。

（5）董氏奇穴重視刺血療法，許多疾病均需用刺血法，一般先刺血，後用毫針，注意刺血量，不可過，也不可不及，一定根據患者的體質、年齡、性別、疾病的輕重等決定出血量。掌握好適應證、注意事項，並與毫針緊密配合運用。毫針調氣調經，三棱針刺血調絡，由此達到了完美的結合。

（6）董氏奇穴取穴具有高度靈活性，往往不拘泥於

固定的穴位點，這種針法又稱為「不定穴」針法。董氏奇穴穴位的取用有時是以暗影、對應及全息等方法取穴，所以穴位不是固定點。如水金、水通針刺時就以暗影處扎針，大間、小間、外間、浮間、木火、重子、重仙等穴位的取穴也均以暗影處的反應點扎針，只有如此取穴，方能發揮穴位最佳的臨床效能。

（7）董氏針法雖然不談補瀉手法，不是不注重補瀉，而是不用那些繁瑣複雜的花招，只注重實用之針法。要求在針刺中做到「心要細，膽要大，左手如握虎，右手如掌龍」的操作技巧。

《董氏針灸臨床精要秘錄》中言：「意境要隨心而動，下針前，意先精，而後帶動心之意識，可增進念力，手法意念配合一致，猛而粗者為初學，殺而帶猛者治驚嚇，殺而帶勁者是霸針，意而帶勁者治筋骨，以柔相隨者治臟腑，若能意境神貫注，則為至高無上心法。」

（8）董氏奇穴善用掌診。董氏掌診的具體方法是察看手掌青筋或紅筋分佈的部位（詳見董氏掌診圖）。從而審知病因之所在而據以用穴治病。因為各臟腑皆有經絡到達手掌上，又因為董氏奇穴所

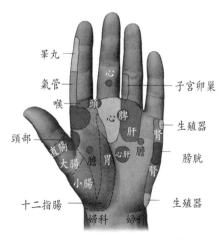

**董氏掌診圖**

睪丸
氣管
喉
頸部
心
頭
心脾
肝
直腸
大腸
膽
胃
心肝
膽
小腸
腎
十二指腸
婦科　婦科
子宮卵巢
生殖器
腎
膀胱
生殖器

言某腑神經或身體某部位神經,具有與該臟該腑或該部位的相應關係(這裏所指的神經並不是一般所指解剖學上的神經)。透過這種臟腑與掌及臟腑與穴道的聯繫關係,便成為一種診斷與治療的體系。

董氏掌針的運用理論也來自於傳統中醫學,在中醫診斷學有「蓋有諸內者,必行諸外」,「視其外應,以知其內臟,則知其所病矣」的望診理論。所以董氏掌診沒有如一些書籍中所說的那麼複雜,但也沒有想像中的那麼簡單。董氏掌診是由手掌青筋暗點來觀察。食指至魚際穴為肺經,中指至掌心勞宮為心經,無名指本節手心部為肝脾經,小指本節手心部及其外側為腎經。

透過以上掌診法,直看五臟盛衰,然後根據五臟的盛衰,依據五臟的解剖,虛則補之,盛則瀉之。如某人患坐骨神經痛,其掌上肺區出現青筋,即可診斷為肺虛。而靈骨、大白二穴又有肺神經通過,可調整肺功能而治肺虛,二穴倒馬針用之,針到病除。若掌診腎區形色反應異常,則當取中白、下白(屬腎之神經通過)二穴,以法取之,立見奇效,效果確實。

# 第二篇

# 董氏奇穴重要穴位

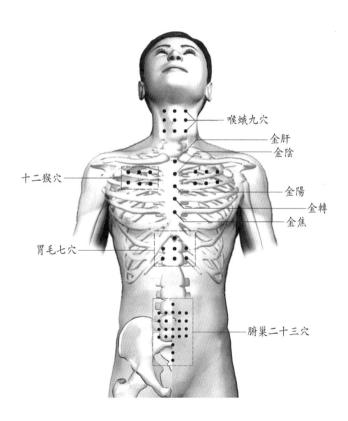

喉蛾九穴

金肝

金陰

十二猴穴

金陽

金轉

金焦

胃毛七穴

腑巢二十三穴

# 引　言

　　針灸穴位的發展是幾千年來經過長期的實踐，從無到有陸續發展而來的。每一個穴位的發現到確定都經過了一定的過程、經大量的臨床實踐結果才確立下來。

　　在晉代《針灸甲乙經》中載穴349個，到了宋代王惟一所著的《針灸資生經》中所載穴位有359個，僅增加了10穴，到明代的《針灸大成》只增加了2穴，成為361穴，再一直到現在經穴幾乎無變化。

　　由這個發展過程來看，針灸穴位的確立是非常慎重的，非至成熟階段，絕不輕易肯定，這是一種認真嚴肅的治學態度。針灸學的發展並不是靠著新穴的出現而發展，反而是對原有穴位深入的研究、明確穴性、知穴之屬、辨穴之長、熟穴之伍、明穴之用，以穴盡其用，充分發揮穴位應有的治療作用，提高臨床療效。

　　到今天穴位為什麼增加得較少，其一個原因就是穴位發展到這些數目，為數已是不少，已完全適應臨床的需求，過多則難以評價其療效，反而不利於臨床的發展。可是在董氏奇穴發展以來，穴位增加得越來越多。

　　當年董師寫書就提出了700餘穴，這些穴位已夠多了。沒想到的是董氏奇穴推廣以後，穴位增長之快、增加之多難以讓人置信，在短短的幾年就增長到千餘穴，且呈有增無減之趨勢，讓人處於目不暇接之現狀。這種局面真是達到了人身寸寸皆是穴之境地，此現象並不值得樂觀，更令人擔憂，使初學者望而卻步，已學習者無法適從。

　　對於這種現象不但不能推廣董氏奇穴，反而有損於董氏奇穴的發展，如果不抵制這種不良現象，董氏奇穴的前途不堪設想。

　　慎重而又積極地創造新穴位，是實屬必要的，時代在前進，針灸學要發展，其中新穴的確立也是必不可少的。但是真正新穴的確立是需要完整資料的，需要較長時間的應用和觀察，積累相當數量的病案，當成熟後方可推廣應用。董氏奇穴依然如此，不要隨隨便便地增添穴位，是科學嚴肅的治學態度。

　　所以，在這裏我們並不推薦所有的穴位，只對療效肯定、應用廣泛、筆者應用成熟的穴位加以介紹。對有些臨床應用較多的穴位，筆者臨床尚無經驗，只作引述，供大家參考。

　　對於以下介紹的穴位多數都是筆者臨床所用之經驗，結合已出版的董氏奇穴圖書集合而成。對療效模糊、作用混亂、尚無經驗的穴位未引入，以便在臨床能夠正確地學習與運用。

## 第一章

# 一一部位（手指部位）

## 概　述

一一部位為手指部，本部位總計27穴名，共104穴（注：穴名後括弧內的序號為穴位數）。

①大間穴(2)；②小間穴(2)；③浮間穴(2)；④外間穴(2)；⑤中間穴(2)；⑥還巢穴(2)；⑦指馱馬穴(6)；⑧指五金／指千金(4)；⑨心膝穴(4)；⑩木火穴(2)；⑪肺心穴(4)；⑫二角明穴(4)；⑬膽穴(4)；⑭指三重(6)；⑮指腎穴(6)；⑯火膝穴(2)；⑰木穴(4)；⑱脾腫穴(4)；⑲心常穴(4)；⑳木炎穴(4)；㉑三眼穴(2)；㉒復原穴（6）：㉓眼黃穴(2)；㉔婦科穴(4)；㉕止涎穴(4)；㉖制污穴(6)；㉗五虎穴(10)。

一一部位是董氏奇穴中極為重要的一部分，是臨床常用的穴位，要求重點掌握。需掌握的穴位較多，主要應掌握以下穴位。

①五間穴（大間、小間、中間、外間、浮間）；②還巢穴；③婦科穴；④心膝穴；⑤木火穴；⑥肺心穴；⑦二角明穴；⑧膽穴；⑨木穴；⑩心常穴；⑪木炎穴；⑫制污穴；⑬五虎穴。

未列出的穴位僅作大體瞭解，臨床運用較少，筆者對

此也無更多的經驗所談，故只將臨床用之較多、臨床療效肯定的穴位加以分析說明，以下將重要穴位的臨床運用進行扼要整理。

# 重要穴位的臨床運用

### 1. 五間穴（大間、小間、中間、浮間、外間穴）

#### ● 大間穴

【定位】食指第一節正中央偏向大指外開3分。

【解剖】橈骨神經之皮下支，心臟及六腑分支神經。

【主治】心臟病、膝蓋痛、小腸疝氣（尤具特效）、眼角痛、睪丸墜痛、手指麻木。

【取穴】平臥，手心向上，當食指第一節中央偏向大指3分是穴。

【手術】5分針，正下1分屬心臟分支神經，正下2.0～2.5分屬大小腸經。

#### ● 小間穴

【定位】食指第一節外上方，距大間穴高2分。

【解剖】橈骨神經之皮下支，肺分支神經，心臟及六腑分支神經。

【主治】支氣管炎、吐黃痰、胸部發悶、心跳、膝蓋痛、小腸氣、疝氣、眼角痛。

【取穴】平臥，手心向上，當

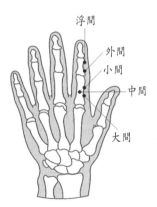

浮間
外間
小間
中間
大間

**五間穴**

食指第一節外上方,距大間穴上2分是穴。

【手術】5分針,正下1分屬心臟分支神經,正下1.0～2.5分屬肺分支神經。

● 中間穴

【定位】食指第一節正中央。

【解剖】橈骨神經之皮下支、肺分支神經、心臟及六腑分支神經。

【主治】心跳、胸部發悶、膝蓋痛、頭暈、眼昏、疝氣。

【取穴】手心向上,當食指第一節正中央是穴。

【手術】針深1.0～2.5分。

● 浮間穴

【定位】食指第二節中央外開2分,在第三節橫紋上1/3處。

【解剖】橈骨神經之皮下支、心臟及六腑分支神經。

【主治】疝氣、尿道炎、小腸氣、牙痛、胃痛。

【取穴】當食指第二節正中央線外開(偏向橈側)2分,在第三節橫紋上1/3處是穴。

【手術】針深1～2分。

● 外間穴

【定位】食指第二節正中線外開2分,在第三節橫紋下1/3處。

【解剖】橈骨神經之皮下支、心臟及六腑分支神經。

【主治】疝氣、尿道炎、小腸氣、牙痛、胃痛。

【取穴】當食指第二節正中央線外開(偏向橈側)2

分，在第三節橫紋下1/3處是穴。

【手術】5分針，針深2.0～2.5分。

● 臨床運用及說明

（1）五間穴這5個穴是治療疝氣的有效穴位。大間、小間、外間、中間四穴同用，是治療疝氣之特效穴（是疝氣的有效成方），一般單側取穴即可，左右兩側交替取穴用之，當針刺治療疝氣時要求針深2.5分左右，過淺效不佳。本穴組尤對寒疝作用佳，若久年疝氣在此處無反應點者，療效欠佳。臨床常加配十四經的相關穴位（多以肝經與脾經穴位常用），療效更佳。

其治療理論是透過「肝與大腸通」。因為5穴在大腸經上，從疝氣的病機來看，病在臟則在心，其用在肝，治療小腸疝氣、睪丸偏墜當然有效。

（2）選上述5穴加配相關穴位治療腸炎有效。

（3）用大間、小間、中間，治療膝痛，用本穴組治療膝痛不分經不論病性，均可治療。

（4）浮間配外間治療非感染性尿道炎。

（5）小間穴清肺熱之咳吐黃痰療效佳，筆者多次用之效果滿意。如曾治療一青年男性患者，咳吐黃痰重，用藥效不佳，僅針刺本穴一次立見大效。

用中間穴能治療心絞痛，需針2分深。

## 2. 還巢穴

【定位】在無名指中節外側（偏向尺側）正中央點是穴。

【解剖】肝副神經、腎副神經。

【主治】子宮痛、子宮瘤、子宮炎、月經不調、赤白帶下、輸卵管不通、子宮不正、小便過多、陰門發腫、安胎、預防流產。

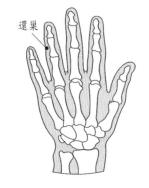

還巢

**還巢穴**

【取穴】當無名指外側（偏向尺側）正中央點是穴。

【手術】針深1～3分。

● 臨床運用及說明

（1）本穴是治療婦科病的要穴，多與婦科穴合用，很少單獨取穴，二穴常交替用針。尤其對不孕症作用好，因此與婦科穴合用稱為送子觀音穴。

（2）還巢穴對子宮肌瘤效佳，對囊性、初發、直徑小於6公分的好治，當超過6公分的肌瘤針灸難以奏效，對肌壁間肌瘤療效欠佳。

（3）本穴對子宮不正療效佳，多配婦科穴、陽池穴、三陰交、中極穴合用。

（4）還巢穴對前列腺疾患也有一定的療效，用於早期患者。

（5）還巢穴在《董氏針灸奇穴經驗錄》中又稱為鳳巢穴，並且還有鳳巢穴，本穴在無名指中節（手心向下）橈側，主治同還巢穴；在胡文智編寫的書中有還巢穴，還有鳳巢一、二、三穴。因筆者在臨床中很少用到這些穴位，療效如何尚難肯定，故仍以還巢穴用之。

### 3. 婦科穴

【定位】在大指（背）第一節之外側（即尺側），赤

白肉際。

【解剖】橈神經、正中神經、子
宮神經。

【主治】子宮炎、子宮痛（急性
慢性均可）、子宮瘤、小腹脹、婦人
久年不孕、月經不調、經痛、月經過
多或過少、白帶、偏頭痛、胸痛、頭
頂痛。

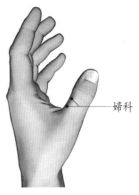

婦科

**婦科穴**

【取穴】當大指（背）第一節之
中央線外開（偏婦科穴向尺側）3分，距前橫紋 1/3 處 1
穴，距該橫紋 2/3 處 1 穴，共 2 穴。

【手術】5 分針，針深 2 分，一用兩針。

● 臨床運用及說明

（1）本穴是治療婦科病的常用要穴，可用於各種婦
科病，多與還巢穴同用，也常單獨用之。本穴取穴方便，
療效肯定，是婦科病的首選穴，有婦科病第一穴之稱。

（2）用婦科穴治經痛作用甚效，不論經前、月經來
潮時，還是月經結束後的經痛皆效。

（3）用婦科穴為主穴治療不孕症甚效，故有送子觀
音穴之稱。

（4）婦科穴是治療婦科病的特效穴，療效確實，常
配用還巢穴、水晶穴、三陰交、姐妹一、姐妹二穴用於相
關疾病。

### 4. 心膝穴

【定位】在中指背第二節中央兩側。

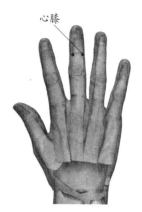

心膝

心膝穴

【解剖】正中神經（即脊椎神經），心臟分支神經。

【主治】膝蓋痛、肩胛痛。

【取穴】當中指背第二節兩側之中央點，共2穴。

【手術】針深0.5分。　心膝穴

● 臨床運用及說明

（1）心膝穴是治療膝痛的常用穴，常與膽穴合用之，尤其對骨質增生引發的膝痛療效最好，對軟組織之類引發的疼痛效差。對膝部無力、膝部冷痛也有良好的治療效果。對疼痛在肝經部位者用之最佳，在董氏針灸中，除了心膝穴可以治療此類疼痛外，還有火膝穴、木火穴、人宗穴。

（2）心膝穴對胸椎部位的疼痛也有較好的治療作用。

## 5. 木火穴

【定位】在中指背第三節橫紋中央。

【解剖】正中神經，心臟及肝分支神經。

【主治】半身不遂。

【取穴】當中指背第三節橫紋中央點是穴。

【手術】橫針皮下0.5分。

● 臨床運用及說明

（1）木火穴用於四肢發涼有效，尤其對下肢發涼作用更效。

（2）本穴是治療半身不遂的特效穴，臨床取用的是

健側木火穴。在取用時一般先取本
穴,起針後再針其他穴位。

（3）對小腿肚脹痛有效。

（4）本穴的取用有一定的要
求,第一次限用5分鐘（也可以7分
鐘,最長不超過10分鐘）,時間依
次遞減,5天後限用3分鐘,又5天
後限用1分鐘。時間及次數均不可多
用。本穴的操作是皮下針,向小指的
方向橫刺。

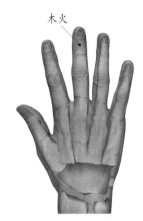

木火穴

（5）有些董氏奇穴書上把木火穴定在食指、無名
指、小指、中指各一穴,由本穴的運用原理來看,這種取
穴需進一步商榷,故臨床仍要以本穴的原定穴為主。

### 6.肺心穴

【定位】在中指背第二節中央線。

【解剖】正中神經,心臟及肺分支神經。

【主治】脊椎骨疼痛、脖頸痛、小
腿脹疼。

【取穴】當中指背第二節中央線,
距上、下橫紋1/3各1穴,共2穴。

【手術】橫針皮下0.5分。

● 臨床運用及說明

（1）本穴可治療頸項痛、胸椎
痛、下肢小腿脹痛,主要用於心火和肺
氣不足而致的患者。

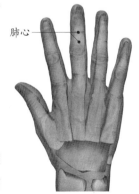

肺心穴

（2）用之本穴治療尾椎部位疼痛則有良好的治療效果，治療尾椎尖端痛則用心門穴，還可用於髂後上棘兩側的疼痛。

（3）針刺本穴仍是皮下針，向小指方向橫刺。

### 7. 二角明穴

【定位】在中指背第一節中央線上。

【解剖】橈尺交叉神經，腎神經。

【主治】閃腰岔氣、腎痛、眉棱骨痛、鼻骨痛。

【取穴】當中指第一節中央線，距兩指間上、下1/3處各取1穴，共2穴。

【手術】橫針皮下0.5分。

●臨床運用及說明

（1）本穴治療急性腰扭傷則有良好的療效，是董氏奇穴中治療腰扭傷常用穴位，多配火串穴用之。

（2）二角明穴對腎虛性腰痛有效，疼痛部位以脊柱兩側至腰眼穴為主，多是勞損性疾患。筆者曾治療此部位疼痛的一名患者，用他穴治療效不佳，用此穴治療立見其效。

（3）本穴對眉棱骨痛、鼻骨痛有佳效，臨床用之確有實效。

（4）本穴的針刺方法同肺心穴，皮下針，向小指方向橫刺。

### 8. 膽　穴

【定位】在中指背第一節中點兩側，計2個穴點。

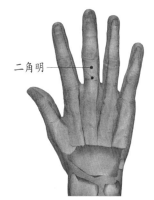

二角明

**二角明穴**

【解剖】橈尺神經皮下支、膽神經。

【主治】心驚、小兒夜哭。

【取穴】當中指第一節兩側之中點，共2穴。

【手術】以三棱針扎出血。

● 臨床運用及說明

（1）本穴治療小兒夜啼則有肯定的臨床療效，可按揉，也可點刺放血。有人將此穴直接稱之為夜哭穴，筆者的學生有多個用本穴治療小兒夜哭而獲奇效的治驗。

（2）本穴也能治療善忘，尤適宜於心膽氣虛證者。

（3）膽穴與心膝穴合用可治療膝痛，尤其對膝關節增生而引發的膝痛作用好。

膽穴

### 9. 木穴（又名手感冒穴）

【定位】在掌面食指第一節之內側（即尺側）距中線2分處。

【解剖】正中神經、指掌側固有神經、肝神經。

【主治】肝火旺、脾氣躁。眼發乾、流淚、發汗、止汗、出汗感冒、皮膚病、手掌皮膚硬化（鵝掌風）、角化不全（手掌心脫皮）。

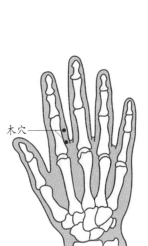

木穴

【取穴】當掌面食指之內側（即尺側）距中央線 2 分之直線上，上穴在第二節橫紋上部 1/3，下穴在第二節橫紋下 1/3，共 2 穴。

【手術】針深 0.5 分。

● 臨床運用及說明

（1）本穴又名手感冒穴，對感冒引發的流涕（無論清涕、黃涕）均有顯效，並且針之即效，筆者用之治療此症狀患者數例，均即顯奇效，但對其他感冒症狀療效則不佳。

（2）治療手皮膚病作用好，常與指駟馬穴合用，尤其對手掌乾裂，手掌心脫皮療效甚佳，頑固性患者加配勞宮、八邪更顯奇效。

（3）用之本穴還可治療眼睛發乾，眼易流淚，經臨床多次用之驗證，療效確實。對面癱患者所引發的流淚仍然有效。

（4）木穴有疏肝解鬱之效，對肝膽火旺之證用之有很好的療效，凡肝膽火旺者皆是本穴主治。對改善暴躁之性格之效確實，故有「溫柔穴」之稱。

（5）在本穴部位找瘀絡點刺出血，治療脅痛、胃腸脹氣效果很好。

### 10. 心常穴

【定位】在掌面中指第一節之中線外開（偏向尺側）2 分處，兩指節距離上、下 1/3 處各取 1 穴，計有 2 穴點。

【解剖】正中神經、心臟神經、指掌側固有神經。

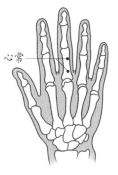

心常穴

【主治】心跳、心臟病、心臟性之風濕病。

【取穴】當掌面中指第一節之中央線外開（偏向尺側）2分，距第二節橫紋上、下1/3處各1穴，共2穴。

【手術】針深0.5分。

● 臨床運用及說明

（1）本穴對心悸及心動過速有很好的治療作用。

（2）用心常配小間穴治療咳嗽有效，尤其對心臟病患者伴有咳嗽時更有針對性的治療作用。

（3）用心常穴配靈骨、大白為治療主穴，治肺癌、肺氣腫則有很好的療效，對改善症狀、減輕痛苦有即時療效。筆者對肺癌治療僅有2例病案，對緩解症狀緩解病痛確有良好的作用。

### 11. 木炎穴

【定位】在掌面無名指第二節中央線外開（偏向尺側）2分處，指節間距離上、下1/3各1穴，計有2穴點。

【解剖】尺神經、肝神經、指掌側固有神經。

【主治】肝炎、肝腫大、肝硬化。

【取穴】在掌面無名指第二節中央線外開（偏向尺側）2分，距第二節橫紋上、下1/3處各1穴，共2穴。

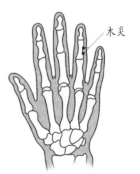

木炎

**木炎穴**

【手術】針深0.5分。

● 臨床運用及說明

（1）用木炎穴可治療肝膽疾病，不論功能性還是器質性疾病皆

效，尤對肝火旺之症效佳。對患者的口苦、易怒、煩躁之症用之即解。筆者以此穴治療口苦之症狀患者數例。均速見其效。

（2）對因心膽火旺者引發的失眠用之有效。本穴有清心泄熱之作用，用於木氣上炎引起的肝火之疾。

### 12. 制污穴

【定位】在大指背第一節中央線上。

【解剖】橈神經淺支。

【主治】久年惡瘡、惡瘤開刀後刀口流水不止、不結口。

【取穴】當大指（背）第一節中央線。

【手術】以三棱針紮出黑血者當時見效。

● 臨床運用及說明

（1）本穴主要是點刺放血，在此處找瘀絡刺出黑血而起效，後又在此處分出3穴點，可針之，但臨床上仍然以找瘀絡刺血為主。

（2）一般傷口處不癒合，流水不止，針之則有特效。筆者曾用本穴一次治癒頑固褥瘡患者2例。曾有數例患者見證了本穴的功效性。如治1例中風偏癱患者患側下肢有一久治不癒的傷口，經一次制污穴點刺而癒。

（3）對燒燙傷、化膿性中耳炎、帶狀疱疹、牙齦膿腫破潰、甲

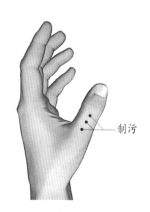

制污

**制污穴**

溝炎等也有很好的治療作用。

（4）在臨床上多以刺血用之，再配用外三關扎針，效果更加理想。刺血時，一般每週2次。但要注意的是因糖尿病而引發的傷口不癒合用本穴則無更好的療效。

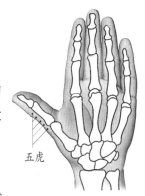

五虎

**五虎穴**

### 13. 五虎穴

【定位】在大指掌面第一節之外側（即橈側），兩指紋中自上而下每2分1穴，依次分為5個穴點。

【解剖】橈神經淺支，正中神經，指掌側固有神經、脾神經。

【主治】治全身骨腫、踝扭傷且腫、腳跟痛、手指痛、頭頂痛、膝後痛。

【取穴】當大指掌面第一節之外側（即橈側），每2分1穴，共5穴。

【手術】針深2分。

● 臨床運用及說明

（1）五穴各有其功用，五虎一穴治療手指痛；五虎三穴治療足趾痛；五虎二穴加強五虎一穴與五虎三穴的臨床效果，形成倒馬針法；五虎四穴治療足背痛；五虎五穴治療足跟痛，五虎四穴與五虎五穴常合用之，形成倒馬針法，相互加強效果。

（2）用五虎一穴配五虎二穴治療手指腱鞘炎則有良好的治療效果，若加配天皇穴、腎關穴（均健側）用之，

作用更佳。

（3）治療內踝損傷，針五虎三穴與五虎四穴配中白、下白則有顯效；當外踝扭傷時加配上白穴。

（4）5穴合用可治療類風濕關節炎，有標本兼治之功。

（5）用五虎二穴、五虎三穴不僅治療一般腳趾痛，對痛風也有明顯的治療作用，尤其對急性痛風作用好，可迅速緩解疼痛症狀，多配以局部點刺放血及火針治療。

# 第二章

# 二二部位（手掌部位）

## 概　述

二二部位為手掌部，本部分總計 11 穴名，共 26 穴（注：穴名後括弧內序號為穴位數）。

①重子穴(2)；②重仙穴(2)；③上白穴(2)；④大白穴(2)；⑤靈骨穴(2)；⑥中白穴(2)；⑦下白穴(2)；⑧腕順一穴(2)；⑨腕順二穴(2)；⑩手解穴(2)；⑪土水穴(6)。

二二部位如同一一部位，仍然很重要，臨床中廣用，是董氏奇穴中用之較多的一部分。上述 11 穴組除了上白穴之外，其餘 10 個穴組均為常用。

隨著董氏奇穴在臨床的普及運用，這一部位又增添了一些新穴，在這些增添的新穴中也有一部分穴位得到了臨床的驗證，目前在這一部位得到認可的新穴有小節穴、三叉一穴、三叉二穴、三叉三穴、反後絕穴、骨關穴、木關穴，在臨床用之最多的是小節穴和三叉三穴，其餘的用之較少。

由此可見，這一部位的穴位均為常用穴，下將這一部位穴位的臨床運用進行扼要整理。

# 重要穴位的臨床運用

## 1. 重子穴

【定位】虎口下約1寸，即大指掌骨與食指掌骨之間。

【解剖】有橈骨神經之分佈與橈骨動脈、肺分支神經。

【主治】背痛、肺炎（有特效）、感冒、咳嗽、氣喘（小孩最有效）。

【取穴】手心向上，當大指掌骨與食指掌骨之間，虎口下約1寸處是穴。

【手術】1寸針，針深3～5分。

## 2. 重仙穴

【定位】在大指骨與食指骨夾縫間，離虎口2寸，與手背靈骨穴正對相通。

【解剖】有橈骨神經之分佈與橈骨動脈，肺分支神經，心細分支神經。

【主治】背痛、肺炎、發燒、心跳、膝蓋痛。

【取穴】當大指骨與食指骨之間，距虎口2寸處是穴。

【手術】1寸針，針深3～5分。

● 臨床運用及說明

（1）兩穴常合併用之，因兩穴針刺較痛，有時多取用一穴用之，當取穴時只扎此兩穴連線中點一針，也就是虎口下1.5寸。

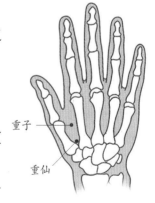

重子、重仙穴

（2）兩穴合用治療肩胛骨疼痛特效，治療闊背肌疼及頸痛有確實的臨床療效。尤其對膏肓穴處疼痛甚效，若見此處病患針之均立見其效，經臨床運用可見證其言不虛。筆者的學生均贊其穴之功效。

（3）用此兩穴配承漿治療落枕則有佳效，筆者以此方案治療多例均有其效。一般一次即可達到滿意療效。

（4）重子穴、重仙穴合用或單用治療手指拘攣不伸。

（5）當支氣管炎痰黏稠難以咳出時，用之有效。咳吐黃痰者用小間穴。

　因本穴在肺經區域，也可治療胸痛及呼吸系統疾患。

（6）用兩穴治療中風偏癱後遺症的硬癱則有佳效，軟癱時用靈骨、大白穴。

（7）兩穴配下關可治療三叉神經痛。筆者對此尚無此用的經驗。

（8）本穴還可治療子宮肌瘤及其他子宮諸病，其治療作用是由肺與膀胱通而起效。

（9）這兩穴主要用於急性疼痛，對慢性疼痛療效差。在臨證時應當注意。

### 3. 大白穴

【定位】在手背面，大指與食指叉骨間陷中，即第一掌骨與第二掌骨中間之凹處。

【解剖】此處為第一手背側骨間筋，有橈骨動脈、橈骨神經、肺支神

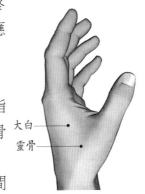

大白——
靈骨——

**大白、靈骨穴**

經。

【主治】小兒氣喘、發高燒（特效）、肺功能不足引起之坐骨神經痛。

【取穴】拳手取穴（拇指彎曲，抵食指第一節握拳），距虎口底 5 分處是穴。

【手術】用 1 寸針，針深 4～6 分，治坐骨神經痛；用三棱針，治小兒氣喘、發高燒及急性肺炎（特效）。

### 4. 靈骨穴

【定位】在手背面，食指與拇指叉骨間，第一掌骨與第二掌骨結合處，與重仙穴相通。

【解剖】第一手背側骨間筋，有橈骨動脈、橈骨神經、肺支神經。

【主治】肺功能不夠之坐骨神經痛、腰痛、腳痛、半面神經麻痺、半身不遂、骨骼脹大、婦女經脈不調、經閉、難產、背痛、耳鳴、耳聾、偏頭痛、經痛、腸痛、頭昏腦脹。

【取穴】拳手取穴（拇指彎曲，抵食指第一節握拳），當食指、拇指叉骨間，第一掌骨與第二掌骨結合處，距大白穴1.2寸，與重仙穴相通。

【手術】用1.5～2.0寸毫針，針深通透重仙穴。

●臨床運用及說明

（1）靈骨、大白穴為董氏奇穴中最重要的穴組，一般二穴合用成為倒馬針。大白穴很少單獨用針，僅在小兒高燒、氣喘時點刺放血用之。靈骨穴單獨用針的機會比較多，適應證較廣。

可以說本穴組為全身第一大穴組，凡用董氏奇穴者幾乎沒有不用此二穴的，只要是氣虛患者均可用此穴組。是溫陽補氣通經活血最效穴組。

（2）靈骨、大白二穴，是治療中風偏癱後遺症之主穴（但適用於軟癱者，對硬癱患者應用重子、重仙穴），只要是中風肌力低下的半身不遂用之則有佳效。二穴對軟癱中風偏癱後遺症確有臨床實效，在十四經穴中治療本病尚無如此效穴，多數患者在選用本穴組治療後可迅速改善症狀，恢復肢體功能，很值得在中風偏癱後遺症中推廣運用本穴組，經臨床實用，堪稱一絕。

筆者以本穴組為主穴治療百餘例中風偏癱後遺症患者，其效滿意。

（3）二穴合用治療肺氣不足型的坐骨神經痛則有速效，不論是太陽經，還是少陽經之坐骨神經痛，只要有肺氣不足皆可用之。但對非肺氣不足型的坐骨神經痛用之，雖然能夠立即取效，但是取效的時間不長，很快又可恢復到原病態，所以當臨證時應細辨之，對症選用，絕不可見坐骨神經痛，即針本穴組，應正確地辨證，對證用之才能發揮應有其效。

（4）二穴合用可治療氣血不足的雙下肢痿痹。

（5）靈骨穴配大白穴還可治療肺癌、肺氣腫、肺積水等肺部疾病，常配用心常穴、水通穴、水金穴。

（6）靈骨穴單用，尚可治療肩痛不舉、背痛、肘痛、膝痛、腰痛以及耳鳴、頭暈、肢體酸軟無力等病症。

### 5. 中白穴（又名鬼門穴）

【定位】在手背小指掌骨與無名指掌骨之間，距指骨與掌骨結合處下5分是穴。

【解剖】心脾腎分支神經。

【主治】腎臟病之腰痛、腰酸、背痛、頭暈、眼散光、疲勞、腎臟性之坐骨神經痛、足外踝痛、四肢水腫（脊椎骨痛、腿骨及骨骼腫大）。

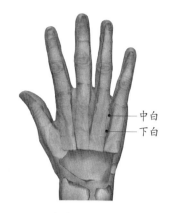

中白、下白穴

【取穴】拳手取穴，當小指掌骨與無名指掌骨之間，距指骨與掌骨結合處下5分是穴。

【手術】針深3～5分。

### 6. 下白穴

【定位】在手背小指掌骨之間，距指骨與掌骨接連處1.5寸。

【解剖】腎肝分支交錯神經（心脾腎之神經）。

【主治】牙齒酸、肝微痛，中白穴主治的各症，近視、腰酸痛。

【取穴】拳手取穴，當小指掌骨與無名指掌骨之間，距指骨與掌骨1.5寸（即距中白穴1寸）是穴。

【手術】針深3～5分。

● 臨床運用及說明

（1）中白、下白穴併用，成為倒馬針加強療效。合用可治療各種腎虧病。

（2）二穴倒馬併用，可治療少陽經走向之坐骨神經痛，尤其是伴有腎氣虧虛之患者。

（3）中白穴與下白穴合用作用廣泛，尤其對肢體一些痛證作用佳，如手指痛、外踝痛、坐骨神經痛、腰痛皆有效，但主要用於病在少陽經及腎氣虧虛患者。

（4）用中白穴可治療腸風下血，當痔疾出血時，可先於委中刺血，再扎本穴配承山等相關穴位；用中白還能治療起坐性腰痛、腎虛性腰痛、骼嵴外側疼痛、第十二胸椎附近痛及肢體麻木等症狀，這些治療作用功效卓著。筆者曾用本穴治療數例起坐性腰痛而獲良效。本穴有類似中渚之功，主要是補腎益氣、通調氣機之用。

### 7. 腕順一穴

【定位】小指掌骨外側，距手橫紋2.5寸。

【解剖】此處為小指外轉筋，有腕骨背側動脈與支脈、尺骨神經、腎分支神經。

【主治】腎虧之頭痛、眼花、坐骨神經痛、疲勞、腎臟炎、四肢骨腫、重性腰兩邊痛、背痛（女人用之效更大，兩手不宜同時用）。

【取穴】當小指掌骨外側，距手橫紋2.5寸處是穴。

【手術】0.5～1.5寸。

### 8. 腕順二穴

【定位】小指掌骨外側，距手橫紋1.5寸，即腕順一穴下1寸。

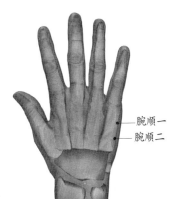

腕順一
腕順二

腕順一、腕順二穴

【解剖】此處為小指外轉筋，有腕骨背側動脈與支脈、尺骨神經、腎分支神經。

【主治】鼻出血以及腕順一穴主治各症。

【取穴】當小指掌骨外側，距手橫紋 1.5 寸處是穴。

【手術】針深2～4分。

● 臨床運用及說明

（1）二穴近於十四經的後谿與腕骨，所以其效近於二者的作用，二穴作用主治廣泛，早在《針灸甲乙經》、《普濟方》等書有較為全面的記述。臨床應用可參考二穴的功效。

（2）腕順一、腕順二併用形成倒馬針，可治療各種腎虧之疾，此部位屬於董氏奇穴之腎區，如用於腎虛性腰腿痛、腎虛性之耳鳴、腎虛之牙痛等皆有效。

（3）二穴合用可治療近視，其治療作用也是從補腎而用。筆者在臨床用之較少，僅以引述。

（4）二穴合用可治療太陽經之坐骨神經痛（根據同名經同氣相求的原理），尤其適宜於伴有腎氣虧虛者，以健側取穴為用。筆者對此用之甚多，功效卓著。

（5）二穴均能治療骨刺，有人所用其效甚佳。筆者對此無可靠經驗證實其效。

（6）在原著中囑腕順一穴與腕順二穴不宜同用，但由臨床運用來看，二穴合用無其他不良反應，並且療效明顯提高，故臨床常併用之，對於懼針者儘量選一穴用之。本穴組的臨床運用主要是腎氣虧虛為著眼點，這一部位為董氏奇穴腎水區域，透過臨床運用見證補腎氣作用值得肯

定其療效。

### 9. 手解穴

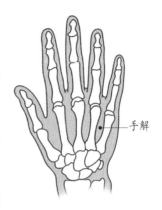

手解穴

【定位】小指掌骨與無名指掌骨之間，握拳時小指尖觸及之處。

【解剖】腎臟敏感神經。

【主治】主解暈針與下針後引起之麻木感及氣血錯亂之刺痛。

【取穴】手心向上，當小指掌骨與無名指掌骨之間，即屈小指，使其指尖觸及掌處是穴。

【手術】針深3～5分，用三棱針刺血立解；用毫針刺10～20分鐘全解。

● 臨床運用及說明

（1）手解穴與十四經的少府穴位置完全相符，因此手解穴必有少府之臨床功效。

（2）手解穴可用於下針後的一切不良反應。如扎針後局部紅腫、疼痛、針後後遺等表現皆有效。筆者在臨床扎針若遇上述現象，均以此穴而解所有不良之症狀，多數僅幾分鐘而立解不適。

（3）可用於下針後所致的暈針解救。但對此尚無所用。

（4）用本穴可治療身體上某些急性痛證，如三叉神經痛、坐骨神經痛、腰痛、傷口痛等急性病症，對慢性病痛作用不顯。

筆者在臨床對其所用較少。

### 10. 土水穴

【定位】在拇指第一掌骨之內側，距掌骨小頭1寸處1穴，後5分1穴，再後5分1穴。

【解剖】拇指對掌肌、橈神經、脾分支神經、腎支神經。

【主治】胃炎、久年胃病。

【取穴】當拇指第一掌骨之內側，距該掌骨小頭1寸處1穴，後5分處1穴，再後5分1穴，共3穴。

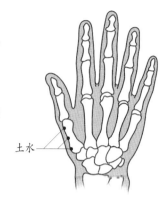

土水

土水穴

【手術】針深3分，每用1穴即可。

● 臨床運用及說明

（1）用本穴組治療胃部疾病確有臨床實效，尤其對寒性胃痛、胃酸過多、久年胃病則有特殊療效。用本穴組治療胃部疾病之理是根據經絡所行之因，手太陰肺經「起於中焦、下絡大腸，還循胃口」，與腸胃有直接關係，故用之則有佳效。

（2）土水穴可治療各種膝痛、踝關節疼痛。健側取穴，多為配穴用之。

（3）可在本穴區診斷胃病，脈絡青色為胃寒，脈絡赤色為胃熱。

（4）用靈骨穴配土水穴用於虛性腹脹效果滿意。

# 附：補遺穴

## 1. 小節穴

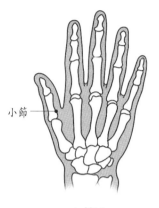

小節

小節穴

【定位】位於大指本節掌骨旁（在肺經上）赤白肉際上，握拳（大拇指內縮）取穴。

【主治】踝痛踝扭傷特效，亦可治頸痛、肩痛、背痛、腰痛、坐骨神經痛、胸痛、胃痛、慢性腹瀉、腕肘痛。

● 臨床運用及說明

（1）本穴取穴時宜4隻手指輕輕握住內縮之大拇指，掌面斜朝上，在第一掌骨外上髁與拇指第一節處下髁交接處可摸到一凹陷，此處即是本穴。針刺時針尖向掌心部方向刺。

（2）小節穴治療踝關節扭傷則有確實的臨床療效，無論內外踝傷痛皆效，並且多有速效。

筆者與其學生用本穴治療多例踝關節傷痛者，均顯其效，功效盡顯其中。

（3）用本穴還可治療足跟痛，對僵直性脊椎炎、髖關節疼痛有效，但筆者在臨床對此用之較少。

## 2. 三叉三穴

【定位】在無名指與小指叉口中央處，握拳取穴。

【主治】感冒、頭痛、肩痛、心悸、喉痛、耳鳴、目赤腫痛、眼皮下垂、眼皮沉重、蕁麻疹、腿痛、疲勞、提

神、重症肌無力，益脾補腎（以
上為楊維杰醫師經驗）。

　　重感冒、頭暈、頭昏（特
效）、坐骨神經痛（特效）、骨
刺（特效）、腰痛（奇效）、腎
盂腎炎、腎臟病水腫（特效）
（以上為胡文智醫師經驗）。

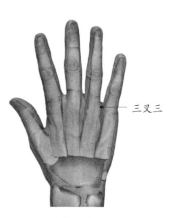

三叉三

●臨床運用及說明

三叉三穴

　　（1）本穴與十四經中的液
門穴位置相同，其功效也相近。本穴治療範圍甚廣。

　　（2）三叉三穴有提神醒腦之效，可用於疲勞無力、
頭暈腦脹、四肢酸痛。

　　（3）用三叉三穴治療上眼瞼下垂則有速效，常配靈
骨、申脈、火菊等穴用之。

　　（4）三叉三穴對五官科疾患有效，如對喉痛、耳
鳴、牙痛、流鼻涕、眼乾或眼睛見風流淚都有較好的臨床
功效。

## 第三章

# 三三部位（小臂部位）

## 概 述

三三部位為小臂部，本部位總計 16 穴名，共 32 穴（注：穴名後括弧內序號為穴位數）。

①其門穴(2)；②其角穴(2)；③其正穴(2)；④火串穴(2)；⑤火陵穴(2)；⑥火山穴(2)；⑦火腑海穴(2)；⑧手五金穴(2)；⑨手千金穴(2)；⑩腸門穴(2)；⑪肝門穴(2)；⑫心門穴(2)；⑬人士穴(2)；⑭地士穴(2)；⑮天士穴(2)；⑯曲陵穴(2)。

三三部位是臨床上常用的重要部位之一，在這一部位有些穴位與十四經之穴位置大體相同，如火串穴與支溝穴相近，火腑海穴與手三里穴相近，曲陵穴就是尺澤穴，這些穴位的功效也與十四經之穴功效相近，當掌握了十四經穴原有的作用外，再把董氏奇穴所特有之效掌握即可。

所以這些穴位在這裏不再贅述，重點應掌握的是下列穴位。

①三其穴（其門、其角、其正穴）；②三門穴（腸門、肝門、心門穴）；③三士穴（人士、地士、天士穴）。

在這裏未列出的穴位仍然僅作瞭解，因為這些穴位在臨床中用之較少，筆者尚無更多的臨床經驗，所用也僅以

其主治而用，故也沒有引述之必要，只將3個穴位組的應用進行以下扼要整理。

# 重要穴位的臨床運用

## 1. 三其穴（其門、其角、其正穴）

### ● 其門穴

【定位】在手腕橫紋後2寸處，橈骨之外側。

【解剖】此處有短伸拇筋，頭靜脈、橈骨動脈支、後下膊皮下神經、橈骨神經、肺之神經。

【主治】婦科經脈不調、赤白帶下、大便脫肛、痔瘡痛。

【取穴】當橈骨之外側，距手腕橫紋後2寸處。

【手術】臂側放，針斜刺約與皮下平行，針入2～5分。

### ● 其角穴

【定位】在橈骨之外側，手腕橫紋後4寸處。

【解剖】此處有短伸拇筋，頭靜脈、橈骨動脈支、後下膊皮下神經、橈骨神經、肺之神經。

【主治】婦科經脈不調、赤白帶下、大便脫肛、痔瘡痛。

【取穴】當橈骨之外側，距手腕橫紋4寸處是穴。

【手術】臂側放，針斜刺約與皮下平行，針入2～5分。

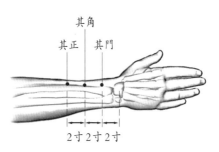

其門、其角、其正穴

●其正穴

【定位】在橈骨之外側，手腕橫紋後6寸。

【解剖】此處有短伸拇筋，頭靜脈、橈骨動脈支、後下膊皮下神經、橈骨神經、肺之神經。

【主治】婦科經脈不調、赤白帶下、大便脫肛、痔瘡痛。

【取穴】當橈骨之外側，距手橫紋6寸處是穴。

【手術】臂側放，針斜刺約與皮下平行，針入2～5分。

●臨床運用及說明

（1）其門、其角、其正三穴同用，一用三針，一般不單獨用針，三穴合用稱為三正穴。是臨床上常用的重要穴位組。

（2）其門、其角、其正三穴均位於大腸經上，因此治療便秘甚效，尤其對頑固性便秘作用最佳，臨床用之療效確實，若加配十四經中的支溝、上巨虛、天樞等穴用之，療效更佳，針到而無效者罕有。

（3）其門、其角、其正三穴治療痔瘡也有效，一般先於委中找瘀絡刺血，再針此三穴配承山，由臨床治療病案觀察其效，治療效果是非常理想的。對大便脫肛用之也有良好的效果。

（4）三其穴對於婦科炎性疾病有很好的療效，可用於赤白帶下、子宮炎、尿道炎、膀胱炎等病。

筆者治療婦科炎性疾病常以本穴組為主穴而用，獲得良好的臨床實效。

（5）三其穴用之有通腑安臟之效，對高血壓、高血

脂、肥胖（尤其是腹部肥胖）、閉經、痤瘡、腹部脹滿等，用之可以調理，針之可使氣機通暢而精力充沛，使腑通而臟安。

（6）三其穴的一般操作自下向上透，採用皮下針，由其門穴向其角穴扎針，由其角穴向其正穴扎針，一針接著一針。

但是治療婦科病時的操作與此不同，其操作是由大腸經橫透向三焦經，以瀉三焦相火，是與其不同之處，在臨床操作時務必注意。

### 2. 三門穴（腸門、肝門、心門穴）

● 腸門穴

【定位】在尺骨之內側，距豌豆骨3寸。

【解剖】有尺骨動脈之背支及尺骨神經、肝之支神經、腎之副神經。

【主治】肝炎之腸炎、頭昏眼花。

【取穴】手撫胸取穴，當外尺骨筋腱之側，距腕骨3寸是穴。

【手術】針深3～5分。

● 肝門穴

【定位】在尺骨之內側，距豌豆骨6寸。

【解剖】此處為總指伸筋，歧出前膊骨間動脈之分支，肝支神經。

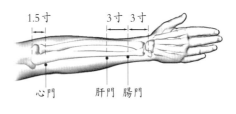

腸門、肝門、心門穴

【主治】急性肝炎（特效）。

【取穴】手撫胸取穴，去腕後6寸，當外尺骨中部下側是穴。

【手術】毫針，針深3～5分。針下後，肝痛立消。此時將針向右旋轉，胸悶解除；再向左旋轉，腸痛亦解除。

● 心門穴

【定位】在尺骨鷹嘴突起之上端，去肘尖1.5寸陷中，下尺骨內側凹陷中，距肘尖1.5寸。

【解剖】在二頭膊筋間，有下尺骨副動脈、橈骨神經支，心之分支神經。

【主治】心臟炎、心跳胸悶、嘔吐、乾霍亂。

【取穴】手撫胸取穴，當下尺骨內側陷處，距肘尖1.5寸是穴。

【手術】針深4～7分。

● 臨床運用及說明

（1）此3穴均需撫胸取穴，並以30°角向上斜刺。3穴所設是以全息對應觀點為思想，故分別治療處於三焦部位之疾病。

（2）腸門穴治療急慢性腸胃炎特效，具有調理胃腸道的作用，尤其對急性腸胃炎作用效佳。

當腸門穴與肝門穴合用時，可治療肝炎引起的腹瀉，一般多以左手取穴。

（3）肝門穴是治療急性肝炎的有效穴位，在十四經穴中無穴位與其相比擬，治肝病確實有效，被稱為急性肝炎第一針。本穴配上三黃（天黃、明黃、其黃）治慢性肝

炎也有很好的療效。

在臨床取穴時多以左手為主。因急性肝炎多為急性病，並且為傳染性疾病，臨床治療甚少，故尚無更多之經驗，對此只為引用所言。

（4）心門穴的臨床用途更加廣泛，作用療效也很佳，所以本穴在臨床用之很多。可用於各種心臟病，用之均效，是筆者在臨床常用之穴。還可用於膝內側痛、腹股溝處疼痛以及尾骨尖端痛，療效極佳，多數針之即效，是這些疾病所用之效穴。當尾骨尖端以上痛時用肺心穴治之，尾骨尖端痛時取用本穴。

筆者以此為主穴治療數例相關患者均獲佳效，如治一青年女性，生育後不久即出現尾骨尖端部位疼痛，經治療數月，療效欠佳，來診後以本穴為主穴治療3次而癒。

用心門穴治療膝內側痛、尾骨尖端痛、腹股溝處痛之作用，經臨床大量相關病例的驗證，療效確實，並且多僅用此一穴一次可見顯效。

### 3. 三士穴（人士、地士、天士穴）

● 人士穴

【定位】在前臂橈骨裏側，去腕橫紋4寸。

【解剖】此處為橈骨近關節處之上側，有橈骨動脈支、外膊皮下神經、橈骨

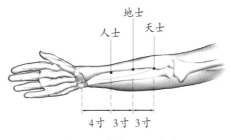

人士、地士、天士穴

神經支皮下支、肺支神經、心分支神經。

【主治】氣喘、手掌及手指痛、肩臂痛、背痛。

【取穴】手平伸，掌心向上，從腕部橫紋上行4寸，當前臂橈骨內側是穴。

【手術】針深0.5～1.0寸。

● 地士穴

【定位】在前臂橈骨中部內緣，距人士穴3寸。

【解剖】此處為肱橈骨肌內緣，屈拇長肌外緣，正中神經之分支、橈骨神經與後臂神經支分佈區，有橈骨動脈、頭靜脈、肺支神經、心分支神經。

【主治】氣喘、感冒、頭痛及腎虧、心臟病。

【取穴】手平伸，手心向上，去腕橫紋7寸，即去人士穴後3寸，當前臂橈骨內側是穴。

【手術】針深1寸治氣喘、感冒、頭痛及腎虧；針深1.5寸治心臟病。

● 天士穴

【定位】在前臂橈骨之後部內側，距地士穴3寸。

【解剖】肱橈骨肌外側，為橈骨神經、後臂神經及正中神經分佈區，有橈骨動脈、頭靜脈、肺支神經、腎之副神經。

【主治】氣喘、鼻炎、臂痛、感冒、胸部發脹。

【取穴】在前臂橈骨之後部內側，距地士穴3寸是穴。

【手術】針深1.5寸。

● 臨床運用及說明

（1）人士穴、地士穴、天士穴三穴合用被稱為三士

穴。當取穴時手平伸，掌心側向上。三穴的位置處於手太陰肺經與手厥陰心包經之間，因此臨床主要用於治療肺與心臟疾病。

（2）三穴合用是治療哮喘病之特效穴位組，若加配靈骨、水通、水金作用更佳，在臨床用之，多數即可見顯效。尤其適用於心源性哮喘，筆者對此已有數次臨床實用案例。臨床所用，為經絡所行，易記憶與理解。

（3）當治療肺病時要淺刺5分左右，治療心臟疾病時要針刺到1.5寸左右。

（4）三士穴對心動過速則有很好的作用，一般有即解之效。

# 第四章

# 四四部位（大臂部位）

## 概　述

四四部位為大臂部，本部位總計 17 穴名，共 34 穴（注：穴名後括弧內序號為穴位數）。

①分金穴(2)；②後椎穴(2)；③首英穴(2)；④富頂穴(2)；⑤後枝穴(2)；⑥肩中穴(2)；⑦背面穴(2)；⑧人宗穴(2)；⑨地宗穴(2)；⑩天宗穴(2)；⑪雲白穴(2)；⑫李白穴(2)；⑬支通穴(2)；⑭落通穴(2)；⑮下曲穴(2)；⑯上曲穴(2)；⑰水癒穴(2)。

本章臨床常用穴位不多，與前三章相比這一部位用之相對較少，但這一部位的穴位是最為複雜的。

治療作用較為繁雜，取穴較為模糊，臨床取穴多以配穴而用，因此臨床常用穴位就不多了，主要掌握以下幾穴點即可。

①肩中穴；②三宗穴（人宗、地宗、天宗穴）；③富頂穴；④後枝穴；⑤背面穴。

僅將上面幾穴全面掌握，其餘未列出的穴位用之較少，僅作簡單地瞭解即可，把上述重要穴位的臨床運用扼要整理如下。

# 重要穴位的臨床運用

## 1. 肩中穴

【定位】當後臂肱骨之外側，去肩骨縫2.5寸。

【解剖】此處為三角筋部，頭靜脈後，有迴旋上膊動脈，腋窩神經，心之分支神經。

【主治】膝蓋痛（特效針）、頸項皮膚病有特效、小兒麻痺、半身不遂、血管硬化鼻出血、肩痛。

【取穴】手臂平垂，當肩骨向下2.5寸中央是穴。

【手術】針深0.5～1.0寸。

● 臨床運用及說明

（1）肩中穴是本章用之最多的穴位，治療極為廣泛，故需重點掌握。

（2）肩中穴治膝蓋痛療效肯定，可治療各種原因所致的膝痛，是董氏奇穴中治療膝痛的常用穴，尤其對膝關節增生療效最佳，常加配心膝穴合用。筆者在臨床以此穴為主穴治療多例相關病案，療效非常滿意。

（3）用之本穴可治療肩臂痛，左側痛扎右穴，右側痛扎左穴。

（4）肩中穴不僅可治療膝部疾病，對下肢其他病變也有治療作用，對下肢無力、小腿肚疼痛、坐骨神經痛均有良好的功效。對這類病患常規治療無效時，選用本穴往往可有意想不到之效，筆者曾多次以此穴解這類

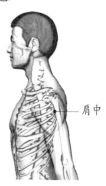

肩中穴

疾病無效之憂。

（5）肩中穴能夠治療頸部局限性神經性皮炎，由臨床運用，確有良好的功效，一般與局部梅化針叩刺或圍刺法用之。

筆者曾以此穴為主穴治療1例頸項部皮炎患者，經5次治療而癒（隔日1次治療）。

（6）對鼻出血也確有其效，尤其對老年人鼻出血為適應證。

### 2. 三宗穴（人宗、地宗、天宗穴）

●人宗穴

【定位】在後臂肱骨內緣與肱二頭肌間之陷處，去肘窩橫紋3寸。

【解剖】在二頭膊筋之旁，有橈骨副動脈、頭靜脈及內膊皮神經、肺之副神經、心之分支神經、肝之副支神經。

【主治】腳痛、手痛、肘臂腫痛難動、面黃（膽病）四肢水腫、脾腫大、感冒、氣喘。

【取穴】屈肘測量，以手拱胸，當後臂肱骨內緣與肱二頭肌腱間之陷處，去肘窩橫紋3寸是穴。

【手術】用毫針，針深5分治感冒氣喘，針深8分治臂腫，針深1.2寸治肝、膽、脾病。

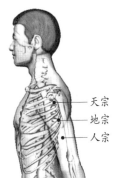

天宗
地宗
人宗

●地宗穴

【定位】在人宗穴上3寸處，距

**天宗、地宗、人宗穴**

肘窩橫紋6寸。

【解剖】在頸靜脈後，有迴旋上膊動脈、腋窩神經、心之支神經。

【主治】能使陽證起死回生，治心臟病及血管硬化。

【取穴】屈肘測量，以手拱胸，當後臂肱骨之中部內緣與肱二頭肌腱間之陷處，去人宗穴3寸是穴。

【手術】針深1寸治輕病，針深2寸治重病，兩臂穴位同時卜針。

● 天宗穴

【定位】在後臂肱骨內緣與肱二頭肌間之陷處，距地宗穴3寸（距肘窩橫紋9寸）。

【解剖】在頭靜脈，有迴旋上膊動脈、腋窩神經、六腑神經、小腿神經。

【主治】婦科陰道癢、陰道痛、赤白帶下（具有速效）、小腿痛、小兒麻痺、狐臭、糖尿病。

【取穴】屈肘測量，以手拱胸，當後臂肱骨內緣與肱二頭肌腱後部間之陷處，距地宗穴3寸是穴。

【手術】針深1.0～1.5寸。

● 臨床運用及說明

（1）三宗合用被稱為三宗穴，三穴扎針要求特別準確，若偏外會傷到肱骨，若偏裏會傷到肱二頭肌，扎針部位要求準確，扎針時應緊貼肱骨內緣。

（2）三穴合用治療大腿內側痛，也能治療小腿肚脹痛，這是對應取穴運用之理。

（3）人宗、地宗、天宗三穴，治療胸悶之症能立

解。

（4）僅用天宗穴可治療婦科病，尤其對赤白帶下陰道癢之症作用好，有針之即效之功。同時還能治療小腿痛、不安腿綜合徵等病；地宗單用可急救之用；人宗可治療手腳痛、腫脹等疾。

（5）三穴扎針時應注意操作深度，針淺可治輕病，治經絡病；針深治重症，治臟腑病。

### 3. 富頂穴

【定位】在後臂肱骨之外側，距肘橫紋7寸。

【解剖】肝之副支神經、心之分支神經。

【主治】疲勞、肝弱、血壓高、頭暈、頭痛。

【取穴】手臂下垂，當後臂肱骨之外側，去首英穴2.5寸。

【手術】針深3～5分。針淺刺治疲勞、肝弱；深刺治頭痛、頭昏及血壓高。

### 4. 後枝穴

【定位】當肩中與肘之直線上，富頂穴上1寸，距肘橫紋8寸。

【解剖】心之分支神經。

【主治】血壓高、頭暈、頭痛、細菌感染、皮膚病、血管硬化。

【取穴】手臂下垂，當後臂肱骨之外側，去富頂穴1寸（去肘橫紋8寸）。

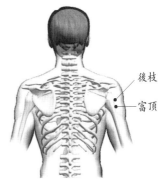

後枝

富頂

**富頂、後枝穴**

【手術】針深3～7分。

● 臨床運用及說明

（1）富頂穴及後枝穴均在上臂肱骨之外側，進針時應緊貼肱骨外側，與三宗穴相對應，三宗穴應緊貼肱骨內緣進針。

（2）富頂穴與後枝穴均能治療高血壓，由臨床運用，確有良好的降壓功效，常與火菊穴、百會穴、曲池穴、太衝穴等合用，效果理想，尤其對肝陽上亢型高血壓作用最好。早期輕中型高血壓經過一定時間的治療，能使血壓恢復正常。筆者曾多次驗證臨床其效。

（3）富頂穴、後枝穴同時下針，可治療某些頭痛、頸項疼痛、扭轉不靈及面癱等病。對此用筆者尚無更多的經驗，請大家驗證其用。

（4）二穴合用，能治肝氣虛，患者自感恐懼不安，氣自少腹上衝咽，呃聲不止，頭目苦眩，不能坐起，汗出，心悸，乾嘔不能食等肝胃不和之症（《董氏針灸注疏》）均可治療，有其症狀者臨床並不少見，以此而用，確有其效。筆者曾治療1例病程長達2年之久的此類患者，看遍了中西醫無任何療效，筆者以此為主穴治療1週而收效。

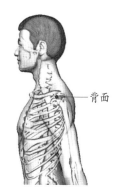

背面

### 5. 背面穴

【定位】在肩骨縫之中央，舉臂時有空陷處。

【解剖】有三角筋、迴旋上膊動

**背面穴**

脈、頭靜脈支、鎖骨神經支、丹田神經。

【主治】腹部發悶、發音無力。

【取穴】舉臂，當肩骨連接處有空陷處之中央是穴。

【手術】針深3～5分。

● 臨床運用及說明

（1）本穴與十四經中的肩髃穴位置相符，因此具有肩髃穴的功效，可治療肩臂疼痛及瘰癧。在董氏奇穴中本穴多用於三棱針刺血。

（2）背面穴有補虛之作用，用於脾腎俱虛之症，對於腹部冷痛，上吐下瀉有特效，也就是說受寒的腸胃炎患者是有效對症治療。

（3）對主治中的發音無力尚無臨床驗證，只引述其用。

## 第五章

# 五五部位（足趾部位）

## 概　述

五五部位為足趾部，僅有4穴名，8個穴位（注：穴名後括弧內序號為穴位數）。

①火包穴(2)；②上瘤穴(2)；③海豹穴(2)；④木婦穴(2)。

五五部位是董氏奇穴中穴位最少的一部分，僅有4穴點，8個穴位。這幾個穴分佈於足底或足趾邊緣，針起來都特別痛，限制了這些穴位的臨床運用，所以不到必要時不要去針，多以三棱針點刺為常用。在臨床上常用的有以下3穴。①火包穴；②上瘤穴；③木婦穴。

火包穴、上瘤穴、木婦穴在治療方面功效卓著，在臨床中會經常用到，因此將3穴的臨床運用扼要整理如下。

## 重要穴位的臨床運用

### 1. 火包穴

【定位】在足第二趾底第二道橫紋正中央。

【解剖】心之神經、肝之神經。

【主治】心痛、肝病、難產、胎衣不下。

【取穴】平臥，當足次趾底第二道橫紋正中央是穴。

【手術】用三棱針刺3分深使其出黑血，立即見效。

用毫針針深3分，5分鐘見效。

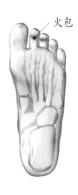

火包

火包穴

●臨床運用及說明

（1）火包穴與十四經中的奇穴獨陰的定位相同，因此火包穴也有獨陰穴的功效，獨陰穴是治療胎衣不下，疝氣之要穴。胎衣不下不屬於針灸科醫師的職責，所以很少用到，沒有這一方面的臨床經驗。用此穴治療疝氣確有很好的實效。

（2）火包穴治療心絞痛、發作性胸悶則有速效，多以點刺放血為用。

（3）火包穴有很強的墮胎之功，所以孕婦絕對禁針。

## 2. 上瘤穴

【定位】在足底後跟前緣正中央。

【解剖】後腦（小腦）總神經。

【主治】腦瘤、腦積水（大頭瘟）、小腦痛、腦神經痛、體弱。

【取穴】平臥，當足底後跟硬皮之前緣正中央是穴。

【手術】針深3～5分。

●臨床運用及說明

（1）上瘤穴治療腦震盪及腦震盪後遺症具有卓效，無論改善症狀還是原發病都有肯定的臨床療效，常配以足三重（或外三關）、正筋、正宗、百會等穴合用，急症者常加用然谷穴處瘀絡刺血。

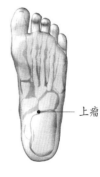

上瘤

上瘤穴

（2）因本穴有醒腦開竅之作用，所以能治療腦瘤、腦積水，臨床有較多的相關用之報導，筆者曾以本穴為主的處方治療因腦部疾病所致的昏迷不醒的患者，可見其效，但尚無治療腦瘤之經驗。

（3）本穴扎針不宜超過5分深，否則會引起心中不安，由臨床觀察確有這一不良反應，所以應特別注意。

（4）上瘤穴用之治療頭頂痛、顱內痛有很好的臨床療效，曾治療相關病患而速癒。其運用原理類似於湧泉穴。

### 3. 木婦穴

【定位】在足第二趾中節正中央外開3分。

【解剖】心之副神經。

【主治】婦科赤白帶下、月經不調、經痛、子宮炎、輸卵管不通。

【取穴】當足次趾中節正中央向外開3分是穴。

【手術】針深2～4分，貼趾骨下針（用細毫針，針粗較痛）。

● 臨床運用及說明

（1）由其穴名而知，是以疏肝解鬱來治療婦科病，本穴按其經絡來看，應處於胃經，取名為木，主治肝脾不和及肝膽濕熱之婦科病尤效。

（2）有人稱此穴為「婦科聖穴」。但因其扎針較痛，賴金雄醫師由此發展出以陽陵泉治白帶，曲泉治赤帶之用，筆者也常以此用，臨床療效確實。

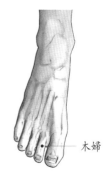

木婦穴

## 第六章

# 六六部位（足掌部位）

## 概　述

六六部位為足掌部，本部位總計17穴名，共42穴（注：穴名後括弧內序號為穴位數）。

①火硬穴(2)；②火主穴(2)；③門金穴(2)；④木斗穴(2)；⑤木留穴(2)；⑥六完穴(2)；⑦水曲穴(2)；⑧火連穴(2)；⑨火菊穴(2)；⑩火散穴(2)；⑪水相穴(2)；⑫水仙穴(2)；⑬水晶穴(2)；⑭花骨一穴(8)；⑮花骨二穴(4)；⑯花骨三穴(2)；⑰花骨四穴(2)。

六六部位有一最大特點，就是大多數穴位的位置分佈與十四經的某些穴位的位置相近或相同，本來這些穴位在十四經穴中都是非常重要的穴位，所以在這裏學習時，首先掌握好在十四經穴中的主治功效，再把董氏奇穴中的特殊功用記住，這樣就把這些穴位基本掌握了。

在董氏奇穴中的這些臨床功用也貫徹到了十四經絡的理論內容，學習這一章時應注意領會。

火硬穴近於行間穴，火主穴近於太衝穴，門金穴近於陷谷穴，六完穴近於俠谿穴，水曲穴近於足臨泣，火連穴近於太白穴，火菊穴近於公孫穴，火散穴近於然谷穴，水相穴近於太谿穴。

這些穴位的臨床功效也與之相近，在學習時應按照上述所講去領會運用，重點掌握好以下穴位即可。

①火硬穴；②火主穴；③門金穴；④木斗穴；⑤木留穴；⑥火菊穴；⑦水晶穴；⑧花骨一穴；⑨花骨三穴；⑩花骨四穴。

# 重要穴位的臨床運用

### 1. 火硬穴

【定位】在第一蹠骨與第二蹠骨之間，距足蹠骨與趾骨關節5分。

【解剖】心臟支神經、肝之副神經。

【主治】心悸、頭暈、胎衣不下、骨骼脹大、下頜痛（張口不靈）、強心（昏迷狀態時使用）、子宮炎、子宮肌瘤。

【取穴】當第一蹠骨與第二蹠骨之間，去蹠骨與趾骨關節5分處是穴。

【手術】針深3～5分。

### 2. 火主穴

【定位】在第一蹠骨與第二蹠骨之間，去火硬穴1寸。

【解剖】心臟支神經、心臟動脈、腓骨神經支、前脛骨筋。

【主治】難產、骨骼脹大、心臟引起之頭痛、肝病、胃病、神經衰弱、心臟麻痺、手腳痛、子宮炎、子宮瘤（唇喝、咽喉腫

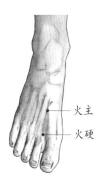

火主
火硬

火硬、火主穴

痛、癲頭痛）。

【取穴】當第一蹠骨與第二蹠骨連接部之直前陷中取之，即去火硬穴1寸處是穴。

【手術】針深3～8分。治手腳痛時，左用右穴，右用左穴。

● 臨床運用及說明

（1）二穴處於足厥陰經脈上，穴近原穴太衝和滎穴行間。其用也多有肝經循行之用，如下頜痛、唇喎、咽喉腫痛、非細菌性尿道炎、子宮炎、子宮肌瘤及多種婦科病皆有效，均為經絡所過，主治所及。因肝主風，故可治頭暈甚效，這是中醫臟象學說之用。以上所治在臨床常常用之，確具其效。

（2）根據同名經原理之用，可用於心悸、強心、心臟麻痺等病。其解剖也均為心臟支神經，對應心臟動脈。

### 3. 門金穴

【定位】在第二蹠骨與第三蹠骨連接部之直前陷中。

【解剖】短總趾伸筋，第一骨間背動脈、趾背神經、十二指腸神經、胃之支神經。

【主治】腸炎、胃炎、腹部發脹及腹痛、盲腸炎。

【取穴】當第二蹠骨與第三蹠骨連接部之前凹陷中，即與火主穴並列。

【手術】用細毫針，針深5分（具有特效）。

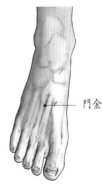

— 門金

門金穴

●臨床運用及說明

（1）此穴即為足陽明經之腧穴。其功用離不開足陽明經脈之特性，對消化系統主要有腹滿、腹痛、腹瀉、水腫、腸鳴等功效，這些臨床所用皆是門金穴之主治，尤其夏天暑濕所致腸胃炎效最佳。

（2）本穴對痛經也有佳效，一般針之即效。可以單獨用之，也可與內庭合用。

（3）門金穴對偏頭痛也有良好的功效，尤其是痛在太陽穴處時更有特效，是為首選穴，經臨床所用功效獨到。當深針透達湧泉穴時，還能治療頭頂痛。

（4）對以上各項主治，筆者均有所用，療效卓著，值得推廣。

### 4. 木斗穴

【定位】在第三蹠骨與第四蹠骨之間，距蹠骨與趾骨關節5分。

【解剖】脾神經、肝神經。

【主治】脾腫大（硬塊）、消化不良、肝病、疲勞、膽病、小兒麻痺。

【取穴】當第三蹠骨與第四蹠骨之間，去蹠骨與趾骨關節5分處是穴。

【手術】針深3～5分。

### 5. 木留穴

【定位】在第三蹠骨與第四蹠骨連接部之直前陷凹中，木斗、木留穴蹠骨與趾關節1.5寸。

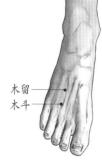

木斗、木留穴

【解剖】肝神經、脾神經。

【主治】白細胞增多、脾腫大、消化不良、肝病、膽病、小兒麻痺。

【取穴】當第三蹠骨與第四蹠骨之間，去木斗穴1寸處是穴。

【手術】針深3～5分。

●臨床運用及說明

（1）二穴處於足第三蹠骨與第四蹠骨之間，根據十四經經絡循行，此處屬於足陽明經脈，在這一部位僅有胃經支脈經過，但無穴位出現，二穴的發現，發揮了應有的效用，臨床功用頗多。

因二穴處於足陽明經脈之位置，因此主治對脾胃病，二穴應於木，故能治療肝臟疾病。尤其對肝大、脾腫大有非常好的治療效果，驗於臨床效果確實。在國外本穴被稱為肝大新穴、脾大穴。

（2）二穴合用可治療肢體麻木，尤其對肢體麻木部位較廣，處於手肢部位時，用之療效最佳。二穴對全身氣血不通（血瘀）引起的麻木可治，對氣血不足效不佳。

（3）二穴有消瘤之用，董公有病案之記載。後多有相關治療報導，對血管瘤、脂肪瘤、癌瘤皆能治療。但筆者對此尚無可靠的臨床經驗，大家可據情況試用。

（4）本穴尚有許多功效，

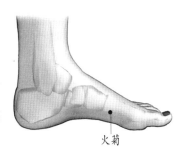

火菊

**火菊穴**

如舌強難言、白細胞過多症、乏力、疲勞、消瘦等皆能治之，妙用多多，不勝枚舉。

## 6. 火菊穴

【定位】在第一蹠骨內側，去趾骨與蹠骨關節5寸。

【解剖】心之分支神經、腎之分支神經。

【主治】手發麻、心跳、頭暈、腳痛、高血壓、頭昏腦脹、眼昏，眼皮發酸、頸項扭轉不靈。

【取穴】當第一蹠骨內側，去火連穴1寸處是穴。

【手術】針深5～8分，針與蹠骨成直角，沿蹠骨底緣刺入。

### ● 臨床運用及說明

（1）本穴近於十四經穴中的公孫，其主治具有公孫之作用，可治療脾胃病。

（2）本穴有交通心腎作用，所治之症多為水不濟火，火亢之症。

對頭暈、高血壓、眼皮發酸、頭昏腦脹各症確有實效。臨床所用多能立時取效。

## 7. 水晶穴

【定位】在內踝尖之下2寸。

【解剖】子宮神經。

【主治】子宮炎、子宮脹、子宮瘤、小腹氣腫脹悶。

【取穴】當內踝尖之直下2寸處是穴。

【手術】針深0.5～1.0寸。

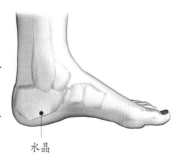

水晶

水晶穴

● 臨床運用及說明

（1）本穴處於十四經上足少陰腎經循行線上，因此具有腎經方面之功效，臨床對本穴少有發揮運用。但筆者透過多次臨床運用觀察，取效理想。

常與婦科穴、還巢穴、三陰交穴合用治療婦科類疾患，尤其對子宮瘤、閉經療效佳。

（2）用本穴治療尿頻、夜尿增多、前列腺疾患均有效。

（3）在董氏奇穴中常與還巢穴和婦科穴配用治療各種婦科疾患。

### 8. 花骨一穴

【定位】在足底第一蹠骨與第二蹠骨之間，距趾間叉口5分1穴，又5分1穴，再5分1穴，再8分1穴，共4穴。

【解剖】脾神經、肺神經、腎神經。

【主治】沙眼、眼角紅、眼皮炎、眼迎風流淚、怕光、眉棱骨痛、鼻骨痛、頭痛、牙痛、耳鳴、耳聾。

【取穴】當足底第一蹠骨與第二蹠骨之間，距趾間叉口5分1穴，又5分1穴，再5分1穴，再8分1穴，共4穴。

【手術】針深0.5～1.0寸。

● 臨床運用及說明

（1）花骨一穴組主要治療五官科疾病，本穴組處於足底部，針刺時特別

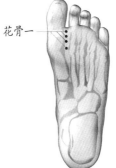

花骨一

花骨一穴

痛,取穴也不便,相對來說就較少用,但對於常規針刺無效時可試用本穴組,在臨床時常取2個穴點即可,花骨一穴對頑固性眼迎風流淚、眼乾、耳鳴、耳聾有很好的功效,筆者治療上述疾病常規用穴無效時,取之本穴組而多次獲效。如曾治療一青年男性患者,頑固性眼發癢2年餘,多方治療效不佳,來針灸治療,經針刺治療1週效果不理想,加用本穴組2天後獲效明顯。

(2)本穴組處於足厥陰肝經循行線上,因此可具有肝經之功效,對眉棱骨痛、頭頂痛有效。

### 9. 花骨三穴

【定位】在足底第三蹠骨與第四蹠骨之間,距趾間叉口2寸處。

【解剖】脾之神經。

【主治】腰痛、坐骨神經痛、脊椎骨痛。

【取穴】當足底第三蹠骨與第四蹠骨之間,距趾間叉口2寸處是穴。

【手術】針深0.5～1.0寸。

### 10. 花骨四穴

【定位】在足底第四蹠骨與第五蹠骨之間,距趾間叉口1.5寸處。

【解剖】肺之神經。

【主治】脊椎骨痛、坐骨神經痛、小腹痛、胃痛、花骨三、花骨四穴止血。

【取穴】在足底第四蹠骨與第五蹠

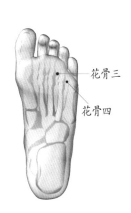

花骨三、花骨四穴

骨之間，距趾間叉口1.5寸是穴。

【手術】針深0.5～1.0寸。

● 臨床運用及說明

（1）花骨三穴與花骨四穴臨床功效相近，常合併用之，形成倒馬針法。二穴合用，治療頑固性太陽經行坐骨神經痛作用效佳，筆者曾用此二穴治療幾例頑固性太陽經行坐骨神經痛而獲佳效。故對臨床常規治療無效的頑固性太陽經行坐骨神經痛病患，可試用此穴之效。

（2）花骨四穴可治療四肢麻木，臨床已驗證，此效不虛。

## 第七章

# 七七部位（小腿部位）

## 概　述

七七部位為小腿部，本部位總計28穴名，共64穴（注：穴名後括弧內序號為穴位數）。

①正筋穴⑵；②正宗穴⑵；③正士穴⑵；④搏球穴⑵；⑤一重穴⑵；⑥二重穴⑵；⑦三重穴⑵；⑧四花上穴⑵；⑨四花中穴⑵；⑩四花副穴⑵；⑪四花下穴⑵；⑫腑腸穴⑵；⑬四花裏穴⑵；⑭四花外穴⑵；⑮上唇穴⑵；⑯下唇穴⑵；⑰天皇穴⑵；⑱腎關穴⑵；⑲地皇穴⑵；⑳四肢穴⑵；㉑人皇穴⑵；㉒側三里穴⑵；㉓側下三里穴⑵；㉔足千金穴⑵；㉕足五金穴⑵；㉖七虎穴⑹；㉗外三關穴⑹；㉘光明穴⑵。

七七部位是董氏奇穴之精華所在，穴位密集，重要穴位多，治療範圍廣，療效高，作用迅速。本部穴位具有調整全身功能及臟腑症候群之整體治療作用，療效迅速而顯著。這一部位的穴位基本上是倒馬併用的穴位組，這是與十四經之穴區別最大的地方，從中可以知曉董氏奇穴之精湛處。因此這一部分需要認真地領悟與掌握，並須牢記，可創出針灸許多奇蹟，種種疑難之疾可病癒於霍然。學好七七部位與八八部位是掌握董氏奇穴的核心，因此該章務

必熟讀於心。七七部位之穴多數是必須掌握的內容,除了上唇穴、下唇穴、七虎穴之外,其餘皆需領悟於心中。

# 重要穴位的臨床運用

## 1. 三正穴 ( 正筋、正宗、正士穴 )

### ● 正筋穴

【定位】在足後跟筋中央上,距足底3.5寸。

【解剖】脊椎骨總神經、腦之總神經。

【主治】脊椎骨閃痛、腰脊椎痛、頸項筋痛及扭轉不靈、腦骨脹大、腦積水。

【取穴】當足後跟筋正中央上,距足底3.5寸處是穴。

【手術】針深5～8分 ( 針透過筋效力尤佳 )。體壯坐位扎針,體弱側臥位扎針。

### ● 正宗穴

【定位】在正筋穴上2寸。

【解剖】脊椎骨總神經、腦之總神經。

【主治】脊椎骨閃痛、腰脊椎痛、頸項筋痛及扭轉不靈、腦骨脹大、腦積水。

【取穴】當足後跟筋之正中央上,距正筋穴2寸處是穴。

【手術】針深5～8分 ( 針透過筋效力尤佳 )。體壯坐位扎針,體弱側臥位扎針。

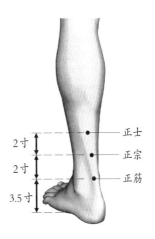

正筋、正宗、正士穴

●正士穴

【定位】在正宗穴上2寸。

【解剖】肺之分支神經，脊椎骨總神經。

【主治】肩背痛、腰痛、坐骨神經痛。

【取穴】當足後跟筋之正中央上，距正宗穴上2寸處是穴。

【手術】針深0.5～1.0寸。

●臨床運用及說明

（1）三穴臨床常合併用之，三穴合稱三正穴。臨床上多以正筋、正宗穴合併用之，當嚴重的病變時，三穴形成一組大倒馬合用之。本穴組是以筋治筋最典型的代表用穴。

（2）三穴處於足太陽膀胱經循行線上，足太陽膀胱經經脈入絡於腦，所以本穴組有疏通腦部及脊椎氣血之作用，配上瘤穴、外三關穴治療腦瘤；對腦震盪也有極佳的臨床功效，一般先於然谷處刺血，再配足三重、上瘤治療，功效卓著。筆者曾以正筋、正宗為主穴治療多例腦外傷後遺症之驗案，如一腦外傷患者3年留有後遺（經常頭痛、頭暈）不癒者，用本穴組為主穴針刺而癒。治療最快者1次可使症狀消失。

（3）本穴組對落枕、頸椎病所致的疼痛在頸部兩大筋者有特效，並對後項痛、後頭痛及腰部兩板筋處疼痛者有效；對腰部扭傷也甚效，臨床實用之，作用肯定。輕者正筋與正宗合用，重者加用正士，形成大倒馬。筆者在臨床見頸部兩大筋病痛者，均取用正筋、正宗治療，多立見其效，是筆者喜用常用的一組穴位。

（4）本穴組扎在筋上，刺激性較大，臨床運用時應當注意刺激強度，不可太過，以免暈針之發生或耗氣太過。

### 2. 搏球穴

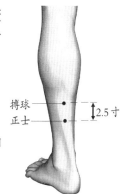

搏球
正士
2.5寸

搏球穴

【定位】在正士穴上2.5寸。

【解剖】心之分支神經、肺之副支神經。

【主治】腿轉筋、霍亂、腰酸背痛、鼻出血。

【取穴】平臥，腳跟用軟墊墊高，當小腿後側，在正士穴正上2.5寸處（即腓腸肌下緣）是穴。

【手術】針深1～2寸，以針尖抵骨效力為最佳。

●臨床運用及說明

（1）搏球穴位置近於十四經的承山穴，作用療效也與承山穴相近。對肛周疾病（痔瘡）、肛門瘙癢等，腰腿疼痛、腿抽筋、痛經等均效，這些功效與承山穴均相符。

（2）對鼻出血可有治療功效，尤其對血熱妄行上於鼻腔而出血者效。

### 3. 三重穴（一重、二重、三重穴）

●一重穴

【定位】在外踝骨尖直上3寸向前橫開1寸。

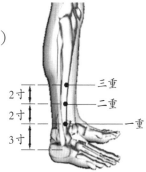

2寸
2寸
3寸
三重
二重
一重

一重、二重、三重穴

【解剖】心之分支神經、肺之分支神經、脾神經。

【主治】甲狀腺腫大（心臟病引

起）、眼球突出、扁桃體炎、口喎眼斜（面神經麻痺）、偏頭痛、痞塊、肝病、腦瘤、腦膜炎。

【取穴】當外踝直上3寸向前橫開1寸是穴。

【手術】針深1～2寸。

● 二重穴

【定位】在一重穴上直上2寸（在外踝直上5寸向前橫開1寸）。

【解剖】心之分支神經、肺之分支神經、脾神經。

【主治】甲狀腺腫大（心臟病引起）、眼球突出、扁桃體炎、口喎眼斜（面神經麻痺）、偏頭痛、痞塊、肝病、腦瘤、腦膜炎。

【取穴】當一重穴直上2寸處是穴。

【手術】針深1～2寸。

● 三重穴

【定位】在二重穴上2寸（在外踝直上7寸向前橫開1寸）。

【解剖】心之分支神經、肺之分支神經、脾神經。

【主治】甲狀腺腫大（心臟病引起）、眼球突出、扁桃體炎、口喎眼斜（面神經麻痺）、偏頭痛、痞塊、肝病、腦瘤、腦膜炎。

【取穴】當二重穴直上2寸處是穴。

【手術】針深1～2寸。

● 臨床運用及說明

（1）三穴一般同時合用，較少單獨用穴，合用時被稱為足三重穴，是董氏奇穴重要的穴位組，作用、用途廣

泛，主要為活血化瘀之功效，可用於一切瘀血之症，尤其對腦部作用最效。

（2）三重穴治療中風偏癱後遺症甚效，是治療本病的一組有效穴位，臨床取健側用穴，配用靈骨、大白穴是治療本病的特效配用穴位組，其臨床功效在十四經穴中無可比擬。

（3）三重穴治療各種乳房疾病作用佳。對乳房發炎、乳房小葉增生、乳房硬塊均效，用本穴組治療乳腺增生，功效獨到，很值得臨床推廣用之。

（4）三重穴是治療甲狀腺疾病的一組有效穴位，尤其對甲亢作用甚效，臨床上常和外三關、通關、通山、通天、足駟馬穴交替搭配用之，經臨床運用，本穴組治療甲亢疾病確有良好實效。

（5）本穴組對腦震盪及腦震盪後遺症也有很好的臨床治療效果，常與正筋穴、正宗穴、上瘤穴合用，是治療本病的一組有效成方。

（6）三重穴對偏頭痛、三叉神經痛、耳鳴、耳聾、顏面神經麻痺均有效。

（7）三重穴對乳腺癌、食道癌、舌下腺癌、腦瘤、癌腫有治療作用，臨床上有很多的相關病案報導，但筆者尚無此臨床經驗證實。在此以錄用其說明，供大家參考。

（8）足三重穴在足少陽與足陽明經脈之間，即為兩條經脈之間的夾穴，因此其功用可具備兩經之特性，用途甚廣，療效肯定，上述幾點難以盡述其臨床功效，但總以活血化瘀為用，抓住其特點，便能靈活用之。

## 4. 四花穴組（四花上、四花中、四花副、四花下、
腑腸、四花裏、四花外穴）

● 四花上穴

【定位】在膝眼下3寸，脛骨外廉。

【解剖】肺支神經、心支神經。

【主治】哮喘、牙痛、心悸、口內生瘡、頭暈、心臟病、轉筋霍亂。

【取穴】當膝眼之下方3寸，在前脛骨肌與長總趾伸肌起始部之間凹陷中是穴。

【手術】針深2～3寸。針深1.5～2.0寸治哮喘，針深3寸治心臟病。

● 四花中穴

【定位】四花上穴直下4.5寸（在膝眼下7.5寸）。

【解剖】心之分支神經、肺之支神經、六腑之副神經。

【主治】哮喘、眼球病、心臟炎、心臟血管硬化（心兩側痛）、心臟麻痺（胸悶難過，坐臥不安）、急性胃痛、消骨頭之腫脹。

【取穴】當四花上穴直下4.5寸處是穴。

【手術】三棱針刺出血治心臟血管硬化、急性胃痛、腸炎、胸部發悶、肋膜炎。用毫針針深2～3寸治哮喘、眼球痛。

● 四花副穴

【定位】在四花中穴直下2.5寸

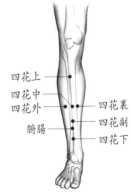

四花上
四花中
四花外
四花裏
四花副
四花下
腑腸

**四花穴組**

（在膝眼下10寸）。

【解剖】心之分支神經、肺之支神經、六腑之副神經。

【主治】哮喘、眼球病、心臟炎、心臟血管硬化（心兩側痛）、心臟麻痺（胸悶難過、坐臥不安）、急性胃痛、消骨頭之腫脹。

【取穴】當四花中穴直下2.5寸處是穴。

【手術】三棱針刺出黑血，治心臟血管硬化、心臟麻痺、急性胃痛、腸胃炎。

● 四花下穴

【定位】在四花副穴直下2.5寸（在膝眼下12.5寸）。

【解剖】六腑神經、肺之副神經、腎之副神經。

【主治】腸炎、腹脹、胸脹、胃痛、水腫、睡中咬牙、骨骼脹大。

【取穴】當四花副穴直下2.5寸處是穴。

【手術】針深0.5～1.0寸。

● 腑腸穴

【定位】在四花下穴直上1.5寸（在膝眼下11寸）。

【解剖】六腑神經、肺之副神經、腎之副神經、心臟之副神經。

【主治】腸炎、腹脹、胸脹、胃痛、水腫、睡中咬牙、骨骼脹大。

【取穴】當四花下穴直上1.5寸處是穴。

【手術】針深0.5～1.0寸。

● 四花裏穴

【定位】在四花中穴向裏橫開1.2寸，當脛骨之外緣。

【解剖】心之支神經、肺之區支神經。

【主治】腸胃病、心臟病、心悸、轉筋霍亂（嘔吐）、心臟麻痺。

【取穴】當四花中穴向裏橫開1.2寸，至脛骨之外緣處是穴。

【手術】針深1.5～2.0寸。

● 四花外穴

【定位】在四花中穴向外橫開1.5寸。

【解剖】肺之支神經、六腑神經。

【主治】急性腸炎、牙痛、偏頭痛、臉部神經麻痺、胸膜痛。

【取穴】當四花中穴向外橫開1.5寸處是穴。

【手術】針深1.0～1.5寸。

● 臨床運用及說明

（1）上述7穴的主治病症多從陽明經的功能來考慮，這組穴位的針刺有兩個特點。一是淺刺以點刺放血為常用，可治療許多臟腑之頑疾；二是針刺要深，四花上穴、四花中穴可以針刺到3寸深，以針深的不同可主治心肺不同疾患。董氏奇穴中多以淺刺為常用，本穴組應是董氏奇穴中針刺最深的穴位。

（2）用四花上穴針刺至1.5～2.0寸，可治療哮喘，針刺到2～3寸深治療各種心臟病。在此處瘀絡點刺放血，可治療各種胃病，無論新病久年胃病皆效。四花上穴在足三里穴之內側，本穴是緊貼脛骨的邊緣進針，作用強大。

（3）四花中穴的位置近於條口穴，其作用功效首先

具有條口的作用，可以與四花上穴合用，也可以和四花副穴合用，形成倒馬針，治療相關疾病。臨床中常在這一部位的上下找瘀絡刺血，治療肺部疾病，可以治療肺積水、肺結核、肺癌、肺氣腫等病。刺入2寸深以上，可治療肩臂痛、心臟病。

（4）四花副穴、四花下穴、腑腸穴治療腹部疾患作用好，尤其適宜於各種腸道疾患，對急、慢性腸炎皆甚效。三穴合用還能降血脂，清理腸腑。四花下穴可自外踝尖上量3.5寸取穴，腑腸穴在外踝尖上5寸取穴，這一取穴法簡單實用。

（5）四花外穴處於足少陽膽經循行線上，臨床治療偏於膽經之病變，如偏頭痛、耳病、肩臂痛、脅肋痛、少陽經之坐骨神經痛等，均有效，臨床主要以刺血為常用，點刺時在此部位尋找瘀絡刺之，可立見顯效。

（6）四花上穴配馴馬穴、迎香穴治療過敏性鼻炎有卓效；腑腸穴配門金穴治療腹瀉伴腹痛者可立止疼痛。邱雅昌博士將腑腸穴、四花下穴、肝門穴、腸門穴合用組成了「腑腸四穴」，專治療慢性結腸炎。但筆者臨床無實用經驗。

### 5. 下三皇穴（天皇、腎關、地皇、人皇穴）

●天皇穴

【定位】在脛骨頭之內側陷中，去膝關節2.5寸。

【解剖】腎之神經、六腑神經、心之分支神經。

【主治】胃酸過多、反胃（倒食症）、腎臟炎、糖尿病、蛋白尿。

【取穴】當膝下內輔骨下陷中，在脛骨頭之內側，去膝關節2.5寸是穴。

【手術】針深0.5～1.5寸。

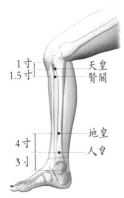

●腎關穴（天皇副穴）

【定位】在天皇穴直下1.5寸。

【解剖】六腑神經。

【主治】眼球喎斜、散光、貧血、癲癇、神經病、眉棱骨痛、頭暈、頭痛、腎虧所引起之坐骨神經痛、腰酸（若診斷正確，下針即可見效）、近視、多淚、兩腿無力、臂麻、心刺痛、胸口痛、胃酸過多、倒食症、鼻骨痛。

下三皇穴

【取穴】當脛骨之內側，天皇穴直下1.5寸處是穴。

【手術】針深0.5～1.0寸。

●地皇穴

【定位】在脛骨之內側，距內踝骨7寸。

【解剖】腎之神經。

【主治】腎臟炎、四肢水腫、糖尿病、淋病、陽痿、早洩、遺精、滑精、夢遺、蛋白尿、尿血（皆配天皇、人皇）、子宮肌瘤、月經不調、腎虧之腰痛。

【取穴】當脛骨之內側後緣，去內踝7寸處是穴。

【手術】針與腿約成45°角刺入，針深1.0～1.8寸。

●人皇穴

【定位】在脛骨內側後緣，距內踝上3寸。

【解剖】腎之分支神經。

【主治】淋證、陽痿、早洩、遺精、滑精、腰脊椎骨痛、脖子痛、頭暈、手麻、糖尿病、蛋白尿、尿血、腎臟炎、腎虧之腰痛。

【取穴】當脛骨之內側後緣，去內踝3寸處是穴。

【手術】針深0.8～1.2寸。

● 臨床運用及說明

（1）天皇穴（或用腎關穴）、地皇穴、人皇穴合稱三皇穴或下三皇。此四穴即可根據臨床實際單獨用穴，也可幾穴合用之。是補腎的一組要穴，凡一切腎虧之疾皆可用之。

（2）此四穴皆在脾經循行線上，而補腎之要穴未設在腎經上，均在脾經之上，這就是董師之高明處。當人的腎氣已虧，難以從已虧的腎臟激發腎經之經氣，而從健脾著手，以補先天而養後天之理，這比直接去調補已虧虛的腎經而有作用，先天的好壞與後天的濡養有重要的關係，這是治本之法。因此上述四穴設穴思想之精髓可見一斑，故一定當要領會活用。

（3）天皇穴的位置與陰陵泉一致，本穴就具有陰陵泉之功效。天皇穴與腎關穴合用可治療反胃、胃酸過多，臨床用之則有速效。腎關穴原稱為天皇副穴，本穴可代替天皇穴與地皇穴、人皇穴合用之，也可稱為下三皇。天皇副穴因補腎作用強大，故又稱為腎關穴，是各種腎虧之疾的首選穴。與太谿相比而言，本穴偏於補腎陽，太谿重於補腎陰。用之本穴治療肩周炎則有立竿見影之效，尤其對手臂不能上舉者針之即效。地皇穴很少單獨用針，臨床上常作為配穴用之，根據臨床疾病常和人皇穴或四肢穴及腎

關穴配用之。人皇穴即是三陰交穴，其功效也完全是三陰交之穴性，當與他穴合用作用更強，療效更廣，是健脾補腎、疏肝之常用要穴。

（4）三皇穴合用是美容之要穴，針之則能使皮膚細嫩，白中透紅之效，若與足三里、合谷用之，療效更佳。凡臨床經針刺1週以上，均見其效。筆者在臨床中數次見證了這一獨特之功效。

（5）用三皇穴治療糖尿病效佳，但要配用其他相關穴位，需要較長時間的治療。

（6）三皇穴治療男科、婦科疾病均甚效。如男科的陽痿、遺精、滑精、早洩、精子成活率低等，婦科的不孕症、帶下症、月經不調等病。

（7）腎關穴治療尿頻、尿失禁均有速效，腎關穴配人皇穴可治療生理性飛蚊症、複視。天皇穴與人皇穴合用對產後尿瀦留有針之即效之功。人皇穴配血海，能治療女性結紮後遺症，此功效尚未用之，在此摘錄他人所用以供參考。

（8）下三皇與通腎、通胃、通背交替用針，是治療腎炎、蛋白尿等病的主穴，其功效確實。

（9）此穴組妙用之多，舉不勝舉，有水養萬物之意，多以補虛為主。此穴組筆者在臨床中甚為常用，尤其是慢性疾病會常常用之。一些久治不癒的頑疾也迎刃而解。

## 6. 四肢穴

【定位】當脛骨之內側，在內踝上4寸。

【解剖】心之支神經、四肢神經、腎之分支神經。

【主治】四肢痛、頸項痛、糖尿病。

【取穴】當脛骨之內側後緣，去內踝4寸處是穴。

【手術】針深0.6～1.2寸。

● 臨床運用及說明

（1）四肢穴很少單獨用針，在臨床時多與人皇穴、地皇穴或腎關穴合用，形成倒馬針法用之，臨床以此運用。治療相關疾病確有佳效。

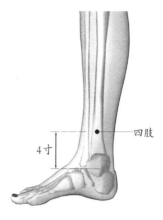

四肢穴

（2）用本穴配用相關穴位治療肘痛、四肢痛非常有效，特別是上肢的下臂酸痛（有對應取穴法之意），針之立見顯效。如筆者一名學生在手三里穴附近疼痛數月未癒，即針四肢穴與腎關穴一次而癒。用四肢穴為主穴治療這類相關疾病多獲效滿意，在臨床曾治療幾例頑固性相關病例，也以短時而癒，其效甚佳。

### 7. 側三里穴

【定位】在四花上穴向外橫開1.5寸。

【解剖】肺之分支神經、牙神經。

【主治】牙痛、面部麻痺。

【取穴】在腓骨的前緣，即四花上穴向外橫開1.5寸處是穴。

【手術】針深0.5～1.0寸。

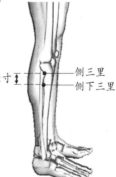

側三里、側下三里穴

### 8. 側下三里穴

【定位】在側三里穴直下2寸。

【解剖】肺之分支神經、牙神經。

【主治】牙痛、面部麻痺。

【取穴】在腓骨的前緣，即側三里穴直下2寸處是穴。

【手術】針深0.5～1.0寸。

●臨床運用及說明

（1）二穴處於足陽明經與足少陽膽經之間，此二穴為夾經之用，當針之可疏陽明經之氣血、解少陽之鬱。一般二穴同用，均取用健側穴位。

（2）二穴治療面部麻痺、面神經痙攣、三叉神經痛均有效，尤其是治療三叉神經痛作用最效，筆者常以二穴為主穴治療三叉神經痛獲效滿意。

（3）對偏頭痛、偏身感覺不適及各種牙痛均可治療，尤其各種牙痛的治療效果確實。

### 9. 足千金穴

【定位】在側下三里穴外開5分，直下2寸。

【解剖】肺之支神經、腎之分支神經、喉側（甲狀腺）神經。

【主治】急性腸炎、魚骨刺住喉管、肩及背痛、喉嚨生瘡、喉炎（火蛾病）、扁桃體炎、甲狀腺腫。

【取穴】當腓骨的前緣，側下三里穴向後橫開5分直下2寸處是穴。

【手術】針深0.5～1.0寸。

### 10. 足五金穴

【定位】在足千金穴直下2寸。

【解剖】肺之支神經、腎之分支神經、喉側（甲狀腺）神經。

【主治】急性腸炎、魚骨刺住喉管、肩及背痛、喉嚨生瘡、喉炎（火蛾病）、扁桃體炎、甲狀腺腫。

【取穴】當腓骨前緣，即足千金穴直下2寸。

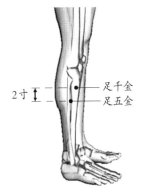

足千金、足五金穴

【手術】針深0.5～1.0寸。

● 臨床運用及說明

（1）千金、五金有指五金、指千金、手五金、手千金、足五金、足千金。在臨床中指五金、指千金、手五金、手千金極少用之，但足千金、足五金卻是臨床常用要穴，臨床上二穴常同用。

（2）此二穴統治頸項部疾病，凡頸部瘰癧均可用之。

（3）二穴可治療喉嚨生瘡、喉炎、扁桃腺炎、咽乾咽痛，刺之則立見顯效，臨床常先少商穴點刺放血，再取用二穴針之，具有清肺火滋腎水之功。

筆者以二穴為主穴治療數例咽喉部疾病而達到滿意效果。

（4）二穴治療肩臂不能左右活動甚效，輕者針之可立抬，常配用腎關穴同用。筆者曾以二穴治療一中年男性肩臂不能左右活動長達2年之久的患者，針後10餘分鐘病解一半。

（5）二穴尚有許多妙用，臨床當細辨用之，常常可顯奇效。

## 11. 外三關穴

【定位】在外踝尖與膝蓋外側高骨連線之中點1穴，中點與該高骨之中點又1穴，中點與外踝之中點又1穴，共3穴。

【解剖】肺之神經。

【主治】扁桃體炎、瘤、癌、喉炎、腮腺炎、肩臂痛、各種瘤。

【取穴】當外踝尖與膝蓋外側高骨連線之中點1穴，中點與該高骨之中點又1穴，中點與外踝之中點又1穴。共3穴。

【手術】針深1.0～1.5寸。

● 臨床運用及說明

（1）外三關穴應在腓骨後緣進針，與足三重相對，足三重應在腓骨前緣進針，兩穴組一在腓骨前緣，一在腓骨後緣，兩組穴位常相互交替治療相關疾病，皆為董氏奇穴之要穴。

（2）外三關穴具有清熱解毒之效，可用於治療中耳炎、紅腫的青春痘、扁桃腺炎、腮腺炎、瘰癧、酒渣鼻、手臂腫脹熱痛等症，用之皆效。

（3）配用制污穴治療傷口久不癒合則有良效，臨床上先以制污穴點刺放血，再扎外三關，用本處方治療褥瘡療效確實。

（4）有報導說，用本穴組能治療各

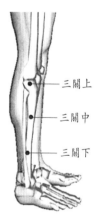

三關上

三關中

三關下

**外三關穴**

種瘤、癌，但筆者目前尚無這一方面的臨床驗證，難以評價其功效，請大家在臨床可試用其效。

（5）可用於治療肩臂疼痛，尤其是抬舉困難者用之有效。

## 12. 光明穴

【定位】在內踝尖之直後1寸，直上2寸處。

【解剖】肝神經、脾神經、腎神經、眼分支神經。

【主治】眼皮神經麻痺、睜眼無力、散光及白內障。

【取穴】當內踝尖之直後1寸又直上2寸處是穴。

【手術】針深0.5～1.0寸。

● 臨床運用及說明

（1）本穴近於十四經的復溜穴，用之是取其腎經之意。在董氏奇穴中除了本穴與十四經穴中同名，再未有同名之穴。

（2）顧名思義，本穴主要治療眼疾。與腎關穴、人皇穴合用，治療生理性飛蚊症、複視、夜盲症、視物昏花不清。與十四經光明穴有不同，十四經光明穴以清肝瀉膽為用，董氏奇穴光明穴以補腎水為用。二穴常相互配用，具有瀉其邪補其虛之用。

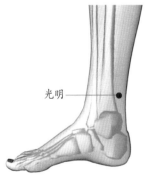

光明穴

## 第八章

# 八八部位（大腿部位）

## 概　述

八八部位為大腿部，本部位總計32穴名，共66穴（注：穴名後括弧內序號為穴位數）。

①通關穴(2)；②通山穴(2)；③通天穴(2)；④姐妹一穴(2)；⑤姐妹二穴(2)；⑥姐妹三穴(2)；⑦感冒一穴(2)；⑧感冒二穴(2)；⑨通腎穴(2)；⑩通胃穴(2)；⑪通背穴(2)；⑫明黃穴(2)；⑬天黃穴(2)；⑭其黃穴(2)；⑮火枝穴(2)；⑯火全穴(2)；⑰駟馬中穴(2)；⑱駟馬上穴(2)；⑲駟馬下穴(2)；⑳下泉穴(2)；㉑中泉穴(2)；㉒上泉穴(2)；㉓金前下穴(2)；㉔金前上穴(2)；㉕中九里穴(2)；㉖上九里穴(2)；㉗下九里穴(2)；㉘解穴(2)；㉙內通關穴(2)；㉚內通山穴(2)；㉛內通天穴(2)；㉜失音穴(4)。

八八部位與七七部位構成了董氏奇穴之精華，是董氏奇穴的重中之重，這一部位仍然多是穴位組出現，在臨床上用途廣泛，療效甚佳。

在十二經脈中這一部位穴位較少。而在董氏奇穴中這一部位穴位卻相當多，並且構成了一個整體，依穴位的出現將大腿分為4條主要經絡。

（1）正中為心經；

（2）外側為肺經；

（3）內側為腎經；

（4）腎經內後側為肝膽經。

因此這一部位的穴位仍需要認真紮實掌握，重要的穴位不僅要熟悉牢記，並且要領悟於心，才能在臨床上得心應手地運用，需要掌握的穴位如下。

①通關穴；②通山穴；③通天穴；④通腎穴；⑤通胃穴；⑥通背穴；⑦上三黃穴（明黃、天黃、其黃穴）；⑧火枝穴；⑨火全穴；⑩駟馬穴（駟馬中、駟馬上、駟馬下穴）；⑪三泉穴（下泉、中泉、上泉穴）；⑫中九里穴；⑬解穴；⑭失音穴。

上述所列之穴是必須掌握的內容，未列出的穴位不是功效不好，只是操作不便，多用其他相關穴位來代之，這些穴位也就多被忽略了，用得越來越少了。

如姐妹（一、二、三）穴，感冒（一、二）穴，就屬於此種情況。內通關、內通山、內通天穴多是通關、通山、通天穴之代針，一般不作主針，當通關、通山、通天穴用得時間長了，可以用此三穴來代之。所以就沒有必要多述了，下面將本部位重要穴位進行詳解。

# 重要穴位的臨床運用

## 1. 通關穴

【定位】在大腿正中線的股骨上，距膝蓋橫紋上5寸。

【解剖】心之總神經。

【主治】心臟病、心包絡（心口）痛、心兩側痛、心

臟性之風濕病、頭暈、眼花、心跳、胃
病、四肢痛、腦貧血。

【取穴】當大腿正中線之股骨上，
在膝蓋橫紋上5寸處是穴。

【手術】針深3～5分。

### 2. 通山穴

【定位】在通關穴直上2寸。

【解剖】心之總神經。

【主治】心臟病、心包絡（心口）
痛、心兩側痛、心臟性之風濕病、頭
暈、眼花、心跳、胃病、四肢痛、腦貧
血。

【取穴】當大腿正中線股骨上，距
通關穴上2寸處是穴。

【手術】針深5～8分。

### 3. 通天穴

【定位】在通山穴直上2寸。

【解剖】心之總神經。

【主治】心臟病、心包絡（心口）痛、心兩側 通關、
通山、通天穴痛、心臟性之風濕病、頭暈、眼花、心跳、
胃病、四肢痛、腦貧血。

【取穴】當大腿正中線股骨上，在通山穴上2寸處是
穴。

【手術】針深0.5～1.0寸。

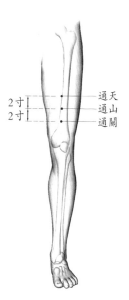

2寸
2寸

通天
通山
通關

通關、通山、通天穴

●臨床運用及說明

（1）三穴偏於足陽明胃經循行線上，是治療心臟病的要穴，具有強心、調整血液循環的作用。臨床上常配內關穴治療各種心臟病。

（2）三穴在原著中要求不能雙足六穴同時下針，僅能各取一穴至二穴下針；高血壓者雙足只許取一穴。由臨床運用看，左右六穴同取也無妨，應據患者的病情運用。

（3）三穴是治療神經性嘔吐之要穴，亦可治妊娠嘔吐，輕者僅幾次可癒，重者短期內可癒，需雙足取穴，經臨床驗證療效確實，妊娠嘔吐患者針之即效。

（4）三穴任取二穴，加配上三黃穴、腎關穴治療癲，效果甚好。

（5）三穴具有降壓的功效，在臨床治療時多左右各取一穴用之。

（6）用本穴組治療心臟病時，初治時見效迅速，但到一定程度後作用變得緩慢，所以用本穴組治療時必須加用十四經的相關穴位共同治療，如內關、間使、足三里等穴，具有標本兼治之功。

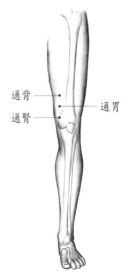

通背　通胃　通腎

### 4. 通腎穴

【定位】在膝蓋內側上緣凹陷處。

【解剖】腎之總神經。

【主治】陽痿、早洩、淋病、

**通腎、通胃、通背穴**

腎炎、糖尿病、腎虧之頭暈腰痛、腎臟性之風濕病、子宮痛、婦科赤白帶下（水腫、尿蛋白、喉乾、喉痛、喉瘤）。

【取穴】當膝蓋內側上緣凹陷處是穴。

【手術】針深3～5分。

### 5. 通胃穴

【定位】在通腎穴上2寸。

【解剖】腎之神經。

【主治】陽痿、早洩、淋病、腎炎、糖尿病、腎虧之頭暈腰痛、背痛、腎臟性之風濕病、子宮痛、婦科赤白帶下（水腫、尿蛋白、喉乾、喉痛、喉瘤）。

【取穴】膝蓋上2寸，當大腿內側赤白肉際處是穴。

【手術】針深0.5～1.0寸。

### 6. 通背穴

【定位】在通腎穴上4寸。

【解剖】腎之神經。

【主治】陽痿、早洩、淋病、腎炎、糖尿病、腎虧之頭暈腰痛、背痛、腎臟性之風濕病、子宮痛、婦科赤白帶下（水腫、尿蛋白、喉乾、喉痛、喉瘤）。

【取穴】當通胃穴直上2寸處是穴。

【手術】針深0.5～1.0寸。

● 臨床運用及說明

（1）三穴作用於腎，就等同下三皇之延長線。是補腎氣的一組常用穴，常與下三皇交替用針治療腎氣虧虛之疾。

（2）三穴在原著中禁忌三穴同時下針，但臨床同時

取用，也無其他不良反應。

（3）三穴是治療胃病的有效穴，對胃炎、消化性潰瘍均有極佳的臨床作用，尤其對慢性患者作用最好。

（4）三穴有生津之作用，凡對津液虧虛、津液不上承口面諸疾，如口乾、喉痛、面部甚至全身脫皮均有甚效，因此三穴有「人體津液發動機」之說。立生口水的作用在臨床應用中多次見證其功效，其言不虛。

（5）三穴有預防流產之作用，對於習慣性流產者可任取三穴中二穴，連針半月，即無再度流產之虞，臨床運用，確有其效。

（6）本穴組與下三皇組相比而言，本穴組偏重於滋腎陰，具有清熱利濕、健脾補腎的作用。下三皇偏重於腎陽虛寒的患者，所以臨床時當應思辨用之。

（7）三穴對腎炎以及因腎臟病變而引發的四肢水腫、眼面水腫均有肯定的療效，常與下三皇交替用針。

（8）通胃穴單用治療胃病可立見奇效；通背穴治療肩背痛極有效驗。

## 7. 上三黃穴（明黃、天黃、其黃穴）

### ●明黃穴

【定位】在大腿內側正中央。

【解剖】肝之總神經、心之總神經、心臟之動脈、表層屬腎之副神經、中層屬肝之神經、深層屬心之神經。

【主治】肝硬化、肝炎、骨骼脹大、脊椎長芽骨（脊椎骨膜炎）、肝功能不夠引起之疲勞、腰酸、眼昏、眼痛、肝痛、消化不良、白細胞增多（特效）。

【取穴】當大腿內側前後上下之中心點處是穴。

【手術】針深1.5～2.5寸。

● 天黃穴

【定位】在明黃穴直上3寸處。

【解剖】肝之總神經、心之總神經、心臟之動脈、表層屬腎之副神經、中層屬肝之神經、深層屬心之神經。

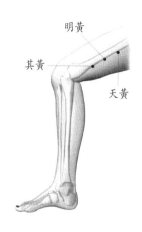

明黃、天黃、其黃穴

【主治】肝硬化、肝炎、骨骼脹大、脊椎長芽骨（脊椎骨膜炎）、肝功能不夠引起之疲勞、腰酸、眼昏、眼痛、肝痛、消化不良、白細胞增多（特效）。

【取穴】當明黃穴直上3寸處是穴。

【手術】針深1.5～2.5寸。

● 其黃穴

【定位】在明黃穴直下3寸處。

【解剖】膽總神經、心之支神經、肝之分支神經。

【主治】黃疸病及明黃穴主治各症。

【取穴】當明黃穴直下3寸處是穴。

【手術】針深1.5～2.0寸。

● 臨床運用及說明

（1）三穴合用稱為上三黃穴。三穴均作用於肝，是治一切肝經疾病之要穴，不論實質性的，如肝炎、肝硬化，或肝功能性的，明黃、天黃、其黃穴如肝氣鬱結、情

緒緊張均能治療，不論虛實皆可運用。

　　本穴組尤善治療慢性肝病，對急性肝病，先取用肝門、腸門穴，再針本穴組。

　　（2）本組穴是治療腰椎病的有效穴位，對腰椎增生及突出均效，不僅能夠止痛，而且能夠解除水腫，強筋舒筋之功。

　　筆者治療腰椎疾病常用三穴為主穴用之，多見顯效。上三黃穴組治療本病乃是從陰引陽之用的調理作用。

　　（3）上三黃穴作用於肝，臨床運用多從肝立極，從肝主筋、藏血、主風、主疏泄的生理特性去運用，臨床上常運用於帕金森氏症、舞蹈病、面神經痙攣、肝風內動的高血壓等相關病變。其效甚佳，往往數年痼疾，癒於一時，臨床治療時，多配用於正會穴、鎮靜穴、腎關穴、開四關合用。筆者在上述疾病中常取用本穴組為主穴治療而獲佳效。

　　（4）上三黃可調治肝鬱氣滯之型月經，治女人黑斑，用埋線治療尤佳，一次治後多可見效，是婦科祛斑美容要穴。下三皇能使患者皮膚白裏透紅之效，上三黃有祛斑美容之效。

　　（5）上三黃穴的解剖與深淺有關係，表層腎之副解部，中層為肝之解部，深層為心之解部，在臨床施治時應注意針刺深淺。

## 8. 火枝穴

　　【定位】在其黃穴上1.5寸。

　　【解剖】肝膽神經、心之分支神經。

【主治】黃疸病，黃疸病之頭暈、眼花及背痛、膽炎。

【取穴】當其黃穴直上1.5寸處是穴。

【手術】針深1.5～2.0寸。

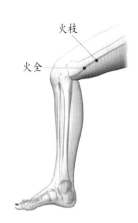

火枝、火全穴

### 9. 火全穴

【定位】在其黃穴下1.5寸。

【解剖】肝膽神經、心之分支神經、脊椎神經。

【主治】同火枝穴，並治脊椎骨痛及足跟痛。

【取穴】當其黃穴直下1.5寸處是穴。

【手術】針深1.5～2.0寸。

● 臨床運用及說明

（1）火枝穴與火全穴常合併用之，很少單獨用針，也常與其黃穴併用之，形成一組大倒馬針。火枝與火全合用是治療膽囊炎的一組有效穴位，臨床取用，療效迅速，效果肯定，加用其黃穴是治療黃疸病的一組效穴。

筆者在臨床中常配十四經的相關穴位治療膽道系統疾病取得滿意的臨床之效。

（2）火枝、火全配土水治療癲癇，可有良效，因筆者用本穴組治療相關病例較少，故在此尚難評價其效。以引用其說供參考。

（3）火全穴單用還能治療足跟痛、腰椎病。筆者也較少用之。

## 10. 駟馬穴（駟馬上、駟馬中、駟馬下穴）

●駟馬中穴

【定位】直立，兩手下垂，中指尖所至之處向前橫開3寸。

【解剖】肺之總神經、肝之分支神經。

【主治】肋痛、背痛、肺功能不夠之坐骨神經痛及腰痛、肺弱、肺病、胸部被打擊後而引起之胸背痛、肋膜炎、鼻炎、耳聾、耳鳴、耳炎、面部神經麻痺、眼發紅、哮喘、半身不遂、牛皮癬、皮膚病。

【取穴】直立，兩手下垂，當中指尖所至處向前橫開3寸處是穴。

【手術】針深0.8～2.5寸。

●駟馬上穴

【定位】在駟馬中穴直上2寸。

【解剖】肺之總神經、肝之分支神經。

【主治】肋痛、背痛、肺功能不夠之坐骨神經痛及腰痛、肺弱、肺病、胸部被打擊後而引起之胸背痛、肋膜炎、鼻炎、耳聾、耳鳴、耳炎、面部神經麻痺、眼發紅、哮喘、半身不遂、牛皮癬、皮膚病。

【取穴】當駟馬中穴直上2寸處是穴。

【手術】針深0.8～2.5寸。

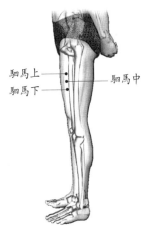

駟馬上
駟馬下
駟馬中

**駟馬穴**

● 駟馬下穴

【定位】在駟馬中穴直下2寸。

【解剖】肺之總神經、肝之分支神經。

【主治】肋痛、背痛、肺功能不夠之坐骨神經痛及腰痛、肺弱、肺病、胸部被打擊後而引起之胸背痛、肋膜炎、鼻炎、耳聾、耳鳴、耳炎、面部神經麻痺、眼發紅、哮喘、半身不遂、牛皮癬、皮膚病。

【取穴】當駟馬中穴直下2寸處是穴。

【手術】針深0.8～2.5寸。

● 臨床運用及說明

（1）駟馬穴用之三穴同取，一般不單獨取穴，作用於肺。三穴處於足陽明胃經循行線上，為何在胃經上能有一組功效強大治療肺部疾病的穴位呢？

這與經絡循行有關，肺經起於中焦，下絡大腸，還循胃口，這是培土生金法之用，三穴處於足陽明胃經肌肉最豐富部位，用之有健脾胃、補肺氣之功，所以對於肺氣虛弱之疾有治本之效。

（2）肺主皮毛能治皮膚病，各種皮膚病均有甚效，其功效廣泛，對牛皮癬、慢性濕疹性皮膚病仍然有效，臨床可試用之。

（3）肺開竅於鼻，用於治療過敏性鼻炎、鼻竇炎、鼻塞等鼻病，其效均滿意，臨床用之，多見速效。尤其對過敏性鼻炎效果最佳，筆者曾以本組穴為主穴治療了幾例過敏性鼻炎，治療結果滿意。

（4）駟馬穴治療耳病也有卓效，對耳鳴、耳聾均

效。無論虛實之證皆效，取用之理是透過金生水的原理。

（5）本組穴也是治療甲狀腺疾病的有效穴位，對突眼型甲亢作用甚效，臨床上多配外三關或足三重為主穴用之，筆者對突眼型甲亢治療較少，對本穴其用也較少，因此對臨床實際功效性難以評價。

（6）駟馬穴組對胸部跌打損傷，胸椎痛，踝關節扭傷，手指關節脹大，手腕扭傷，下肢扭傷及下肢肌肉萎縮均有特效。

筆者曾以本穴為主穴治療數例胸部損傷疼痛及下肢肌肉萎縮的患者，均獲得顯著療效。如曾治療一中年男性患者，因車禍傷及身體多個部位，經住院治療一段時間，其餘各部位傷情已無大礙，但時感胸部疼痛，經多方檢查未見器質性病變，出院後繼續服藥治療，未見效，後選擇針灸試治，以駟馬穴為主穴而痊癒。

（7）駟馬穴也是一組美容的要穴，具有調理面部氣色的作用。肺主納氣，具有調氣補氣之作用。

（8）駟馬穴可統治全身病，為補氣的要穴，能調節人體氣機運行，治氣以調血，氣活血行而百病消。總之，本穴組治症廣泛，其功用難以盡述，臨床當以活用巧用。

### 11. 三泉穴（下泉、中泉、上泉穴）

●下泉穴

【定位】在膝關節外側面正中央直上2.5寸。

【解剖】肺部與面部之機動神經。

【主治】面部麻痺、面部神經跳、口喎眼斜。

【取穴】當膝關節外側面正中央直上2.5寸是穴。

【手術】針深3～5分。

● 中泉穴

【定位】在下泉穴之直上2寸。

【解剖】肺部與面部之機動神經。

【主治】面部麻痹、面部神經跳、口喎眼斜。

【取穴】當下泉穴直上2寸處是穴。

【手術】針深3～8分。

● 上泉穴

【定位】在中泉穴之直上2寸。

【解剖】肺部與面部之機動神經。

【主治】面部麻痹、面部神經跳、口喎眼斜。

【取穴】當中泉穴直上2寸處是穴。

【手術】針深0.5～1.0寸。

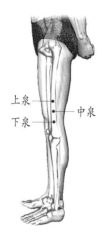

三泉穴

● 臨床運用及說明

（1）上泉、中泉、下泉三穴合稱三泉穴。三穴同時下針，一般單側取穴下針。治左用右穴，治右用左穴。

（2）三穴位於膽經線上，治療面神經麻痹，面神經痙攣有卓效，在臨床用之，治療面神經痙攣作用更優，取效理想，常作為治療本病的主穴用之。

筆者在臨床常以本穴組為主穴治療面痙攣的患者而達理想的臨床療效。治療面神經麻痹時，一般先在患側的足三重點刺放血，再扎健側的三泉穴。

（3）三穴用於耳鳴、耳聾、重聽亦有效。對此筆者在臨床較少運用，故難以評價其效。

## 12. 中九里穴

【定位】在大腿外側中央線之中點是穴。

【解剖】肺之區支神經、四肢彈力神經。

【主治】背痛、腰痛、腰脊椎骨痛、半身不遂、神經麻痺、脖頸痛、頭暈、眼脹、手麻臂麻、腿痛、神經無力。

【取穴】直立，兩手下垂，中指尖所至處直上1寸。

【手術】針深0.8～1.5寸。

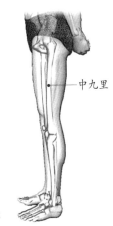

中九里穴

●臨床運用及說明

（1）中九里穴與十四經的風市位置相同，因此中九里穴便有風市之功效，在董氏奇穴中中九里的作用甚廣。

（2）本穴是治療中風偏癱後遺症之主穴，臨床常用之。

（3）中九里穴治療過敏性疾病極有效，尤其對全身瘙癢更效。

（4）本穴還治療偏頭痛、三叉神經痛、耳鳴、失眠等病。在臨床取用時常加用中瀆穴或加用上九里穴、下九里穴倒馬用針，療效更佳。

## 13. 解　穴

【定位】在膝蓋骨外側上角，直上1寸向前橫開3分處是穴。

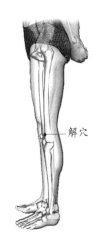

解穴

【解剖】心臟敏感神經及血管。

【主治】扎針後氣血錯亂，血不歸經，下針處起包、疼痛，或是西醫注射後引起之疼痛、跌打損傷、精神刺激而引起之疼痛、疲勞過度之疼痛。

【取穴】當膝蓋外側上角，直上1寸向前橫開3分處是穴。

【手術】針深1～5分。

● 臨床運用及說明

（1）本穴與足陽明經的郄穴梁丘相近，因此本穴具有梁丘穴的特性。郄穴是本經氣血所深聚之處，梁丘穴為足陽明之郄，用之具有調理人體陽明經氣血之用。

（2）可用於一切下針後的不良反應，如針後患處疼痛、麻木、針後後遺痛、針眼處腫脹不適等。

（3）下針後所致的暈針用之可解之。針灸醫師會經常遇到暈針的患者，因此掌握本穴實屬必要。

（4）本穴還能治療關節扭傷、跌打損傷，尤其對新傷以及傷後皮下瘀血腫脹者用之更效。

## 14. 失音穴

【定位】在膝蓋內側之中央點1穴，其下2寸處1穴，共2穴。

【解剖】腎神經、喉之主神經。

【主治】嗓子啞、失音、喉炎，甲狀腺炎、扁桃體炎、喉嚨腫大。

【取穴】當膝蓋內側之中央點1穴，其下2寸處1穴，共2穴。

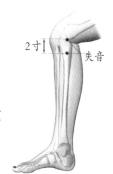

2寸　失音

失音穴

【手術】針深3～6分。

●臨床運用及說明

（1）取穴時在股骨內上髁上緣取1穴，下緣再取1穴，針刺時由脾經向腎經沿皮刺。

（2）失音穴對失音、喑啞確有實效，尤其對暴喑更有效，常配十四經的間使穴、通里穴、商丘穴用之。筆者在臨床常以此用而獲得佳效。

（3）也可用於慢性咽炎、喉嚨腫痛、扁桃腺炎，常配伍列缺穴、照海穴用之。

（4）本穴也能治療甲狀腺疾病。筆者在臨床也常以配用，因本病用穴相對較多，故沒有較為客觀的療效評價。

## 第九章

# 九九部位（耳朵部位）

## 概　述

九九部位為耳朵部，本部位總共8穴名，共20穴（注：穴名後括弧內序號為穴位數）。

①耳環穴(2)；②木耳穴(2)；③火耳穴(2)；④土耳穴(2)；⑤金耳穴(2)；⑥水耳穴(2)；⑦耳背穴(2)；⑧耳三穴(6)。

耳針療法在針灸中獨成體系，能夠獨立治療全身疾病，從晉代開始，醫家們便借用耳廓來診斷疾病，至今已有上千年的歷史。無論國內外均極重視耳穴的運用，在法國於 1957 年正式公佈了耳針圖，對世界的耳針發展影響頗大，推動了耳針的發展運用。耳針的運用是全息針灸運用的雛形，因耳朵像一倒置在子宮內的胎兒，頭部朝下，臀部朝上，以相對應法而取穴，在經絡理論中有「耳者，宗脈之所聚」原理，故用耳穴治病有其豐富的理論基礎。

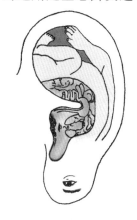

董式奇穴耳穴穴位少，設穴思維獨到，概括全面，易於掌握，有別於傳統耳針療法，故將此8穴點作相關簡述。

耳穴圖

# 重要穴位的臨床應用

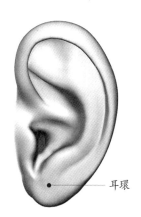

**耳環穴**

### 1. 耳環穴

【定位】在耳垂表面之中央。

【解剖】六腑神經。

【主治】醉酒、嘔吐。

【取穴】當耳垂表面之中央點是穴。

【手術】用細毫針由外向裏（向面部）斜刺1.0～1.5分（皮下針）。

● 臨床運用及說明

（1）耳環穴與耳針眼點相符，故能治療眼疾。

（2）本穴可用於解酒，療效滿意，多與素膠穴併用。在臨床常取之用之解酒，確見其效，並能增加飲酒量。

（3）針刺時用細毫針由外向裏斜刺1.0～1.5分（皮下針）。

### 2. 木耳穴

【定位】在耳後上半部橫血管之下約3分處。

【解剖】肝神經。

【主治】肝痛、肝硬化、肝腫大、肝衰弱引起之疲勞、久年淋病（需長期針治）。

【取穴】當耳後上半部橫血管之下約3分處是穴。

【手術】用細毫針豎刺1～2分。

### 3. 火耳穴

【定位】在對耳輪之外緣中部取穴。

【解剖】心之神經。

【主治】心臟衰弱及膝蓋痛、四肢痛。

【取穴】當對耳輪之外緣中部取之。

【手術】用細毫針豎刺1～2分。

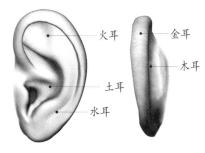

木耳、火耳、土耳、金耳、水耳穴

### 4. 土耳穴

【定位】在耳甲腔之中部取穴。

【解剖】脾之神經。

【主治】神經衰弱、紅細胞過多、發高燒、糖尿病。

【取穴】當耳甲腔之中部取之。

【手術】用細毫針豎刺1～2分。

### 5. 金耳穴

【定位】在耳殼背之外緣上端取穴。

【解剖】肺之神經。

【主治】坐骨神經痛、腰脊椎骨彎曲、過敏性感冒。

【取穴】當耳殼背之外緣上端取之。

【手術】用細毫針豎刺1～2分。

### 6. 水耳穴

【定位】在對耳輪之外緣下端取穴。

【解剖】腎之神經。

【主治】腎虧、腰部兩邊痛、腹部發脹。

【取穴】當對耳輪之外緣下端取之。

【手術】用細毫針豎刺1～2分。

●臨床運用及說明

（1）木耳、火耳、土耳、金耳、水耳五穴是以五行屬性命名，分別與肝、心、脾、肺、腎相關，可以治療對應的五臟疾病，同時對於五臟之五行體系各病亦有療效。

（2）火耳穴相當於耳針之膝點，所以本穴也能治膝部病，但本穴治療範圍更為廣泛，還能治療與心臟有關的病變；土耳穴相當於耳針之脾區，故可治療脾胃之疾；金耳穴相當於耳針之肺區，用之本穴不僅能夠治肺病，而且還能夠治療坐骨神經痛，腰椎病變；水耳穴相應於耳針之腎區，故能治療腎部疾病。

（3）在臨床實際取穴時，並不是一定要拘泥於定位點上，在取穴時要以反應點（痛點或烏黑發青以及有硬結處）針之，這樣取穴療效才得以發揮。

筆者對上述五穴臨床用之較少，對其療效無更多的評價。

### 7. 耳背穴

【定位】在木耳穴之上約3分處血管中取穴。

【解剖】喉部神經。

【主治】喉炎、喉蛾。

【取穴】當木耳穴直上約3分血管處是穴。

【手術】以三棱針刺出血。

●臨床運用及說明

（1）本穴點以點刺放血用之，治症

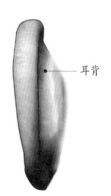

耳背

耳背穴

廣泛，具有清熱 耳背穴解毒之效。

（2）取本穴時仍不拘泥於穴位，凡現瘀絡均可刺之。尤對頭面諸疾有效，可治療咽痛、結膜炎、青春痘、頭痛、扁桃體炎、喉炎等病。筆者在此處刺血用之頗多，其效確實，多與耳尖穴併用。

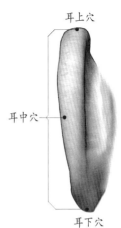

耳三穴

### 8. 耳三穴

【定位】在耳輪之外緣上端取耳上穴，中央處取耳中穴，耳下端取耳下穴。

【解剖】肺神經、腎神經。

【主治】霍亂、偏頭痛、感冒。

【取穴】在耳輪之外緣上端1穴（耳上穴）、中央1穴（耳中穴）、下端1穴（耳下穴）。

【手術】用三棱針扎出血，一用二穴可矣。

● 臨床運用及說明

（1）本穴仍以點刺放血為常用，在臨床用時三穴點可以分別用之，很少同時取用，尤其常用耳上穴，耳上穴放血並不是董氏所獨有，在傳統針灸中常常取用此點來用之，傳統針灸把此穴稱之為耳尖穴，常和耳背穴合用。

（2）耳上穴有五大臨床功效。一是可治療發熱性疾病；二是可以治療偏頭痛；三是能夠治療面神經麻痺；四是能夠治療過敏性疾病；五是用本穴點能夠治療各種眼疾。臨床常和耳背（耳背瘀絡）穴合用，本穴是筆者善用刺血的要穴之一。

## |第十章|

# 十十部位（頭面部位）

## 概　述

十十部位稱為頭面部，本部位總計25穴名，共44穴（注：穴名後括弧內序號為穴位數）。

①正會穴(1)；②州圓穴(2)；③州崑穴(2)；④州崙穴(2)；⑤前會穴(1)；⑥後會穴(1)；⑦總樞穴(1)；⑧鎮靜穴(1)；⑨上里穴(2)；⑩四腑二穴(2)；⑪四腑一穴(2)；⑫正本穴(1)；⑬馬金水穴(2)；⑭馬快水穴(2)；⑮腑快穴(2)；⑯六快穴(2)；⑰七快穴(2)；⑱木枝穴(2)；⑲水通穴(2)；⑳水金穴(2)；㉑玉火穴(2)；㉒鼻翼穴(2)；㉓州火穴(2)；㉔州金穴(2)；㉕州水穴(2)。

這一部位的穴位在臨床上運用仍然非常廣泛，是臨床上常用的一個部位，常用的穴位有以下穴點。

①正會穴；②總樞穴；③鎮靜穴；④馬金水穴；⑤馬快水穴；⑥六快穴；⑦七快穴；⑧木枝穴；⑨水通穴；⑩水金穴；⑪鼻翼穴。

本部分需將上述12個穴點的臨床功用全部掌握，餘穴僅作大體瞭解，下將12個穴點的臨床功效扼要整理。

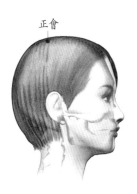

正會

正會穴

# 重要穴位的臨床應用

## 1. 正會穴

【定位】在頭頂之正中央。

【解剖】腦之總神經。

【主治】四肢顫抖、各種風證、身體虛弱、小兒驚風、眼斜嘴喎、半身不遂、神經失靈、中風不語。

【取穴】正坐，以細繩豎放頭頂中行，前垂鼻尖，後垂頸骨正中，另以一繩橫放頭頂，左右各垂耳尖，此兩繩在頭頂之交叉點是穴。

【手術】針深1～3分。

● 臨床運用及說明

本穴即督脈百會穴，其功用與百會完全相同。主要功用是開竅寧神、平肝息風、升陽固脫之效，臨床主要以此為主，不再贅述。

## 2. 總樞穴

【定位】在頭項部正中入髮際8分。

【解剖】丹田神經。

【主治】嘔吐、六腑不安、項痛、心臟衰弱、霍亂、發言無聲。

【取穴】當頭部入髮際8分處是穴。

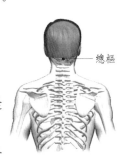

總樞

總樞穴

【手術】針深1～2分，用三棱針最有效，尤其小兒。

● 臨床運用及說明

（1）穴近於風府穴，臨床常以點刺放血為常用，操作時將此處捏起，以三棱針刺之，針刺時操作不宜過深，一般針深禁止超過3分。

（2）用本穴治療嘔吐確有實效，可適用於各種嘔吐，尤其對急性嘔吐作用更效。用掐揉法也可有效，對小兒可用此法，筆者在臨床常以此法而用。

（3）因本穴近於風府穴，所以對於各種因風有關之疾可治之。臨床所用可根據風府之效而用。

### 3. 鎮靜穴

【定位】在兩眉頭正中上3分。

【解剖】腦神經。

【主治】神經錯亂、四直發抖、兩腿酸軟、四肢神經麻痺、失眠、小兒夢驚。

【取穴】當兩眉頭之間正中直上3分處是穴。

【手術】針深1～2分，由上往下扎（即皮下針）。

● 臨床運用及說明

（1）本穴與印堂穴相近，穴處於督脈，故具有鎮靜之效。操作針深1～2分，扎針時自上往下扎（皮下針）。

（2）鎮靜穴其意明確，具有鎮靜之意，臨床用之確有其強大功效，對於一切需要鎮靜之病皆可用之，如失眠、痙攣、帕金森氏症、肝風內動之疾均有良好

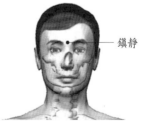

鎮靜

**鎮靜穴**

的功效。

（3）用本穴還可以治療前額痛、熱性病、眩暈，多用以點刺出血。

（4）鎮靜穴還能治療督脈急性腰扭傷，需強刺激；當用之治療鼻子疾病時針尖要向患側鼻孔透之。

### 4. 馬金水穴

【定位】在外眼角直下至顴骨之下緣凹陷處是穴。

【解剖】腎神經、肺之副支神經。

【主治】腎結石、閃腰、岔氣（呼吸時感覺痛楚）、腎炎、鼻炎。

【取穴】當外眼角之直下至顴骨下緣1.5分陷凹處是穴。

【手術】針深1～3分。

### 5. 馬快水穴

【定位】在馬金水穴之直下4分，約與鼻下緣齊處是穴。

【解剖】腎神經、膀胱神經。

【主治】膀胱結石、膀胱炎、小便頻數、腰脊椎骨痛、鼻炎。

【取穴】在馬金水之直下4分，約與鼻下緣齊處是穴。

【手術】針深1～3分。

● 臨床運用及說明

（1）馬金水與顴髎相近，馬金水主要治療腎結石，馬快水

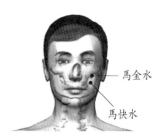

馬金水、馬快水穴

主要治療膀胱結石。

（2）二穴合用治療泌尿系結石作用甚效，不僅能有止痛之效，而且還有排石之功。在臨床中配用中封、中極、三陰交等穴，療效更佳，多數患者下針即效，臨床屢用屢效。二穴合用還能治療肩背腰痛在膀胱經第二行外側處疼痛。

### 6. 六快穴

【定位】在人中向外橫開1.4寸處。

【解剖】分泌神經。

【主治】尿道結石、尿道炎。

【取穴】從人中之中央向外平開1.4寸處是穴。

【手術】針深1～3分。

### 7. 七快穴

【定位】在嘴角外側5分處。

【解剖】肺神經。

【主治】面部麻痺、肺虛弱、尿道結石。

【取穴】當嘴角外開5分處是穴。

【手術】針從嘴角向外斜扎，針深0.5～1.5寸。

● 臨床運用及說明

（1）二穴所處位置應在手陽明經，七快穴與地倉穴相符，因此可治療面神經麻痺有效，左病取右穴，右病取左穴。

（2）二穴合用治療尿道結石作用效佳，並且對尿道炎也有治療作

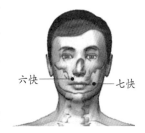

六快、七快穴

用。這是因為手陽明主津所生病，針六快穴，能分泌津液而用於結石病和尿道病的治療。

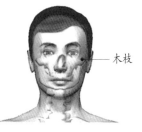

木枝

木枝穴

### 8. 木枝穴

【定位】在馬金水穴向外上方斜開1寸。

【解剖】肝膽神經。

【主治】肝虛、膽虛、膽結石、小兒夜哭。

【取穴】從馬金水穴向外上方斜開1寸處是穴。

【手術】針深1～3分。

● 臨床運用及說明

（1）木枝穴與下關穴的位置相近。本穴操作時針刺不宜過深，一般在1～3分深。

（2）本穴治療小兒夜哭效佳，多配膽穴用之。

（3）木枝治療各種膽病均效，無論是器質性，還是功能性皆有效。對膽囊炎、膽結石常配用火枝、火全、陽陵泉、丘墟等穴併用之，尤其對膽結石作用更強，有針下立止痛之功。

### 9. 水通穴

【定位】在嘴角直下4分。

【解剖】腎神經。

【主治】腎臟性之風濕病、腎功能不夠之疲勞、頭暈、眼花、腎虛、腎虧、腰痛、閃腰、岔氣。

【取穴】當嘴角直下4分處是穴。

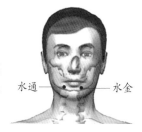

水通 水金

水通、水金穴

【手術】針由內向外斜扎，針深1～5分。

## 10. 水金穴

【定位】在水通穴向裏橫開5分處是穴。

【解剖】腎神經。

【主治】腎臟性之風濕病、腎功能不夠之疲勞、頭暈、眼花、腎虛、腎虧、腰痛、閃腰、岔氣。

【取穴】從水通穴向裏平開5分處是穴。

【手術】針由內向外斜扎，針深1～5寸。

●臨床運用及說明

（1）水通穴與水金穴是董氏奇穴中重要穴位組，臨床用到的機會甚多。操作時由內向外斜刺，下針時不必拘泥穴位，就發青處針之最效（一般來說，當出現該穴主治時，二穴處周圍可呈現發烏）。

（2）二穴具有平喘止咳之效，無論急慢性咳喘用之皆效，尤其對慢性咳喘患者療效最優，針之即效。對腎不納氣之喘者，此二穴為首選穴。筆者在臨床常針此二穴使咳立止，由此可見證董氏奇穴神奇之效。

（3）當因腎病所引起下肢水腫病患，水通、水金穴為治療之主穴，常配用下三皇用之，其效卓著，皮下針斜上5分。

（4）二穴對腎虛性腰痛，以及腎虛而引發的腰扭傷病患，作用甚效，有針之痛止之功。筆者曾以此二穴治療數例腎氣虧虛性腰痛針之即效的病案。

（5）水通、水金二穴，通於肺腎，凡其病因肺腎二臟引發者，均可取用，是董氏奇穴中常用重要穴位組，具

有肺腎同調之功。

### 11. 鼻翼穴

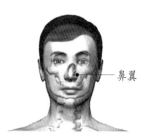

鼻翼

鼻翼穴

【定位】在鼻翼穴上端之溝陷中取穴。

【解剖】肺神經、腎神經、脾神經。

【主治】眉棱骨痛、頭昏眼花、腎虧之各種神經痛、半身不遂、四肢骨痛、臉面麻痺、舌痛、舌硬、舌緊、偏頭痛、喉痛。

【取穴】當鼻翼中央上端之溝陷中取之。

【手術】針深1～2分。

● 臨床運用及說明

（1）鼻翼穴是鎮痛的要穴，可用於多種疼痛疾病。如對眉棱骨痛、四肢骨痛、舌痛、偏頭痛、喉痛、坐骨神經痛、腰痛等均效，尤其是瘀滯所致的痛證最有效，適用於急性痛證。對慢性疼痛療效不佳，臨床少用之。

（2）鼻翼穴具有提神醒腦、消除疲勞之功效，臨床針之立見顯效。

（3）本穴治療上眼瞼下垂作用效佳。

（4）鼻翼穴與鎮靜穴合用具有調節陰陽失調的作用，可用於慢性臟腑失調疾病。

（5）有人用正會穴、鼻翼穴、次白穴合成一組定穴，稱之為怪三針，用於一切小兒多動症、抽動穢語綜合徵、腦癱、神志病等多種疑難雜症。在臨床所用未見到明確的實效，請大家試用其效。

# 第十一章

# 後背部位

## 概　述

本部分為後背部位，總計有 17 穴點，共 176 穴（注：穴名後括弧內序號為穴位數）。

①分枝上穴(2)；②分枝下穴(2)；③七星穴(7)；④五嶺穴(40)；⑤雙鳳穴(14)；⑥九猴穴(18)；⑦三金穴(6)；⑧精枝穴(4)；⑨金林穴(6)；⑩頂柱穴(22)；⑪後心穴(14)；⑫感冒三穴(3)；⑬水中穴(2)；⑭水腑穴(2)；⑮三江穴(19)；⑯雙河穴(12)；⑰沖霄穴(3)。

後背部的穴位主要以刺血為主，這是董氏奇穴的一大特色，宣導這一方法的運用有多方面的臨床意義。

一是臨床針刺便利，便於施術；

二是取效迅速。《內經》云：「凡治病，必先去其血，乃去其所苦，伺之所欲，然後瀉有餘，補不足」；

三是避開了人體臟腑器官，「背部薄似餅」，降低了風險性，避免了醫療事故的發生。

這一章用穴非常之巧妙，施治廣泛，作用療效肯定。

主要常用的有以下穴位。

①三金穴；②精枝穴；③金林穴；④衝霄穴。

本章在臨床上最多用的穴位就是此四穴組，其餘穴位

用之較少，故將上述4穴組的臨床運用簡要概述。

# 重要穴位的臨床應用

### 1. 三金穴

【定位】包括金斗、金吉、金陵三穴，分別在第三至第五胸椎旁開3寸，左右共穴。

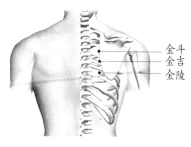

金斗
金吉
金陵

三金穴

【解剖】心肝交叉神經。

【主治】膝蓋痛。

【取穴】詳見上述定位。

【手術】用三棱針刺血。左痛取左穴；右痛取右穴；兩腳痛則雙邊取穴。

● 臨床運用及說明

（1）本穴組相當於十四經穴之魄戶、膏肓、神堂。

（2）用三棱針點刺出血治療膝痛。左痛取左穴，右痛取右穴，雙膝痛雙邊取穴。常與委中穴點刺合用。

（3）三穴點刺出血少許即可，有六七滴即效，不必刻意求多出血。治療各種膝痛均有效，尤其是久年之膝痛作用更為突出。治療膝痛有立竿見影之效，是治療膝痛精妙之法。筆者在臨床多次見證其效。

### 2. 精枝穴

【定位】包括金精、金枝二穴，分別在第二、第三胸椎旁開6寸。左右共4穴。

【解剖】肺腎交叉神經。

【主治】小腿發脹、小腿痛。

【取穴】詳見上述定位。

【手術】用三棱針刺血。

● 臨床運用及說明

（1）精枝穴主要治療小腿酸脹疼痛，也以刺血用之，作用迅速而突出。

（2）主要對小腿酸脹疼痛最有效，對單純疼痛療效不佳。

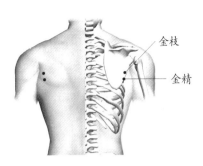

精技穴

### 3. 金林穴

【定位】包括金神、木原、木太三穴，分別在第四至第六胸椎旁開6寸。左右共6穴。

【解剖】肺總神經、右屬肝腎交叉神經、左屬脾腎交叉神經。

【主治】血管硬化之坐骨神經痛。

【取穴】詳見上述定位。

【手術】用三棱針放血。

● 臨床運用及說明

（1）本穴組主要治療坐骨神經痛及大腿痛。

（2）三穴有一金、二木，故被稱為金林穴。左側痛刺左側穴位，右側痛刺右側穴位。點刺出血治療上述疾病確有實效。

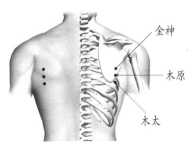

金林穴

### 4. 沖霄穴

【定位】包括20椎下妙巢穴，21椎下之上對穴及上對穴下1寸之上高穴，共3穴。

【解剖】小腦神經。

【主治】小腦痛、小腦發脹、項骨正中脹痛。

【取穴】詳見上述定位。

【手術】用三棱針出血。

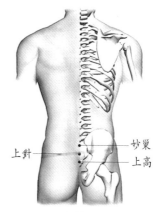

上對 　妙巢
　　　上高

沖霄穴

● 臨床運用及說明

（1）本穴組主要治療小腦痛、小腦發脹、項骨正中脹痛。也就是說本穴組主要針對小腦類疾病。臨床運用療效甚為滿意。

（2）霄漢者，高位也，豪氣沖霄漢。治療上述疾病乃為頭骶對應取穴法的運用。此係為脊椎骨最下端之處。

（3）有人用本穴組刺血治療腦瘤、腦癌，配用上瘤、正筋、正宗、足三重等相關穴位。

# 第十二章

# 前胸部位

前胸部位有5穴名，共56穴（注：穴名後括弧內序號為穴位數）。

①喉蛾九穴(9)；②十二猴穴(12)；③金五穴(5)；④胃毛七穴(7)；⑤腑巢二十三穴(23)。

前胸部穴位也以刺血用之，在臨床用之甚少，筆者尚無更多的臨床經驗，故不再贅述。讀者可參考相關的書籍運用。

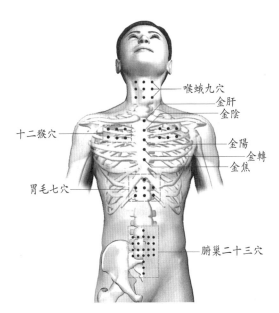

前胸部位穴位

# 第三篇

# 針灸臨床常見病
# 治療集驗

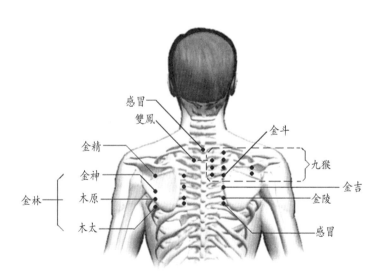

## 第一章

# 內科病證

## 第一節　感　冒

### 一、刺血治療方案

【取穴】大椎、肺俞、風門。

【注釋】每次可選用1～2穴，點刺出血，出血量根據病情及體質而定，並加拔火罐。

大椎穴是手、足三陽經與督脈之會穴，具有疏風清熱解表的作用。可治在表之熱邪。臨床用之，確有振奮陽氣、扶正祛邪的作用，是治療發熱、感冒的有效穴位。用灸法灸本穴，可顯著提高身體的免疫功能，故能預防流感的發生。

肺俞是肺的背俞穴，是肺氣通於體表之處，刺之肺俞，可以宣通肺氣以解表，是治療感冒的重要穴位。風門是足太陽經之穴，是祛風之要穴，太陽主一身之表，取用風門可疏通太陽經氣，祛風解表。

用刺血療法治療感冒療效甚佳，具有操作簡單、安全可靠、痛苦小、療效高等優勢特點。治療本病，可用於刺血的穴位不僅上述三穴，尚有其他有效穴，如尺澤、耳尖、少商等穴，用之均效，可根據患者具體病情選用。

## 二、體針治療方案

【取穴】三叉三、外關。

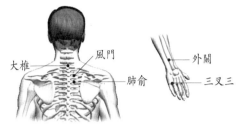

感冒取穴

【配穴】風寒證者選肺俞、風門點刺放血；風熱證者選大椎點刺放血；鼻塞者配迎香；流涕者配董氏奇穴的木穴；咽喉腫痛者配少商、魚際；咳嗽者配董氏奇穴的水通、水金；頭痛配印堂、太陽；全身酸痛時配身柱；高熱時重用大椎刺血，並加用曲池、風池；經常感冒者配足三里。

【注釋】三叉三與十四經的液門穴相符，液門為手少陽三焦經之滎穴，具有清熱解表、調和表裏的作用。本穴治療感冒療效肯定，用之可速見其效。外關也為三焦經之穴，為本經的絡穴，又為八脈交會穴，通於陽維脈，「陽維為病苦寒熱」，取之通利三焦，疏風清熱。

## 三、按　語

感冒是臨床中最常見之疾，四季均可發生，尤以冬、春兩季最多見。在目前，當感冒後直接求診於針灸治療的患者甚少，大多數患者選擇西醫治療方法，並且多運用抗生素和激素，這樣不僅造成了大量藥物不必要的浪費，更重要的是造成了藥物對人身機體的危害。這一現狀當值得針灸臨床引起重視，應大力推廣針灸在感冒中的運用。針灸治療感冒具有簡便、易施、效速、無毒副作用之優勢，當感冒後能及早正確地運用針灸療法，多數1～3次可癒。

在治療時應針對患者的具體病情，針刺治療改善臨床症狀具有快捷之效。若為嚴重的感冒或有嚴重的合併症及流感患者可採用綜合性治療方法。

# 第二節　頭　痛

頭痛是指頭顱的上半部（眉毛以上至枕下部為止的範圍）的疼痛，是臨床上最常見的自覺症狀。在西醫學中，頭痛可見於多種急慢性疾病中；從中醫學看，可分為外感頭痛、肝陽頭痛、腎虛頭痛、血虛性頭痛、瘀血性頭痛、痰濁頭痛；從經絡學看，又分為陽明經頭痛（前頭痛）、少陽經頭痛（偏頭痛）、太陽經頭痛（後頭痛）、厥陰經頭痛（頭頂痛）。以下按經絡分類法討論各類頭痛。

## 前頭痛（陽明經頭痛）

### 一、刺血治療方案

【取穴】太陽、印堂、四花中。

【注釋】點刺放血治療本病有很好的療效，尤其對於疼痛嚴重、久病患者最適宜。太陽、印堂刺血治療本病在民間廣為運用，臨床用之確有很好的實效，可以單刺一穴，也可以聯合用之。

在四花中穴點刺時，要找到穴位的瘀絡刺之，有瘀絡者刺之效佳，無瘀絡者效果不理想。太陽穴處也往往有瘀絡出現，有瘀絡時依然以瘀絡為用。具體用穴要根據臨床病情而選用。

## 二、十四經體針治療方案

### 1. 中脘

【注釋】中脘為胃之募、六腑之會，功能為受納水穀，供應氣血化生之源。因是胃之募，故為足陽明胃經經氣會聚之處，前頭痛是陽明經氣血失和、經絡不通發為本病。刺之中脘穴，具有振奮脾胃之陽、溫通腑氣、升清降濁之功，使失和的氣血得以恢復，疼痛自癒。

### 2. 陰陵泉或公孫

【注釋】陰陵泉為脾經的合穴，公孫是脾經的絡穴，二穴均為表裏兩經的運用。陰陵泉有很強的祛濕作用，當濕氣重發為前頭痛時，用之甚佳，這類病患每當天氣變化時往往發病，頭痛如裹，此時針之則可立癒。

### 3. 陷谷

【注釋】陷谷為足陽明胃經之輸穴，「輸主體重節

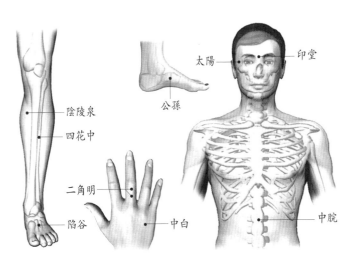

**前頭痛取穴**

痛」，對本經循行之疼痛皆效，用之則有很好的臨床功效。本穴尤適宜於痛點在太陽穴處，針之則效，是為首選穴。

### 三、董氏奇穴治療方案

【取穴】二角明配中白。

【注釋】二穴的合用是董氏奇穴治療前頭痛最常用的穴位，主要用於三焦氣機不暢或腎氣虧虛而引發的前頭痛。在董氏奇穴中治療前頭痛常用的穴位還有腎關、火菊、五虎一、五虎三等穴，在臨床中可根據患者的具體病情選用。

### 四、按　語

前頭痛，即以前額部疼痛為主的一種頭痛，疼痛程度多不劇烈，可為鈍痛、隱痛或脹痛，臨床常見。其病因多為陽明經之邪熱上擾，氣血輸布失和，脈道循環受阻，不通則形成前額痛。針灸治療本病甚效，尤其刺血治療效果理想，許多患者僅刺血可使病痛消失。若刺血與體針有效結合而用，其治療多能達到有效的治療目的。

# 偏頭痛（少陽經頭痛）

### 一、刺血治療方案

【取穴】太陽、足三重或四花外。

【注釋】太陽穴為經外奇穴，其穴處於少陽經循行線上，當少陽經頭痛時，在此處刺血是為本經取穴之用。太陽穴刺血是前頭痛、偏頭痛的常用要穴，對久治不癒的偏頭痛依然效佳，是民間常用治療頭痛的穴位。

足三重與四花外皆處於足少陽膽經循行線上，臨床用

時，在此處找瘀絡刺之，無瘀絡時一般不取用。

## 二、十四經體針治療方案

### 1. 足臨泣或俠谿

【注 釋】足臨泣為足少陽膽經之輸穴，「輸主體重節痛」，用之是經絡所行，主治所及之理。根據頭上有病而腳上針，用之即見功效。俠谿是足少陽之滎穴，「滎主身熱」，本穴適於肝膽火旺者，用之可疏泄少陽經氣、清膽降火、通經止痛，尤其偏頭痛伴眩暈者最適宜。

### 2. 外關

【注 釋】外關為手少陽之絡，又為八脈交會穴之一，通陽維脈，用之則有理氣活血、祛風止痛的作用。

本穴適宜於外感風寒而引發的偏頭痛，若當風寒發作為誘因引發偏頭痛首選本穴。若與足臨泣合用，療效更佳，此為八脈交會穴之用。

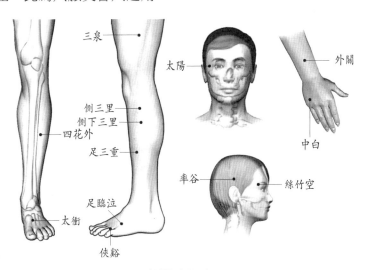

**偏頭痛取穴**

### 3. 太衝

【注釋】太衝為足厥陰肝經之原穴，在此處所用是表裏經之用。本穴適宜於肝氣鬱結、情志不舒的患者，用之有清肝瀉火、活血化瘀、息風止痛的功效。

### 4. 絲竹空透率谷

【注釋】絲竹空與率谷，分別為手、足少陽經穴，二穴透刺可以行氣活血，暢通少陽經氣，從而頭痛解除，二穴用之為局部取穴法的運用。《玉龍歌》云：「偏正頭風痛難醫，絲竹金針亦可施，沿皮向後透率谷，一針兩穴世間稀。」臨床用之療效滿意，是筆者治療少陽經頭痛局部選穴最常用的穴位，往往可有針下立止之功。

### 三、董氏奇穴治療方案

### 1. 側三里、側下三里、中白

### 2. 三泉或足三重

【注釋】上述穴位均在少陽經循行線上，治療偏頭痛是經絡所行之用。可據病情選用。對頑固性頭痛患者，在臨床上多與上述十四經穴位相互配用。

### 四、按 語

本病以經絡來看，為少陽經病，故稱為少陽經頭痛，在中醫學中又稱為偏頭痛。其病因多為足少陽膽經經氣不暢，或膽經蘊熱化火，火熱之氣隨經上沖所致。在西醫學中其病因多不明瞭，故治療十分棘手，在臨床中極為常見，多常遷延難癒，西醫多以鎮痛藥維持。

針灸治療本病療效滿意，若辨證選穴準確，可速見其效，則使多年痼疾而立癒。

# 後頭痛（太陽經頭痛）

## 一、刺血治療方案

【取穴】委中、風池、風府、沖霄。

【注釋】因風寒所致的後頭痛可選用風池穴或風府穴。痛在兩側的取用風池穴，痛在中間的取用風府穴。一般性後頭痛均可取用委中穴。久年的頑固性後頭痛用沖霄穴作用最好。

## 二、十四經體針治療方案

【取穴】至陰、崑崙、束骨。

【注釋】上述三穴均為足太陽膀胱經穴位，用之是經絡所行，主治所及之理。透過臨床運用，這3個穴位均有很好的實效性。筆者以至陰穴用之最多，並且也可用於前頭痛、巔頂痛、偏頭痛，自古有「頭面之疾針至陰」之用。足太陽膀胱經起於「目內眥，上額交於巔，其支者，從巔至耳上角，其直者，從巔入絡腦，還出別下項」。由此可見，足太陽膀胱經的循行經過前額、巔頂、側頭及後頭部，所以用膀胱經的相關穴位可治療各部位的頭痛。

## 三、董氏奇穴治療方案

【取穴】正筋、正宗。

【注釋】正筋、正宗處於跟腱上，二穴若按經絡來看，也處於足太陽經上，後頭痛時刺之效果良好，是董氏奇穴治療後頭痛最常用的穴位。多有針入痛止之效。

## 四、按　語

後頭痛在臨床中仍然十分常見，發病原因眾多，藥物

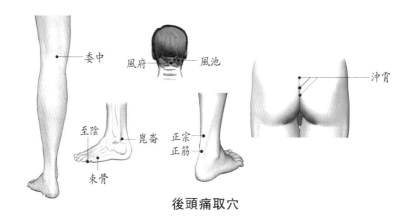

**後頭痛取穴**

治療仍屬難治性疾病，針灸治療療效滿意。在臨床治療時依然用刺血與體針相互併用療效佳，尤其對瘀血嚴重、病程長的患者，要重視刺血療法。

　　體針的取用多是遠端穴位與局部穴位相結合用之，十四經之穴與董氏奇穴常併用，可提高臨床療效。

# 頭頂痛（厥陰經頭痛）

## 一、刺血治療方案

　　【取穴】中衝、湧泉、沖霄。

　　【注釋】中衝是三焦經之井穴，所用則是同名經同氣相求之理，井穴善泄熱，刺血是井穴最常用之法，刺之可泄厥陰之邪熱。湧泉是腎經之井穴，頭頂為人體最高點，湧泉處於人體最低點，根據頭有病而腳上針之理，用之可引瘀熱下行。《肘後歌》中言：「頂心頭痛眼不開，湧泉下針定安泰。」故巔頂痛時，用之則立效，多用於較重的巔頂痛。沖霄穴在骶椎下半段，用之乃為頭骶對應，對頭

頂痛、後頭痛均效。

## 二、十四經體針治療方案

【取穴】太衝、百會、束骨。

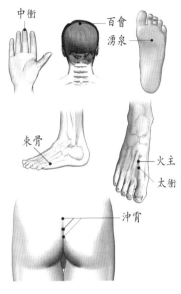

**頭頂痛取穴**

【注釋】頭頂痛為厥陰經頭痛，太衝為足厥陰肝經之輸穴、原穴，有疏肝理氣、通絡活血作用，故針刺太衝有解除頭頂痛之效用。百會穴處於頭頂部，是手、足三陽經與督脈的陽氣在此交會。局部的穴位治療局部的病，臨床上多與遠端穴位合用之。束骨是膀胱經之輸穴，足太陽膀胱經「上額交於巔」，行於頭頂部，故用之則效，在前已述及。

## 三、董氏奇穴治療方案

【取穴】火主。

【注釋】治療本病在董氏奇穴中最常用到的穴位是火主穴，其穴處於肝經循行線上，用之是與太衝相同之理。門金、正筋、正宗也有很好的治療效果，在臨床也常常用之。

## 四、按 語

頭頂痛是以巔頂部為主的疼痛，肝經與督脈交會於巔頂，因此，頭頂痛被稱為厥陰經頭痛。本病也是臨床之常見病，其疼痛多以脹痛為主，而常伴乾嘔之症狀。

本病的發生多因肝經感受風寒之邪所致，或肝陽上亢，陰寒隨經上逆，清陽被擾，或陽獨亢於上，兩者均能造成氣血受阻，故出現巔頂部疼痛。

頭頂痛發作時疼痛多較劇烈，治療不當多遷延不癒。針灸治療既有速止痛之效，又有治本之功，若辨證準確可在短時間內使病情痊癒。

# 第三節　哮　喘

### 一、刺血治療方案

【取穴】尺澤、肺俞、四花中、四花外。

【注釋】輕症可選用1～2個穴，重症者可3個穴點同用，或交替用之。點刺出血，出血量可據病情及體質等情況而定，並加拔火罐。

尺澤是肺經的合穴，在五行中屬水，經氣之所歸，而肺為金臟，水乃金之所生，實則瀉其子，故取瀉本穴，能清泄肺熱，宣降肺氣，祛毒邪，用於一切肺氣不利和痰熱

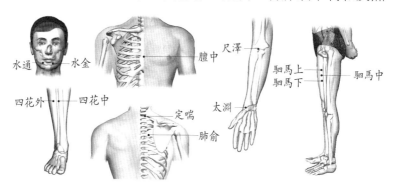

**哮喘取穴**

壅肺之證；肺俞為肺臟精氣輸注之處，又是虛邪賊風易襲之部位。功善調理肺臟，宣肺降氣，本穴位於背部，最適宜拔罐，故常刺血用之，配以拔罐，以清熱解毒，宣肺化瘀，止咳平喘；四花中、四花外是董氏奇穴七七部位之穴，是刺血重要的部位，在此處找瘀絡點刺放血，尤其在四花中部位刺血對肺病效佳。

### 二、體針治療方案

【取穴】駟馬穴、水通、水金、太淵、膻中、定喘。

【配穴】痰熱證配魚際、中府；實證配尺澤、魚際；痰多者配豐隆、小間；咳痰不出者配重子、重仙；急性發作者配孔最、天突；虛證配靈骨、膏肓、氣海等，並加用灸法。

【注釋】駟馬、水通、水金為董氏奇穴之穴位，駟馬是董氏奇穴中治療肺病的主穴、要穴，具有平喘、抗過敏的作用，作用迅速，療效強大，是治療哮喘的有效穴位；水通、水金具有肺腎同調之作用，不但能治表，而且還有治本之效。古人說：「肺為氣之主，腎為氣之根。」久年的哮喘必有腎之不足，故需要調腎、補腎；太淵為肺的原穴，氣血充盛，能補肺氣之虧虛，滋肺陰之不足；膻中為氣之會穴，可寬胸理氣，止哮平喘；定喘是治療哮喘的經驗效穴，是平喘的有效穴位。

### 三、操作方法

水金、水通針刺的方向往兩邊向皮下斜刺；駟馬穴針刺8分至1寸深；針刺太淵注意避開橈動脈；膻中向下平刺0.5寸；定喘直刺0.5寸，實證用瀉法，虛證用補法，並

可加用灸法。發作期每日治療1～2次，緩解期每日或隔日治療1次。

## 四、按 語

哮喘是呼吸道的一種變態反應性疾病，反覆發作不易根治，患者發病突然，胸悶氣短，呼吸急促，喉中痰鳴，甚至不能平臥，肺部聽診有明顯的哮鳴音。

哮喘是一種頑固性疾病，因此在歷代有「外不治癬，內不治喘」、「醫生不治喘，治喘丟手段」之說。但據臨床經驗來看，採用針灸治療哮喘，卻能夠獲得滿意的療效。本病若能正確及時的治療，預後良好，無論是急性發作期，還是緩解期，皆可用針灸治療，尤其固本之作用，可使患者減少發作或不再發作。

在運用針灸治療時應注意以下幾個方面。在急性期時宜解痙定喘，以控制發作。這時要重視刺血療法的運用，可明顯地提高臨床治療效果。對嚴重發作及哮喘持續狀態者，最好以中西醫相結合的治療手段來緩解病情，防止產生嚴重的不良後果。第二有表證當表裏同治，要一面解表祛邪，一面化痰定喘。第三當寒者發為本病，要溫補祛寒，化痰平喘。第四是久病患者要肺脾腎同調，哮喘久延，不僅肺臟受損，亦常累及脾腎。脾為肺之母，肺虛則子盜母氣而致脾虛，按虛則補母之法，以補脾為治，並能杜絕生痰之源。腎為氣之根，久病不已，窮必及腎，腎虛不能攝納而上逆作喘，這時要補腎納氣。所以久病者、緩解期要調補脾腎，實乃治本之道。

本病若達治癒，需要較長時間的鞏固治療，在緩解期

也應多種方法相互結合治療以提高療效。尤其是穴位貼敷及穴位埋線對本病有良效，對於頑固性患者或者懼針及針刺不便的患者可採用穴位貼敷及穴位埋線法。

在平時應加強體育鍛鍊，增強體質，提高耐寒能力。對過敏性哮喘患者，應避免接觸致敏源。

# 第四節　胃　痛

## 一、刺血治療方案

【取穴】曲澤、四花外、四花中。

【注釋】曲澤適宜於急性胃痛，尤其胃痛伴有嘔吐者，在此處刺血作用效速、療效佳，常是急性胃痛刺血的首選穴位。慢性胃痛者可在四花上及四花中的位置找瘀絡刺血，尤其對慢性反覆發作的患者療效好。在此處相當於足三里周圍找瘀絡刺血，一般為血變色止，當出血不暢時可拔罐出血，出血量在10毫升左右，可每週刺血治療1次，一般不超過5次。

## 二、體針治療方案

【取穴】中脘、足三里、通關、通山。

【配穴】急性胃痛加梁丘；飲食傷胃加梁門、下脘；肝氣犯胃加太衝；脾胃虛寒加關元、建里；胃熱加三陰交；胃陰不足加內庭；嘔吐加內關；久病不癒者加土水；反酸加天皇、腎關。

【注釋】中脘為胃之募、腑之會，其穴位居中州，土旺則可潤澤四旁。針刺中脘能健脾益胃，振奮脾胃之陽，

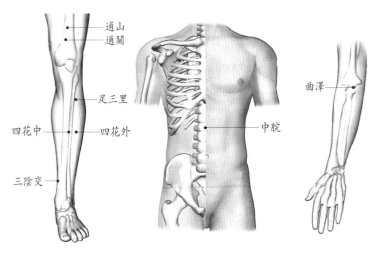

**胃痛取穴**

溫通腑氣，升清降濁，對於調理胃氣有獨特的功效；足三里為胃的下合穴，六腑有病首取其下合穴，針刺足三里引胃氣下行，降濁導滯，而助中脘以利運行，兩穴合用，可用於各種胃脘痛，不論寒熱虛實，皆可用之；通關、通山是董氏奇穴，其穴近於陽明經脈，既能治療心臟病，又能治療各種胃部疾病，尤其是胃痛伴有嘔吐的患者最效，止吐之效甚強。

對於胃痛嚴重的患者，先於四花中、四花外刺血，再配二穴其效甚佳。上述諸穴合用，可消積化滯，和胃降逆，理氣止痛，既可調理局部之氣血，又能調理胃經之氣血，其功效極強。

### 三、操作方法

所有穴位均常規刺。實證用瀉法，虛證用補法，寒邪犯胃和脾胃虛寒者，重用灸法。急性胃痛每日治療1～2

次，慢性胃痛每日或隔日治療1次，一般每次留針30分鐘，疼痛嚴重者可適當延長留針時間，慢性胃痛患者，10次為1個療程。

### 四、按　語

胃痛在臨床上甚為常見，針灸治療本病多數理想，無論即時效果，還是遠期療效均理想。

胃痛是指上腹胃脘部發生的疼痛，又叫胃脘痛，在這一部位引發的疼痛可見於多種疾病，如西醫學中的急慢性胃炎、消化性潰瘍、胃神經官能症、胃痙攣、胃下垂等病。但在接診治療時，應首先排除急腹症而引發的胃痛，如胃穿孔、急性肝膽疾病、急性胰腺炎以及心肌梗塞等相關疾病，應注意鑒別，以免延誤治療。

患者平時應注意飲食規律，不可暴飲暴食，避免生、硬、寒涼、辛辣及不易消化的食物，要戒菸限酒。保持情緒樂觀，注意生活起居，勞逸有度。

## 第五節　嘔　吐

### 一、刺血治療方案

【取穴】曲澤、金津、玉液、總樞。

【注釋】曲澤為手厥陰心包經合穴，在《靈樞·順氣一日分為四時》中說：「病在胃及飲食不節得病者，取之於合。」在曲澤刺血，可具有開竅祛邪、活血化瘀、疏經通絡、降逆止嘔的作用，刺之本穴，對功能性及器質性嘔吐均效。金津、玉液為經外奇穴，有極強的止嘔吐功效，

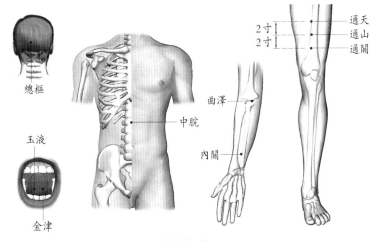

2寸
2寸

通天
通山
通關

總樞

玉液

曲澤

中脘

內關

金津

**嘔吐取穴**

尤其對嚴重的嘔吐作用最有效。總樞是董氏奇穴治療嘔吐的有效穴位，處於風府穴附近，治療嘔吐有前後對應取穴法之意。尤其對小兒的作用最效。在治療時可據患者具體病情選用，對於嚴重者，可首選金津、玉液。曲澤取穴方便，輕症可首選用之。

## 二、體針治療方案

【取穴】內關、中脘、通關、通山、通天。

【配穴】外邪而引發者加用外關；肝氣犯胃者加用太衝、陽陵泉；痰飲內阻者加用豐隆、公孫；脾胃虛者加用上脘、足三里；飲食所傷者加用下脘、梁門；胃陰不足者加用三陰交。

【注釋】內關是止嘔之要穴，在臨床中被稱為嘔吐第一穴。是手厥陰之絡穴，又為陰維脈交會穴，手厥陰經脈下膈絡三焦，陰維主一身之裏，其穴性能清心包經之邪

熱，疏利三焦之氣機，寧神和胃，寬胸理氣，故止嘔力
強；中脘乃胃之募，腑之會，穴居胃脘部，可理氣和胃止
嘔；通關、通山、通天是董氏奇穴治療嘔吐的最效穴，尤
其是神經性嘔吐最有效，也可用於妊娠嘔吐，臨床用時可
任取二穴配用。

### 三、操作方法

實證用瀉法，虛證用補法，並可加用灸法。內關直刺
0.5寸。嚴重性嘔吐每日1～2次，每次可適當延長留針時
間，或病情緩解嘔吐停止後起針。

### 四、按　語

嘔吐是臨床上常見的一種病症，是指胃氣上逆，迫使
胃內容物從口吐出的病症，任何病變若損傷於胃，致使胃
氣上逆，均可發生嘔吐。古人以有聲有物稱之為嘔；有物
無聲稱之為吐；無物有聲稱之為乾嘔，在臨床嘔與吐多同
時出現，故統稱為嘔吐。嘔吐分為虛證和實證，實證由於
邪氣犯胃，或肝氣犯胃後，濁氣上逆所致；虛證由於各種
原因使胃陰不足，或胃陽不振，使胃氣上逆所致；或飲食
不節，食停不化。在西醫學中可分為反射性嘔吐、中樞性
嘔吐、前庭障礙性嘔吐、神經性嘔吐四種。

嘔吐的原因繁多，輕者可經適當治療很快痊癒，重者
可提示某些嚴重性疾病，如腦血管疾病、惡性腫瘤、消化
道梗阻等病。雖然針灸治療嘔吐效果良好，但仍要注意上
述嚴重的器質性疾病，以防貽誤病情。

針灸主要針對某些消化系統疾病及神經性嘔吐的治
療，當治療緩解後，注意鞏固療效。

在治療期間要注意合理的生活，飲食規律，忌食生冷刺激性食物，保持良好的情緒。

# 第六節　呃　逆

## 一、刺血治療方案

【取穴】膈俞、膻中。

【注釋】膈肌痙攣的病位在膈，凡上、中、下三焦臟腑氣機上逆或沖氣上逆，均可以動膈而出現呃逆。故刺之膈俞有利膈止呃之功，凡呃逆之證均可取用膈俞刺血。膻中穴位近膈，又為八會，其功有寬胸利膈、降逆氣機，當刺之可使氣調則呃止。

二穴可以單用，也可合用，出血量不需太多，一般在3～5毫升即可，若加用拔罐10分鐘，療效更佳。許多患者僅刺血可使呃逆立止。用二穴治療本病不僅用刺血法有效，用體針法也有很好的功效，在臨床中也常以毫針用之。

## 二、體針治療方案

### 1. 內關

【注釋】內關治療呃逆作用效佳，為八脈交會穴之一，通於陰維脈，又為手厥陰心包經之絡穴。能疏利三焦氣機，和胃降逆，寬胸利膈，行氣散瘀。在歷代有心胸內關謀之用，刺之治療呃逆故有顯效。

在針刺前，首先囑患者深吸一口氣，憋於咽喉部，當針刺雙側內關穴後，並持續行針，同時讓患者慢慢呼出，

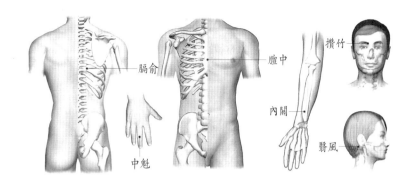

攢竹

膻中

膈俞

內關

翳風

中魁

呃逆取穴

一般留針20～30分鐘，當呃逆不止時，在留針期間再反覆行針，其刺激強度以患者耐受為度。

### 2. 翳風

【注釋】翳風為手少陽三焦經腧穴，有疏調三焦之氣的功能，三焦是主氣所生病，呃逆乃為上、中、下三焦臟腑氣機上逆而引發，運用翳風治療呃逆就是透過疏調三焦之氣而產生治療作用，可用於各種原因而引發的呃逆，尤其是因風寒所引發者療效最佳，是針灸治療本病常用的效穴。

患者取坐位或臥位均可，操作者以拇指或食指、中指（以拇指最常用）按壓都可。輕症以中度按壓法，以患者稍感痛為度，每次持續按壓1分鐘以上；重症者，按壓手法應重而強，有難以忍受之感，每次持續按壓3分鐘以上。在按壓時囑患者先深呼吸後屏氣數秒鐘，則效更佳，按壓1次不止者，可連續按壓2～3次。也可以用針刺法治療。

### 3. 攢竹

【注釋】攢竹為足太陽膀胱經之穴，是治療呃逆一證的經驗效穴，在臨床上廣為用之，具有操作方便、療效高、適應證廣泛的特點，尤其對初發輕型的呃逆證有按壓即止之效，對其治療機制難以用相關理論闡明。

患者仰臥或坐位，操作者用兩手拇指同時按壓雙側攢竹穴，力量由輕至重，順時針按揉，持續按壓5～10分鐘，輕症一般按壓即止。

### 4. 中魁

【注釋】中魁為經外奇穴，位於手背，中指近端指關節的中點。有理氣寬膈、降逆止嘔的作用，是臨床上治療嘔吐、呃逆的經驗效穴，臨床運用確有實效，其作用有類似於內關治療這類疾病之特性。早在《針灸大成》中有載「治五噎，反胃吐食，可灸七壯，宜瀉之」。

在針刺時，首先囑患者深吸一口氣，用力憋氣，憋氣時間越長療效越佳，用28號13分毫針分別針刺左右中魁穴，皮下針，向小指方向橫刺，捻轉手法，強刺激，留針20分鐘，每5分鐘行針1次，也可以用灸法，或橫搓中魁。

### 三、按 語

呃逆，俗稱「打嗝」，古稱「噦」，又稱「噦逆」。在西醫學中稱之為「膈肌痙攣」。其病因氣逆上沖，沖動膈而發生痙攣表現出的病證。臨床以發生突然，不能自我控制為其特點。呃逆的發生常與飲食不當、情志不暢，正氣虧虛等因素有關。在西醫學中將呃逆分為兩型：一型為中樞性呃逆，係由顱內疾患直接或間接地影響呼吸中樞而

造成呃逆，此種呃逆頑固，治療困難，預後差；二型為反射性呃逆，屬於功能性，容易治療，預後好，若能正確治療很快治癒。

針灸療法對呃逆有很好的療效，可為首選的治療方法，值得臨床推廣用之，尤其對功能性者，有針到病除之效。治療本病的有效單穴在臨床上報導的尚有許多，較常用的還有天鼎、天突、膻中、大敦、太衝、足三里、中脘、肝俞等。這裏所介紹的以上4個穴位，是臨床上用之最多的穴位，具有療效肯定、適應證廣泛、穴位安全性高、操作方便等多種優勢特點。

對於非常頑固的呃逆要根據患者的病情組方治療；若是反覆發作的慢性、頑固性呃逆，應積極查明原因，針對原發病治療；若是危重病後期、癌症晚期等病，伴隨出現了呃逆，多是病情轉重之象，應加注意。

本節未選用董氏穴位，全是十四經穴。原因有二：一是傳統針灸治療本病作用甚效；二是對董氏穴位治療本病尚無經驗，臨床曾試用董氏穴位治療本病，其效不如十四經穴，故僅以十四經穴述之。因本病針灸治療效果滿意，雖然在董氏奇穴中尚無更佳方案，所以也在此一併述之。

# 第七節 泄 瀉

## 一、刺血治療方案

【取穴】大腸俞、天樞、四花中、四花外。

【注釋】大腸俞為大腸的背俞穴，本穴內應大腸，為

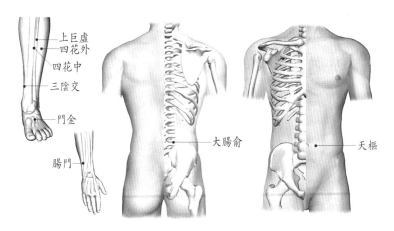

上巨虛
四花外
四花中
三陰交
門金
腸門

大腸俞

天樞

泄瀉取穴

大腸經經氣轉輸之處，故能調理大腸、通順腑氣。凡大腸傳導功能失常所致諸疾，皆可治之，背俞穴尤適宜刺血；天樞為大腸的腑募穴，本穴具有雙向調節的作用，可治療一切大腸病證，用之可有良效，與大腸俞合用，為俞募相配，無論刺血還是毫針用之，皆有實效；四花中、四花外點刺放血最適宜於急性腹瀉，尤其在此處有瘀絡者作用甚效。

急性泄瀉點刺放血宜多，大腸俞在3～5毫升，天樞在2毫升左右，慢性泄瀉刺血宜少（大腸俞1～2毫升，天樞以微出血為度）。可在刺血後加拔火罐。急性者每日1次，慢性者隔日1次，10次為1個療程。

二、體針治療方案

【取穴】天樞、上巨虛、三陰交、腸門、門金。

【配穴】急性泄瀉，加配水分、四花外；慢性泄瀉，加配神闕、陰陵泉；肝鬱乘脾，加配太衝、期門；飲食所

傷，加配下脘、梁門；寒濕內盛，加配陰陵泉、中脘；腸腑濕熱，加配曲池、內庭；脾腎陽虛，加配脾俞、腎俞、關元；陰虛血熱，加血海、陰陵泉。

【注釋】天樞為大腸的腑募穴，內應大腸，具有雙向調節的作用，可治療一切腸道之疾；本病病位在腸，六腑病首取本腑的下合穴，故可取用上巨虛；三陰交為脾、肝、腎三經交會，具有健脾利濕、疏肝補腎之功，急慢性泄瀉皆可用之，尤對慢性泄瀉作用更好；腸門為董氏穴位，是治療各種腹瀉常用效穴，其穴處於小腸經上，並在小臂之中部對應中焦，所以治腹瀉作用好；門金穴處於足陽明胃經上，對於腹瀉治療效果極好，無論對急慢性腹瀉皆有良效，尤其對急性腹瀉伴有腹痛者療效最佳，是為首選穴位。

### 三、操作方法

實證用瀉法，虛證用補法。寒濕內盛、脾胃虛弱、腎陽不足時均重用灸法，可用隔薑灸、溫和灸或溫針灸均可。所有穴位均常規刺，急性泄瀉每日治療1～2次，慢性泄瀉每日或隔日治療1次。

### 四、按　語

泄瀉這一病證，在西醫學中可見於急慢性腸炎、腸易激綜合徵、胃腸功能紊亂、慢性非特異性潰瘍性結腸炎、克羅恩病、腸結核等疾病，這類疾病多遷延難癒，反覆發作，在西醫臨床中難以治癒，而針灸療法對於這類疾病療效理想，尤其對慢性復發型患者，效果仍然滿意，對於採用其他療法久治不癒的患者，可以選用針灸療法。對於急

性患者採用針灸療法的較少，當急性患者並脫水時，應綜合治療。針灸療法治療泄瀉，主要針對慢性患者，對於頑固不癒的患者，治療療程多較長，要爭取患者積極配合，並且重用灸法。

在治療期間應注意生活習慣，飲食要以柔軟、易消化、富有營養，有足夠熱量為原則，忌食生冷，辛辣之物，禁酒及各種飲料，平時應加強鍛鍊增強體質，注意腹部保暖，避免受涼。

# 第八節　便　秘

## 一、體針治療方案

【取穴】天樞、上巨虛、支溝、照海、三其。

【配穴】熱盛便秘配曲池、合谷；氣滯便秘配氣海、太衝；虛性便秘配足三里、關元；冷秘配關元、氣海，並加用灸法。

【注釋】天樞為足陽明胃經之腧穴，是大腸的腑募穴，通中焦，能斡旋上下，職司升降，對腸道功能有雙向調節作用，是治療各種腸道疾病的有效穴。

上巨虛是大腸的下合穴，六腑病首取下合穴，二穴配用，以通大腸之腑氣，增強腸胃功能。支溝是治療便秘的有效穴，是歷代治便秘的主穴、要穴。《玉龍歌》中說：「腹疼秘結支溝穴。」《雜病穴法歌》中云：「大便虛閉補支溝。」這都是對支溝穴治療便秘的記載，由此可見支溝一穴對便秘所具有的作用。

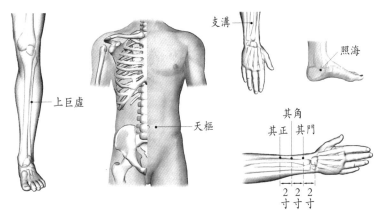

**便秘取穴**

　　照海具有滋腎水之效，取之可增液行舟之作用，若與支溝合用，是最佳的搭配。支溝通瀉三焦之火，照海能夠滋腎水，一瀉火，一補水，自然可使便通而解。《玉龍歌》中言：「大便秘結不能通，照海分明在足中，更把支溝來瀉動，方知妙穴有神功。」三其是董氏奇穴治療便秘的最有效穴，可治療各種便秘，尤其對頑固性便秘作用最效，許多患者僅用三其即可將頑固性便秘迎刃而解，確為臨床治療便秘之佳穴。便秘取穴

## 二、操作方法

　　三其穴均由下向上平刺，為皮下針，一針接著一針，餘穴常規刺，熱秘用瀉法，虛秘用補法，冷秘加用灸法。急性患者每日1次，慢性患者每日或隔日1次，7天為1個療程。

## 三、按　語

　　便秘在臨床上甚為常見，尤其是老年人更多見。本病證在西醫治療很難達到有效根治，多用瀉藥，用之有效，

停藥即可復發，久而久之會形成藥物依賴性，從而造成頑固性便秘，甚至可導致多種肛周疾病及某些全身性疾病，因此及時治療甚為關鍵。針灸治療本病療效確實，是治療便秘的有效方法。

本病多因素體陽盛，或飲酒過多，或食辛辣香燥之品，或少食青菜類，引起陽明熱盛，或熱病後，餘熱未清，燥熱移於大腸，均可致腸胃積熱耗傷津液，使大便乾燥而成便秘。故在治療期間囑患者禁酒，少食辛辣香燥之品，多食粗纖維食物。

若因情志不暢、氣機鬱滯，或久臥久坐，氣不下行，疏泄失職，通降失常，糟粕內停而成便秘。因此在治療時，囑患者多運動，保持良好的情緒，才能有效地加快治療。對於年老體弱、氣血虧虛者，加強調補腎氣、增強氣血之運行，才能達到標本同治之作用。

# 第九節　膽囊炎

## 一、刺血治療方案

【取穴】陽陵泉（或膽囊穴）、曲澤、膽俞。

【注釋】陽陵泉為足少陽膽經之合穴，又為膽腑的下合穴。膽囊穴為經外奇穴，大多數膽囊炎患者在膽囊穴處有反應點，尤其是急性膽囊炎，臨床具體操作時在陽陵泉或膽囊穴周圍找到瘀絡刺之。曲澤為手厥陰心包經之合穴，在曲澤穴處刺血可治療多種臟腑病，也是選擇曲澤周圍瘀絡刺之。膽俞為膽的背俞穴，是臨床常用的刺血穴位。

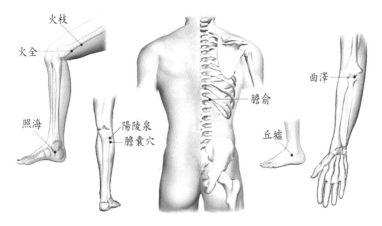

**膽囊炎取穴**

上述三穴點可以單用某一個穴位，也可以聯合用之，每穴均加用火罐，一般拔罐5～10分鐘，出血量根據患者的病情、體質以及出血的顏色而定。急性患者1～3天刺血1次，慢性患者7～10天刺血1次，一般需要1～5次刺血。

## 二、體針治療方案

【取穴】陽陵泉、膽囊穴、丘墟透照海、火枝、火全。

【配穴】肝膽氣滯配太衝、期門；肝膽濕熱配行間、陰陵泉、三陰交；發熱者配曲池；口苦明顯配董氏奇穴的木炎；噁心嘔吐時配內關；久治不癒者配足三里。

【注釋】陽陵泉為膽經的合穴又為膽腑的下合穴。「合治內腑」可調理膽腑氣機。膽囊為經外奇穴，是治療膽囊病的經驗效穴，尤其是急性膽囊炎患者，多數患者會在此處有壓痛，就此針之，可有顯效，是治療膽病的常用穴。陽陵泉、膽囊穴合用，具有倒馬針之意。丘墟為膽經

的原穴,可疏肝利膽。照海為足少陰之腧穴,一針兩穴,具有滋養涵木之效。

火枝、火全是董氏奇穴治療膽病的一組效穴,對急慢性膽囊炎均有良效,有時常和其黃穴合用,形成一組大倒馬,對重症患者取用常獲顯效,本方具有通經活絡、行氣活血、解鬱止痛的功能。

### 三、操作方法

丘墟透照海,以3寸毫針從丘墟刺入,沿踝骨縫間隙向照海方向透刺,以透至照海皮下為度;火枝、火全直刺1.5~2.0寸深;餘穴常規刺,均用瀉法。對急性患者,行強刺激久留針,每日1~3次,慢性患者每日或隔日1次。

### 四、按 語

本病有急、慢性病患,多數患者均合併膽結石,占85%~95%。大多數為慢性起病,在臨床中常可相互轉化。西醫對急性病患療效佳,對慢性患者治療多不理想,常慢性反覆發作,針灸對急、慢性患者均有較好的療效,對急性發作、無嚴重併發症的用針灸治療仍然獲效理想,但對有嚴重併發症或結石較大且有梗阻傾向者,可採用綜合的治療方法,以免延誤治療。

本病在中醫學中屬於「脅痛」範疇,其發生常與情志不暢,恣食肥甘或外邪侵襲,濕熱蘊結,蟲積瘀阻,引起肝膽氣鬱,疏泄失常而成。急性發作期以實證為主,慢性或緩解期以本虛標實為主,治療當以疏肝利膽、行氣止痛為主。在治療期間或平時應讓患者注意調節情志,保持良好的情緒,飲食清淡,少食肥甘厚味之品。

# 第十節　心　悸

## 一、刺血治療方案

【取穴】曲澤、少海。

【注釋】曲澤為手厥陰之合，少海為手少陰之合，二穴均為合穴，又均處於肘彎處，是瘀邪易於停留之處。心肺有邪其氣留於兩肘，因此二穴均適宜刺血用之，刺血可有祛瘀調補心氣之作用。

## 二、體針治療方案

【取穴】內關、神門、足三里、心門、心常。

【配穴】心腎不交配太谿、三陰交；心脾氣虛配氣海、脾俞；瘀血內停配血海、膈俞；心陽不振配至陽、關元；水氣凌心配水分、陰陵泉。

【注釋】內關為心包經的絡穴，又為八脈交會穴之一，通於陰維脈。是治療心臟性疾病要穴，素有「心胸取內關」之說。

針刺內關對心臟功能有雙向調節的作用，對心動過速有效，對心動過緩也有

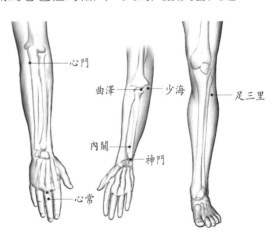

心悸取穴

效，用之具有寧心通絡、安神定悸之功，臨床有心臟病第一要穴之稱。神門為心經之原穴，具有很強的鎮靜安神之效，用之可寧心定悸。足三里能健運中焦，以資生血之源，具有補氣血、養心脈之功，最適宜於慢性患者。心門、心常均為董氏治療心臟之疾要穴。心門穴在小腸經上，其用是表裏經作用之理，對各種心臟病均有效，尤其對心動過速最效；心常穴也是治療心臟諸疾的常用穴，本穴處於心包經上，治心臟病固然有效，尤其對心律不整最效。

### 三、操作方法

虛證用補法，實證用瀉法。心門穴以手撫胸取穴，以30°角的方向自下由上斜刺5分左右；心常穴直刺0.5分；餘穴常規刺。

### 四、按 語

心悸是指患者自覺心悸動，驚惕不安，甚則不能自主的一種病證，臨床多呈發作性，每因情志或過度勞累而發作，且常伴胸悶、氣短，失眠、健忘、眩暈等。病情輕者稱為驚悸，病情重者稱為怔忡，這一病證，可見於西醫學中的心臟神經官能症、心動過速、心動過緩、早搏，貧血、甲狀腺功能亢進等病。臨床上主要以患者自我症狀為主，可有自覺心跳異常，心慌不安，呈陣發性或持續不解，其脈象可表現為數、促、結、代等脈象。

針灸對改善心悸這一症狀有很好的療效，但是心悸可因多種疾病而引發，所以針灸治療應積極查找原因，特別是某些嚴重的器質性心臟病，以及全身嚴重的疾病，應明確病因，針對原發病綜合治療。

# 第十一節　胸痺（冠心病）

## 一、刺血治療方案

【取穴】曲澤、至陽、膻中、火包。

【注釋】曲澤為心包經之合水穴，火經之水穴，水能剋火，刺血能清泄三焦之火熱，而清熱涼血解毒，活血祛瘀。無論功能性瘀滯，還是器質性瘀滯，皆可用之，可以解決氣血瘀滯引起的虛損，改善胸悶、心悸之症，對急慢性病症均有效。至陽為督脈脈氣之所發，陽氣至極，至陽「赫赫」，因穴居上、中焦交界之處，背部陰陽交關之地，故上可從陽引陰，振奮胸中之陽氣，助胸陽以消陰翳，為治胸悶、胸痛、心悸之主穴要穴。膻中為心包經之募穴，又為八會之氣會，《類經‧脹論》云：「膻中者，

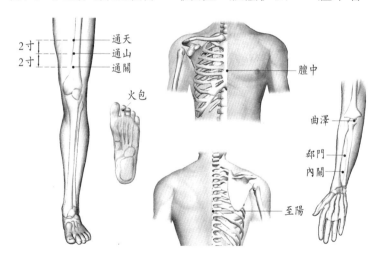

胸痺取穴

心主之宮城也。」由此可見，膻中是指居於心之週邊的心包絡，有保護心臟、代心受邪的作用，凡因心氣瘀滯所致的胸痛，本穴皆可用之。當刺血後胸悶不舒能立解。

火包穴與經外奇穴獨陰一致，處於第二腳趾下面，有急救的作用，如果在此刺血，對急性心絞痛效果非常好，臨床僅單用此穴即可彰顯其效。

上述4個穴可以任用一穴，也可聯合用之，刺血後可加用火罐10～15分鐘，根據患者病情、體質決定刺血量，急性病症刺血宜多，可控制出血量在30毫升左右。慢性病患出血量控制在15毫升以下，一般10～15天刺血1次，3～5次為1個療程。

## 二、體針治療方案

【取穴】內關、郄門、膻中、通關、通山、通天。

【配穴】氣滯血瘀配太衝、膈俞；脾陽不振配足三里、關元；痰阻胸陽配中脘、豐隆；寒邪凝滯配神闕、至陽。

【注釋】內關是手厥陰心包經之絡穴，又是八脈交會穴，與陰維脈相通，「陰維為病苦心痛」，是治療胸痺心痛之要穴。歷代有「心胸內關謀」之用。郄門是手厥陰心包經的郄穴，郄穴善治急症、痛證，對心絞痛、急性心肌供血不足則有很好的治療作用。膻中是心包之募穴，又是氣會，可化瘀止痛。

通關、通山、通天是董氏奇穴治療心臟性疾病常用效穴，本穴組處於足陽明胃經線上，足陽明氣血最充盛，用之可增強氣血循環，對改善症狀、緩解病情有迅速的療效，尤其本病早期運用療效甚佳，上述穴位併用，可祛胸

中之瘀，心脈通暢而症自解。

## 三、操作方法

本病以瀉法為主。脾陽不振、寒邪凝滯者可加用灸法。膻中向下平刺0.5寸；通關、通山、通天針刺0.5～0.8寸；餘穴毫針常規刺。慢性病需要堅持一定時間的治療，可每日或隔日1次，急性病每日1～2次。

## 四、按　語

胸痹又稱為「心痛」、「厥心痛」、「真心痛」等，是由邪阻心絡、氣血不暢而致胸部悶痛，甚則胸背徹痛、喘息不得臥為主症的一種疾病。病情輕重相差很大，輕者僅感胸悶不適，呼吸不暢；重者則有胸痛，嚴重者心痛徹背，背痛徹心，甚至發生休克、猝死等危候。

在西醫學中主要見於冠狀動脈粥樣硬化性心臟病、冠狀動脈炎、心包炎、二尖瓣脫垂綜合徵、心肌病、病毒性心肌炎、肺心病等疾病。病情多複雜、嚴重，臨床治療時應當高度慎重，雖然針灸治療心絞痛有很好的緩急止痛作用，但對重症心絞痛發作以及心肌梗塞的患者，絕不可僅用針灸治療，要採取綜合措施，及時救治，以防發生意外。若是慢性患者，要堅持一定時間的治療，達到有效改善心臟供血。

要囑患者避免誘發因素，如飽餐、大量飲酒、過勞、情緒急躁衝動，過寒、過熱、不良刺激等，均可誘發或加重病情。

在發作期間，應注意休息，保持心情舒暢，及時做相應的檢查，根據心臟供血發展變化，及時合理地調治。

# 第十二節　高血壓

## 一、刺血治療方案

【取穴】耳尖、太陽、五嶺。

【注釋】耳尖穴出自《針灸大成》，「在耳尖上，卷耳取之，尖上是穴」。該穴為清瀉實火的常用穴位，用之可清瀉肝火。太陽穴出自《太平聖惠方》，別名前關。其功善疏風散熱，清頭明目，二穴均為經外奇穴，尤適宜刺血治療，是臨床上常用刺血部位。五嶺穴是董氏奇穴穴位，這是一穴位組，共40個穴，在臨床運用時，一般是上焦病取在上的相應穴位，中焦病取中間的相應穴位，下焦病取在下的相應穴位。本病取用的是第四胸椎至第九胸椎旁開1.5寸的相應穴位，相當於十四經中的厥陰俞、心俞、膈俞、肝俞的部位。

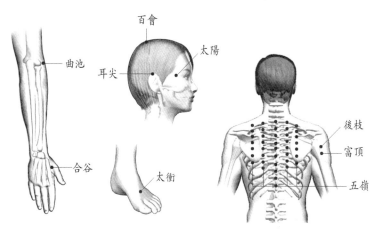

**高血壓取穴**

高血壓用刺血療法作用甚效，尤其是急性高血壓，用刺血法療效明顯，刺血療法適宜於肝火亢盛及陰虛陽亢證，起泄熱平肝之功。出血量宜根據患者的病情、體質而定，慢性高血壓患者，出血量宜少，可3～5天刺血1次，急性高血壓患者出血量宜多。

## 二、體針治療方案

【取穴】百會、曲池、合谷、太衝、富頂、後枝。

【配穴】陰虛陽亢配太谿、行間；痰濕中阻配中脘、豐隆；陰血虧虛配三陰交、血海；肝火亢盛配行間、俠谿；陽虛加灸氣海、關元。

【注釋】百會屬於督脈。是督脈、足太陽膀胱經、手少陽三焦經、足少陽膽經、足厥陰肝經5條經脈的交會處，古有「三陽五會」之稱。百會者，即言其經脈交會之最，又言其治療範圍之廣。《針灸資生經》言「百會，百病皆主」。本穴能灸、能針、能補、能瀉，其穴性可升、可降、可靜、可動，在此取用可疏泄浮陽，平肝息風，入絡腦以止眩暈。曲池瀉之則清頭明目，降壓止眩，與合谷合用，以調氣，可泄陽邪。透過臨床運用，單用曲池也有很好的降壓作用，現代研究表明，針刺曲池穴能夠由調節血漿兒茶酚胺濃度達到對血壓的良好調節作用，刺之，對高血壓患者的收縮壓和舒張壓均有降低作用。太衝為肝經原穴，原穴是臟腑原氣所留止之處，故針刺原穴能調節臟腑氣血，通達三焦氣機，改善內臟的功能，從而發揮維護正氣、抗禦病邪的作用。當高血壓時刺之，則可平肝潛陽清瀉肝火，太衝穴降壓作用非常明顯，尤其是急性高血

壓，可有即時之效。

富頂、後枝是董氏奇穴穴位，是臨床所用的有效降壓穴，與上述幾穴合用，作用療效極為肯定。

### 三、操作方法

曲池針深1.0～1.5寸，採用提插瀉法；太衝向湧泉穴方向透刺，以滋水涵木，取滋補肝腎之陰、治病求本之意；富頂、後枝均在後臂肱骨外側，進針時緊貼肱骨外側而針，針深0.5寸，餘穴常規刺，虛證加用灸法，一般每日或隔日1次，在鞏固治療時，可3～5天治療1次。

### 四、按 語

高血壓已是目前臨床中常見病、多發病，並且是多種嚴重器質性疾病之根源。由過去的老年病逐漸向年輕化發展，已成為影響人類健康的重要疾病，嚴重威脅到人類健康，是全人類關注的疾病之一。

高血壓臨床上可分為原發性和繼發性兩大類。病因不明者稱為原發性高血壓，若高血壓是因某種明確而獨立的疾病所引發者，稱為繼發性高血壓。針灸臨床中主要針對原發性高血壓，在西醫臨床治療中，一般為終生用藥性疾病。針灸治療本病療效滿意，但需要較長時間的調整治療。重度高血壓，尤其是高血壓危象時慎用針灸治療。長期服用降壓藥患者，在用針灸治療時，且不可突然停藥或隨便減藥，當經過一段時間的治療，血壓降至正常或接近正常，並且血壓處於平穩狀態時，再逐漸減少藥物的用量。

中醫學中沒有高血壓的病名記載，按其症狀表現可歸屬於「眩暈」、「頭痛」等病症範疇，這些相關症狀的記

述，散在許多相關中醫文獻中，對本病的認識與治療，中醫學有著豐富的經驗，中醫學認為高血壓病與肝、腎兩臟關係密切，體質陰陽的偏盛偏衰，氣血功能失調是發病的內在因素。其病因與肝火、痰濕、腎虛等有關。精神緊張、情志不暢致肝鬱化火，或平素陽亢，陽擾清竅，致頭暈目眩；平常恣食肥甘，飲酒過度，傷脾生痰濕阻絡，清陽不升，致頭痛、眩暈；過度勞傷，腎精虧耗，腦髓不充或久病腎虛，水不涵木，陰虛陽亢致頭痛、眩暈。

　　針灸治療本病，需要一定時間的堅持，尤其對慢性患者、病程長的更要持續性治療，針刺治療高血壓，對初發型、輕、中度高血壓有很好的治療效果。但對有高血壓家族史以及有嚴重併發症的高血壓患者，臨床療效往往不佳，對用藥不敏感，或用藥有耐藥性患者結合針灸治療，能明顯提高臨床療效，用針灸治療無耐藥性，可反覆針刺。

　　對原發性高血壓患者一定要重視調整生活因素，不吸菸，少飲酒或戒酒，低鹽低脂清淡飲食；肥胖患者應積極合理科學減肥；保持良好的心態，精神樂觀，避免情緒激動，並注意勞逸結合，定期檢查血壓。

# 第十三節　高血脂症

## 一、刺血治療方案

【取穴】豐隆、四花中、四花外、五嶺穴。

【注釋】豐隆屬足陽明經，而足陽明經為多氣多血之經，穀氣隆盛之脈，同時本穴所處肌肉豐滿而隆起，故名

豐隆。豐隆在《針灸甲乙經》中稱為痰會，有袪除一切痰瘀之功。臨床運用確有實效，在臨床運用時，要在豐隆穴周圍找到瘀絡點刺放血，這一部位瘀絡刺血顏色多紫黑，在刺血時需色變而止；治療本病在四花中、四花外點刺放血很好，在此處點刺放血，有袪瘀化痰之效；在背部的五嶺穴刺血，能促進整體血液循環的作用。

上述幾穴可以單獨用之，也可以聯合用之，本病刺血治療可有袪瘀通阻、暢通血脈，使痰化、瘀行、恢復血運的正常狀態，從而加快降脂的療效。

一般 5～10 天刺血 1 次，可根據出血量以及患者的體質決定刺血時間，5～10 次為 1 個療程。多數 1 個療程可獲顯效。

## 二、體針治療方案

【取穴】內關、足三里、三陰交、中脘、豐隆。

【配穴】肝陽上亢配太衝、俠谿；痰濕配陰陵泉、上巨虛；血瘀配血海、太衝；脾腎陽虛配關元、命門。

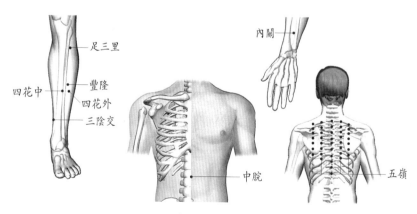

**高血脂症取穴**

【注釋】內關、足三里、三陰交是靳三針的脂三針，專用於本病。本病在中醫認為是痰瘀阻滯，選用足陽明胃經合穴足三里、足三陰之交會三陰交，以達調理脾胃、運化水濕。內關是八脈交會穴之一，通於陰維脈，並與之合於心、胸、胃，具有寬胸理氣和胃之作用，三穴合用有良好的降脂之功。中脘為胃之募、腑之會，胃為後天之本，氣血生化之源，位居中州，土旺則能潤澤四旁。

本穴具有燥濕醒脾、行氣散結之功，治療一切痰濕之疾。在《行針指要歌》中說「或針痰，先針中脘、三里間」。針刺豐隆可健脾和胃，利濕化痰，升清降濁，以促進新陳代謝，降低血中的脂質含量。

## 三、操作方法

本病採用瀉法為主，均常規刺。每次留針30分鐘，每日或隔日1次，10次為1個療程，每個療程間休息3天，2～3個療程後檢查血脂，根據降脂情況進行鞏固治療。

## 四、按 語

隨著經濟生活水準的快速提高，高血脂症越來越多，已成為影響人類健康的重要原因，高血脂症是引發高血壓、血管硬化、冠心病等病的重要原因。血脂是人體血漿內所含脂質的總稱，包括膽固醇、甘油三酯、高密度脂蛋白、低密度脂蛋白等。膽固醇超過5.2毫摩爾／升，甘油三酯超過1.7毫摩爾/升時，即稱為高血脂症。

在中醫學中無此病名，屬於「痰濁」、「血瘀」等範疇。臨床治療多從肝、腎、脾三臟論治。肝有肝氣、肝陰，若肝陰暗耗，肝陽偏亢，化風內動，上擾清空，可發

為頭暈；脾虛化源衰少，則五臟之精少而腎失所藏，致使腎水不足、肝失滋養、肝陽上亢，亦可發為頭痛、眩暈等症。肝為剛臟，賴腎水以滋養，肝腎陰虛則頭眩目乾、腰膝酸軟，心煩胸悶等，治以養肝、柔肝、補腎、滋陰之法，可達降脂的目的。中醫認為，本病的發生多為過食肥甘、年老體衰、缺乏運動、情志所傷，致膏脂瘀積所致。

高血脂症被稱為「富貴病」，「現代生活文明病」。該病與生活因素有重要的關係，因此合理規律的生活，是預防治療本病的重要方法。在治療時一定調整指導患者的生活，對於輕、中度患者，僅合理規律的生活，可將此病有效地改善。注意合理膳食、均衡飲食，避免過食肥甘厚味辛辣油炸食品，長期進行規律的體育鍛鍊。防止肥胖，超重者，進行合理科學的減肥，戒掉不良嗜好，如菸、酒等不良生活習慣，平時多飲水，多食新鮮水果、蔬菜。

# 第十四節 中 風

## 一、體針治療方案

【取穴】

（1）**首取**：木火。

（2）**健側**：靈骨、大白、曲池、足三重、百會。

（3）**雙側**：內關、足三里、三陰交、水通、水金。

【配穴】上肢不遂配極泉下（在原穴位置下2寸心經上取穴）；上肢疼痛配肩中；手指不能屈伸配上八邪（八邪上0.5寸）、腕骨；下肢不遂配環跳、陽陵泉、風市；

足內翻配懸鐘、丘墟透照海；足外翻配中封；足下垂加解
谿；失語、言語不清配通里、間使、失音；硬癱者靈骨、
大白調為重子、重仙；肝腎陰虛、餘邪未清配神門、太
谿、太衝；脾胃虛弱、痰濁不化配中脘、豐隆、合谷、太
衝；心脾兩虛、氣血兩虧配氣海、關元。

【注釋】中風患者，因氣血運行差，故出現患側肢體
發涼，往往難以調整。用木火穴可調動肝氣，對肢體發涼
有良好的調整作用，尤其對下肢發涼有佳效。靈骨、大白
為董氏第一大要穴，賴金雄醫師曾說本穴組乃為溫陽補氣
第一穴。所有用董氏奇穴的都以此二穴為重中之重，是使
用率最高的穴位，其主治範圍甚廣。尤其對中風後遺症的
治療療效滿意，其功效在十四經穴中無穴位與此相比。透
過大量的臨床驗證，二穴合用通經活血、溫陽補氣的作用
是非常強的。

在臨床應用上適用於中風後下肢無力者，對肌力低下

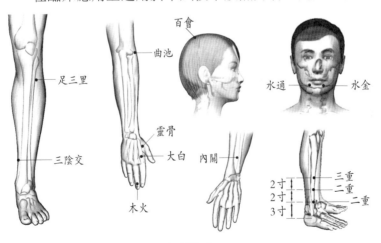

**中風取穴**

的半身不遂作用好。而對強直痙攣者，用重子、重仙代之。曲池、足三里是歷代治療本病之主穴，分別為手足陽明之合穴，陽明經多氣多血，刺之能分別疏通上下肢體經絡氣血，使肢體得以氣血濡養，功能活動逐漸恢復；足三重穴組處於足少陽與足陽明經脈之間，即為兩條經脈之間的夾穴，故可調兩經脈之氣血，本穴組有很強的活血化瘀之效。用靈骨、大白再配足三重有中藥補陽還五湯之意。靈骨、大白等同於主藥黃耆者，三重穴等同於活血化瘀的當歸、川芎、桃仁、紅花、赤芍、地龍的作用。內關為心包經之絡穴，可調理心氣，促進氣血運行。三陰交為足三陰經交會穴，可滋補肝腎。水金、水通作用於肺腎，具有調肺氣、補腎虧之作用，凡是病關乎二臟者，均可取用。

## 二、操作方法

先針木火穴，下針時應就發青處取穴最佳。向小指的方向橫刺半分，皮下針。第一次限用5分鐘（也可以7分鐘，最長時間不超過10分鐘），以後依次遞減，連用不超過7次。注意時間及次數均不可多用；靈骨深刺到2寸深；水通、水金穴均由內向外斜刺，皮下針，若有發青處就在此針之，療效最佳；餘穴常規刺。

## 三、按 語

中風是目前高發病種，其病死率、致殘率均很高。本病可分為出血性和缺血性兩大類，前者包括腦出血和蛛網膜下腔出血，後者包括腦血栓形成和腦栓塞。本病中醫學稱為「中風」，又稱「卒中」。中風的發生多與飲食不節、情志內傷、思慮過度、年老體衰等因素有關。

　　本病病位在腦，與心、腎、肝、脾關係密切。基本病機是氣血逆亂，上犯於腦。臨床主要表現為突然意識障礙或無意識障礙、半身不遂為主要臨床表現。臨床上根據意識有無障礙而分為中經絡、中臟腑兩種情況。針灸主要針對的是中風恢復期的治療，也就是中風後遺症，因此在這裏主要講述這一部分的針灸治療。

　　針灸治療中風，早在《內經》中即有記載。《靈樞‧熱病》云：「偏枯，身偏不用而痛，言不變，志不亂，病在分腠之間，宜溫臥取汗，巨針取之，益其不足，損其有餘，乃可復也。」相繼許多針灸專著載述針灸治療中風的內容。如《針灸甲乙經》中有載云：「偏枯，四肢不用，善驚，大巨主之……兩手攣不收伸及腋，偏枯不仁，手瘈偏小筋急，大陵主之。」宋代的《針灸資生經》中載有：「中風失音，不能言語，緩縱不隨，先灸天窗五十壯……卒中風，口噤不開，灸機關二穴（頰車）、陽陵泉、環跳、曲池治偏風半身不遂。」在《千金方》、《針灸大成》等書中也有較為全面的詳述，這些理論對後世的針灸影響頗深，為我們提供了非常有價值的治療指導方法。

　　針灸治療中風後遺症療效顯著，尤其對於神經功能的康復如肢體運動、語言、吞咽功能等均有良好的療效。治療本病療效的好壞與以下因素有重要的關係。

　　（1）年齡在60歲以下者療效佳，年齡越大，療效越差。

　　（2）首次發病者易治，復發的難治，復發的次數越多越難以治療。

（3）發病在3個月以內的療效最佳，超過6個月以上，治療相對緩慢。

（4）軟癱患者效果佳，硬癱難調。以上因素對本病的預後有重要的關係，如果都在優勢範圍之內，一般來說療效滿意，如果優勢條件不具備的越多，預後越差。

此外，針灸治療本病時應注意以下3個方面的事項，對治療效果有積極的意義。

（1）針刺治療本病要以健側穴位為主（尤其在3個月以內的患者），患側為輔的治療原則。這種治療方法自古即有記載。《針灸大成·諸風門·治症總要》中載曰：「中風不語，手足癱患者，合谷、肩髃、手三里、百會、肩井、風市、環跳、足三里、委中、陽陵泉，先針無病手足，後針有病手足。」

（2）本病用針刺治療時要充分運用動氣針法，是取得療效的一個重要因素。

（3）在針刺後囑患者經常加強功能康復鍛鍊，特別是微小動作的練習，將會有事半功倍之效。

針灸治療中風後遺症雖然療效不錯，但是因患者具體病症的不同，其療效相差很大。我們以上所提供的處方適合於部分患者，在臨證時應據患者伴發的具體合併症調加相關的穴位。常見的繼發病症主要有假性球麻痺、中風後繼發癲癇、血管性帕金森氏症、中風後精神異常、偏癱繼發小便異常、骨質疏鬆等。所以面對這些合併症時首先解決這些問題是關鍵，否則療效欠佳。在這一時期，患者症狀繁多，諸如失眠、煩躁、少氣、連日的便秘、頻發的眩

暈及患者的心理異常，都對偏癱的近期恢復產生諸多消極的影響。所以必須從辨證的角度去認識並加以治療，既抓住疾病的症候特點，又提綱挈領，治病求本。

## 第十五節　不　寐

### 一、刺血治療方案

【取穴】耳尖、耳背。

【注釋】耳部為少陽經所繞，腎開竅於耳，因此在耳部刺血，除了活血化瘀以外，又能鎮定祛風，交通心腎。根據「血實宜決之」、「菀陳則除之」和「泄熱出血」的理論，用點刺出血的方法能迅速解除瘀熱，清解少陽，瀉心經之火。

一般隔日 1 次刺血，在耳尖刺血時先捏揉耳輪，可加速局部血液循環，提高療效。用無菌刺血針快速點刺耳

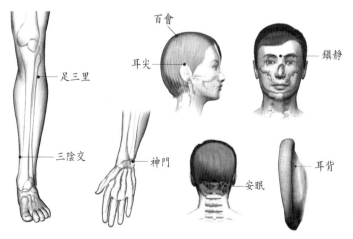

不寐取穴

尖，一般連點2針，擠捏出血7～9滴，再用消毒乾棉球擦去，最後按壓止血。1週為1個療程。

## 二、體針治療方案

【取穴】神門、三陰交、足三里、百會、安眠、鎮靜。

【配穴】肝陽擾動者配太衝、合谷；痰熱擾心者配豐隆、內庭；心腎不交者配太谿、心俞；心脾兩虛者配心俞、脾俞；心膽氣虛者配心俞、丘墟；陰陽交接失調者配照海、申脈；胃腑失和者配中脘。

【注釋】不寐之病位在心，神門是心經原氣所過和留止之原穴，能調理臟腑虛實，瀉之能清心瀉火，補之能養血安神，為治療心神疾病之要穴。針刺神門可以幫助入眠，調節自主神經，起到養心益氣、鎮靜安神的作用，可有效地改善睡眠品質。

不寐與脾、肝、腎的關係極為密切。三陰交是此三經之交會穴，用之可有疏肝、健脾、補腎之功。足三里能健脾和胃。百會位於巔頂，處於人體最高處，內應於腦。腦為「髓海」，又為「元神之府」，主持著人體日常的各種活動以及五臟六腑的協調工作。《道藏》云：「天腦者，一身之宗，百神之會。」所謂「天」者，其位於人體最高處，百神，有著全身之神識。因此本穴有極強的鎮靜安神之作用，刺之既可調腦部之氣血，又能調理督脈之血。可以用於各種原因所致的失眠證。安眠穴是臨床經驗效穴，臨床用之，確有很好的實效，在臨床廣為用之。鎮靜穴處於督脈上，故有很好的鎮靜作用，從全息對應來看，本穴處於心之對應區，心主神。所以對失眠作用極效，尤其對

心煩不安者療效突出。

## 三、操作方法

肝陽擾動型用瀉法，心脾兩虛型用補法，其他類型用平補平瀉法。所有穴位均常規刺。最好在每晚睡前1～2小時針刺，每次留針30分鐘，10次為1個療程。

## 四、按　語

不寐一詞出自《難經·四十六難》「老人臥而不寐」。本病相當於西醫學之中的失眠，是以經常不得安睡為特徵的一種症候。在古代醫籍中還將其稱為「不得臥」、「不得眠」、「目不瞑」等。臨床表現不一，有時難以入睡，有時睡中易醒，有時熟睡時間短，醒後不能入睡，甚至徹夜不眠等。

失眠多為情志內傷、思慮過度、驚恐受嚇等所致，使陽不入陰、陰不合陽、神不守舍，故致不寐。

失眠症在臨床中甚為常見，尤其在快速發展的當今社會，由於多方面的壓力增大，失眠日漸增多，成了臨床中的常見病。西醫治療本病多以用鎮靜類的藥物為主導，但難以有效治療，更為重要的是，久用往往會形成藥物依賴性。針灸治療本病既無藥物依賴性，又能得以根治，是治療本病的一種有效方法。因此針灸治療本病值得在臨床中推廣用之。

本病在現代醫學中稱為心因性疾病，因此在治療時要重視心理療法，配合精神調節。囑患者避免精神過度緊張，保持心情舒暢、勞逸適度，堅持鍛鍊身體，注意改善睡眠環境，做到起居有常，消除不利於睡眠的種種因素。

# 第十六節　水　腫

## 一、刺血治療方案

【取穴】脾俞、三焦俞、腎俞、陰陵泉。

【注釋】在臨床治療時上述幾穴一般均同時取用。加刺血拔罐法，隔口1次。出血量不宜太多，每穴出血量在1～2毫升，刺血後加拔火罐，留罐5～10分鐘。

本方主要適用於腎性水腫和神經性水腫，用之則有利水消腫、健脾祛濕之功，與火罐併用則有祛邪扶正之效。

## 二、體針治療方案

【取穴】陰陵泉、水分、足三里、委陽。

【配穴】陽水配肺俞、列缺、合谷；陰水以脾虛為主者配通腎、通胃，三陰交；以腎虛為主者配下三皇，並加用灸法；尿量明顯減少者配中極、三焦俞、水道。

【注釋】陰陵泉為足太陰脾經之合穴，五行屬水，與腎五行相應，故功專健脾補腎、利水滲濕，有補土制水。

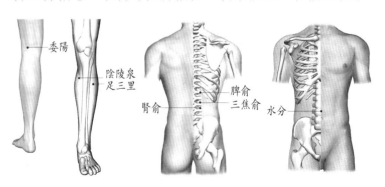

水腫取穴

脾腎並治之效。本穴在臨床中有健脾祛濕第一穴之稱，是水腫的常用效穴。

水分是調理人體水液的重要穴位，在歷代臨床中治療水腫一症本穴用之甚多。《雜病穴法歌》中云：「水腫水分與復溜。」《百症賦》中有：「陰陵、水分，去水腫之臍盈。」《席弘賦》中載曰：「水腫水分兼氣海，皮內隨針氣自消。」由此可見水分治療水腫的重要性。臨床用之確有實效，可適用於各種原因引發的水腫。足三里是胃經之合穴，為土中之真土，故制水之作用強大。用之可疏調陽明經氣，使脾胃之氣健運，水液的輸泄就能正常。委陽為三焦的下合穴，可通調三焦氣機，利水消腫。

### 三、操作方法

陽水疏風利水，以針刺為主，多施以瀉法；陰水溫陽利水，針灸併用，多施以補法。當腎虛時重用灸法。以上穴位均常規刺，每日或隔日1次，留針30分鐘，10次為1個療程。

### 四、按　語

水腫是指體內水液瀦留，泛溢肌膚，以頭面、眼瞼、四肢、腹背甚至全身水腫為主要表現的一類病症。可見於多種疾病之中，大多數為慢性疾病。

在中醫臨床中有陰水與陽水之分。陽水起病急，初起面目微腫，繼則遍及全身，腫勢以腰部以上為主，皮膚光澤，按之凹陷易復，胸中煩悶，甚則呼吸急促，小便短少而黃。病在肺、脾，一般多為實證；陰水起病緩慢，初起足跗微腫，繼則腹、背、面部等逐漸水腫，水腫時起時

消，按之凹陷難復，氣色晦暗，小便清利或短澀。病在脾、腎，多為虛證或虛實夾雜。

水腫之症多見於嚴重的器質性疾病中，可見於西醫學中的急慢性腎炎、心力衰竭、肝硬化、貧血、內分泌失調和營養障礙等疾病，因此用針灸治水腫是一種對症治療，對於原發病要採取綜合治療措施。特別是當病情出現胸滿腹大、喘咳、心慌、神昏等水毒凌心犯肺症狀時，更應採取綜合治療措施。在治療期間一定要根據病情合理控制鹽的用量。並注意合理的生活，做到起居有常、飲食有節，慎防感冒，避免勞累，節制房事。

在這裏所談及的主要是針對水腫之症狀的治療，沒有針對到具體的疾病，針刺對改善水腫症狀有明顯的療效，臨床主要以傳統穴位為主。若以腎病之因所致的水腫主要以董氏穴位為主，常以下三皇、通腎、通胃、通背等相關穴位用之，具有確實的臨床功效。

# 第十七節　面　癱

## 一、刺血治療方案

【部位】口腔患側頰部黏膜、患側耳背瘀絡。

【注釋】以上兩個部位是治療本病刺血的常用點，在民間也廣為常用，有很好的臨床功效，許多患者僅用上述兩個部位刺血即可治癒本病。可用一次性無菌針頭挑刺法，也可用手術刀片切口，注意患處的消毒，以防感染。一般用2%碘酒或75%乙醇消毒，用手術刀片在患側頰部

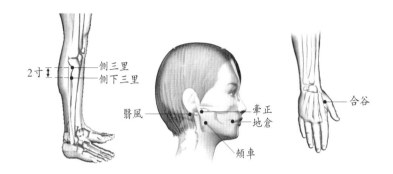

**面癱取穴**

割破，切口約1公分，深約2毫米，放出適量瘀血，再用0.9%生理鹽水進行清潔漱口，最後用乾棉球在此處閉口按壓，保持口腔衛生，防止感染。在患側耳背瘀絡刺血時，首先在患耳揉搓，使其充血，找到充盈最明顯的瘀絡，常規消毒，用一次性無菌針頭或用無菌手術刀片劃破血管，使其出血1～3毫升，用消毒棉籤消毒切口，然後用無菌膠貼貼敷刀口。此處放血，能疏風通絡，且瀉肝膽之火。

　　上述兩個部位可以同時用之，也可以交替運用，一般5～7天刺血1次。

## 二、體針治療方案

　　【取穴】牽正、翳風、地倉透頰車、合谷、側三里、側下三里。

　　【配穴】風寒外襲配風池；風熱者配曲池；抬眉困難者配攢竹、陽白；閉眼困難配魚腰、絲竹空；流淚者配四白、太衝；鼻唇溝變淺者配迎香；人中溝喎斜配水溝；頦唇溝喎斜者配承漿。

　　【注釋】牽正為經外奇穴，其功能可使喎斜的面部而

復正，故名牽正。是臨床所用的有效穴，用之則能袪除面部風邪，疏通面部之經絡。翳風為手少陽之腧穴。有極強的疏散頭面風邪作用，是治療周圍性面神經麻痺的常用要穴。《針灸大成》中有載：「翳風主口眼喎斜。」地倉有疏風散寒、榮筋通絡功能，是面癱常用主穴，對面癱之疾有良好的調整作用。《玉龍歌》中云：「口眼喎斜最可嗟，地倉妙穴連頰車，喎左瀉右依師正，喎右瀉左莫令斜。」合谷是大腸經原穴，為循經遠端選穴，具有面口合谷收之用，與局部穴位相配，袪風通絡、行氣活血。側三里、側下三里處於膽胃經之間，用之對陽明、少陽二經合經之病甚效，刺之既可調理陽明之氣血，又能袪風解鬱。

### 三、操作方法

發病早期局部穴位宜淺刺，並且多取用健側穴位，患側局部宜少取穴；發病中後期局部取穴宜用透刺法；在恢復期多加用灸法，或用火針法；在急性期，面部患處取穴採用輕刺法。肢體遠端的腧穴，無論早、中、晚期，均採用深刺法、強刺激。發病早期每次留針30分鐘左右，中、晚期留針時間宜長，多在45～60分鐘，或90分鐘以上。一般10次為1個療程。

### 四、按 語

面癱在中醫學中又稱為「口眼喎斜」、「口僻」，在西醫學中稱為面神經麻痺，俗稱為「吊線風」。其主要表現為，突然口眼喎斜，一側眼瞼不能閉合，露睛流淚，不能皺眉皺額，鼻唇溝歪斜變淺，鼓腮漏氣，不能吹口哨，流涎，患側常留有食物殘渣，面頰麻木不適，多發生於面

部一側。發病年齡以 20～50 歲為多，男性略多於女性。本病的發生常與勞作過度，正氣不足，風寒或風熱乘虛而入等因素有關。基本病機是氣血痹阻，經筋功能失調。

　　面癱在西醫學中分為周圍性和中樞性兩種，在臨床中主要以周圍性面癱為多見，尤其是貝爾麻痺。中樞性面癱臨床較少，一般所說的面癱多指周圍性面癱，在臨床診治時一定要正確區分。周圍性面癱的預後與面神經損傷程度密切相關，一般而言，由無菌性炎症導致的面癱預後較好，由病毒導致的面癱（如享特氏面癱）預後較差。

　　針灸治療面癱具有極佳的療效，是目前治療本病公認的安全有效的首選方法。但在治療時應注意以下幾個方面，對提高本病的療效有著重要的作用。一是治療越早，療效越佳；發病時間越長，療效越差，甚至難以恢復；二是在發病急性期，治療時應儘量減少局部用穴，取穴宜少，手法宜輕，不宜過早用電針；三是久病頑固性患者，宜用透刺法，並且宜加用灸法、刺絡拔罐法；四是在治療期間，患者要避風寒，忌用冷水洗臉、漱口，加強局部保暖，注意生活起居，忌食生冷辛辣之物，多做局部按摩；五是一定要結合刺血療法，刺血療法對本病有很好的治療作用。

## 第十八節　面肌痙攣

### 一、刺血治療方案

【部位】面肌痙攣中心點。

【注釋】依據痙攣中心區選擇針刺點，當以面神經第

1支痙攣嚴重時，常以太陽穴區為刺血點；當以第2支痙攣嚴重時，常用顴髎為刺血點；當以第3支痙攣嚴重時，常以頰車為刺血點；全面肌痙攣時，則根據病情分次選用刺血點。

用一次性無菌注射針頭輕輕點刺，或用梅花針輕輕叩刺，以微出血為度，然後拔罐5分鐘，隔日1次，5次為1個療程，每療程間休息3～5天。本病在中醫辨證為風證，根據中醫理論「治風先行血，血行風自滅」。故刺血是一種行之有效的方法，刺血本意在袪風活絡、疏通經絡，使面神經得到正常的血液濡養，則痙攣自止。

### 二、體針治療方案

【取穴】合谷、太衝、足三里、後谿透勞宮、鎮靜、三泉。

【配穴】當第1支痙攣嚴重時配陽白、攢竹；當第2支痙攣嚴重時配顴髎、下關；當第3支痙攣嚴重時配地

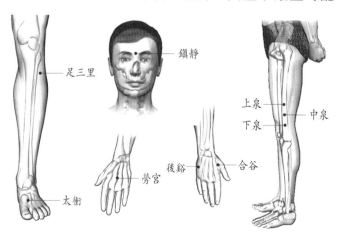

**面肌痙攣取穴**

倉、夾承漿；風寒外襲配外關；風熱侵襲配曲池；陰虛風動配太谿、三陰交；氣血不足配血海、氣海。

【注釋】合谷屬於手陽明經之原穴，原穴氣血充盛，故疏通陽明經氣，「面口合谷收」，因此合谷是治療本病的常用要穴。太衝為肝之原穴，肝經從目系下頰里，環唇內，是經絡所行之用。合谷與太衝名曰「開四關」。分別為手陽明和足厥陰經之原穴，合谷主陽，善調氣，能升能散，善清上焦熱邪氣閉；太衝主陰善調血，能降能疏，善疏肝解鬱、袪風行血。二穴合用既有鎮痙之效，又有鎮定之功。足三里為足陽明經之合穴，陽明經多氣多血，也為面部經絡主要所行之經，用之可調節面部之氣血。後谿為手太陽小腸經的腧穴，也是八脈交會穴之一，通督脈，督脈有鎮靜安神之效，用之既可舒調太陽經之氣血，又能清頭目，而寧心安神。當透刺勞宮，更增強了鎮靜安神的功用。鎮靜、三泉皆為董氏奇穴之穴位。鎮靜處於督脈，近於印堂，有印堂之效，鎮靜作用強於印堂。三泉處於膽經與胃經之間，針之既可調理兩經之氣血，又能袪風鎮靜。通過大量的臨床實踐觀察，本方案治療面肌痙攣確有很好的功效。

### 三、操作方法

先針刺遠端穴位，後針局部穴，局部宜淺刺，用輕刺激手法，遠端穴位行強刺激，用瀉法。後谿向勞宮方向透刺2寸左右，以提插手法為主，行較強的刺激手法，以患者能耐受為度。鎮靜自上而下刺，皮下針，針深0.3寸左右。三泉直刺0.5～0.8寸。餘穴常規針刺。

## 四、按 語

面肌痙攣主要表現為面部肌肉呈陣發性、不規則、不自主地抽搐，無其他神經系統陽性體徵。通常局限於眼瞼或頰部、口角，嚴重者可波及整個面部。一般多發生於一側，兩側同時發病者甚為少見。當精神緊張、過度疲勞時加重發作，尤以講話、微笑時明顯，嚴重時可呈痙攣狀態。屬於中醫學「面潤」、「面風」、「筋惕肉瞤」等範疇。病位主要在面部經筋。基本病機是外邪阻滯，壅遏筋脈或虛風內動。治療宜補虛瀉實、調和氣血，以達血行風息而痙止的作用。

本病在臨床上並不少見，但目前尚無特效藥物治療。針灸治療面肌痙攣臨床療效滿意，當針刺治療後症狀減輕或消失，仍需一定時間的鞏固性治療，否則易復發，復發者，繼續針灸治療仍然有效。在針刺面部穴位時不宜選用太多，手法也不宜過強，手法的輕重應根據患者之虛實及耐受情況靈活掌握。

傳統針灸治療本病多以局部選穴為主，療效往往不夠理想，透過以遠端選穴為主對比來看，作用療效優於局部選穴，應是值得注意的一點。切記，患者應保持心情舒暢，防止精神緊張及急躁情緒。

# 第十九節　面　痛

## 一、刺血治療方案

【取穴】太陽、頰車、地倉。

【注釋】根據疼痛部位選擇穴點。第1支痛時取太陽，第2支痛時取頰車，第3支痛時取地倉，三支皆痛時三穴點均刺。每穴點針刺出血2～5毫升，根據疾病的輕重與體質的強弱決定出血量的多少，一般3～5天1次，5次為1個療程。

本病多由風熱外襲，經絡氣血阻滯不通，或肝胃實熱上沖等導致。刺血後脈絡疏通，氣血通暢，疼痛自止。

## 二、體針治療方案

【取穴】合谷、太衝、聽宮、天樞、側三里、側下三里。

【配穴】第1支痛配魚腰、陽白；第2支痛配四白、顴髎；第3支痛配夾承漿、頰車；風寒外邪配風池；風邪化熱加大椎、曲池；伴有大便秘結者配手三里；胃熱配內庭；有扳機點者配三間；頑固性難癒者配湧泉。

【注釋】合谷、太衝分屬手陽明、足厥陰經原穴，兩經均循行於面部，兩穴相配為「四關」穴。合谷行氣，太衝行血，可祛風通絡止痛。聽宮係手太陽小腸經、手少陽

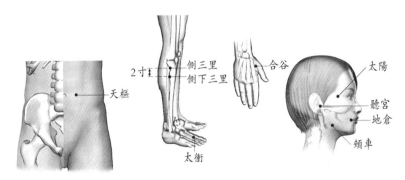

**面痛取穴**

三焦經和足少陽膽經之會穴，有通絡開耳竅、止痛益聰作用。本穴對三叉神經痛有良好的止痛作用，有效率高達80%以上。天樞為足陽明經穴，又為手陽明之募穴，因此調理陽明經氣作用甚強。針之可祛陽明之邪，疏陽明之經氣，從而面痛自止。側三里、側下三里為遠端取穴之用，其穴組近於足陽明經脈，所用有經脈之行之意，刺之可促使面部氣血恢復。二穴倒馬運用，對面部之疾均有療效，如面部痙攣、面神經麻痺皆可用之，其臨床實際功效十分肯定。

### 三、操作方法

本病均宜用瀉法。針刺時宜先取遠端穴，用重刺激手法，局部穴宜淺刺，久留針。聽宮直刺0.8寸左右，天樞直刺1.5～2.0寸，餘穴常規刺。一般留針30分鐘，每日1次，10次為1個療程。急性發作、疼痛劇烈者，可留針1小時至數小時。

### 四、按 語

面痛相當於西醫學中的三叉神經痛。

三叉神經痛是指在三叉神經分佈範圍內反覆發作性的、短暫的劇烈疼痛。多發於40歲以上中年人，女性多於男性。疼痛呈發作性、刀割樣、撕裂樣或燒灼樣，持續時間為數十秒至數分鐘。疼痛常因說話、咀嚼、刷牙或洗臉而誘發，這種激發點稱為「扳機點」。在中醫學中又有「偏頭痛」、「頭風」、「面頰痛」、「面風痛」等病名。本病病位在面部，基本病機是面部經絡氣血阻滯，不通則痛。

　　三叉神經痛是一種原因尚未明確的疾患，臨床上分為繼發性三叉神經痛和原發性三叉神經痛。原發性三叉神經痛的病因目前尚無定論。繼發性三叉神經痛，需詳細檢查發病原因，積極治療原發病，採取適當措施，根除原發病。

　　針刺治療三叉神經痛有較好的止痛作用和有效的治療效果，是目前治療三叉神經痛較為有效的治療方法。目前藥物治療尚不滿意，一是藥物副作用大；二是根治作用低，因此很難堅持用藥治療。針灸對本病的治療應是目前保守療法中有效的好方法。在治療期間，囑患者起居規律，忌食生冷、辛辣刺激性食物，避免情緒過激、精神緊張等相關因素。

# 第二十節　前列腺炎

## 一、刺血治療方案

　　【取穴】腰俞、陰陵泉。

　　【注釋】用刺血拔罐法。穴位常規消毒後，用一次性無菌注射針頭點刺，二穴點依次點刺出血，並加拔火罐，留罐5～10分鐘，總出血量宜控制在20毫升左右，每週2～3次，5次為1個療程。

　　腰俞歸屬督脈，為腰部經氣輸注之處，本穴位於腰骶部，鄰近肛門，內應膀胱，刺之能疏理下焦氣機，用於治療前後二陰之疾。陰陵泉為治療泌尿系統疾病之主穴，刺陰陵泉能增強神經調節功能，加快組織代謝起到調整內分

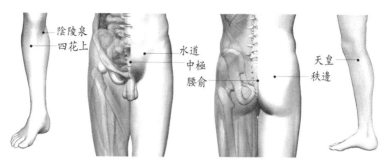

前列腺炎取穴

泌失調的作用，抑制前列腺腺體的結締組織增生，從而發揮治療作用。

## 二、體針治療方案

【取穴】中極、秩邊透水道、天皇、四花上。

【配穴】下焦濕熱配曲池、次髎、曲骨；陰虛內熱配照海、血海；脾虛氣陷配氣海、脾俞；腎氣不足配下三皇；肝鬱氣滯配太衝、蠡溝。

【注釋】中極為任脈與脾、肝、腎三陰經的交會穴，並且穴位處於局部，中極又為膀胱的募穴，具有活血化瘀、通利小便的作用。天皇穴與陰陵泉相符，四花上穴與足三里相近。陰陵泉為脾經之水穴，具有脾腎同調的功效，並能清利下焦濕熱，通利小便。《指要賦》中云「陰陵開通水道」。《雜病穴法歌》中說「小便不通，陰陵泉、三里瀉下溲如注」。與上述穴位合用，共助膀胱氣化，主治各種泌尿、生殖系統疾病。

秩邊為足太陽膀胱經穴，膀胱經絡腎屬膀胱。針刺秩邊可利膀胱氣機，清利下焦濕熱，活血化瘀，通經止痛。深刺本穴對前列腺有很好的臨床功效，是治療本病的有效

驗穴，是目前單穴治療前列腺疾病臨床報導最多的穴位。
《針灸資生經》云：「秩邊主癃閉，不得小便。」

### 三、操作方法

中極向下斜刺，中極透向曲骨，使針感能達到會陰並
引起小腹收縮、抽動為佳，不可深刺，當針刺前囑患者排
尿，以免傷及膀胱；秩邊透刺水道，進針約3寸，用捻轉
瀉法，使針感傳至小腹部、會陰部；餘穴常規刺。均可在
關元或氣海加用灸法，每日1次或隔日1次，10次為1個
療程，每個療程間隔3～5天。

### 四、按　語

前列腺炎是男性泌尿生殖系統常見疾病，臨床上有
急、慢性之分。急性前列腺炎以尿路刺激症狀為特徵，慢
性前列腺炎症狀多不典型。這裏所述及的前列腺炎也包括
前列腺增生等一系列的前列腺病變，增生病變多見於老年
人，均歸屬於中醫學「淋證」、「癃閉」、「精濁」等範
疇。主要表現為小腹反覆墜脹作痛，小便淋漓不淨，尿如
白色黏液，甚或出現尿閉，腰酸痛，四肢無力，有時伴有
頭暈、失眠、多夢等。

中醫認為，房勞過度，傷及腎陰腎陽，致腎陰腎陽俱
虛；或濕熱下注，使精關不固。本病病位在膀胱，與腎、
三焦、肺、脾關係密切。基本病機是膀胱氣化功能失常，
治宜虛證補腎陰腎陽，實證清熱利濕。

針灸治療本病療效非常滿意，無論急、慢性均甚效。
但需要患者多方面積極配合，方能達到長期滿意療效。發
生本病後，不宜久坐，應適當活動，禁止飲酒。不宜長時

間過頻地騎自行車，節制房事，性交不宜過頻，但不可中斷性交，應予射精，以減輕前列腺的充血。防止腹部受寒，注意保暖，可在小腹部經常熱敷或艾灸，均有助於改善症狀。平時可以在小腹部自我按摩。做到以上幾點，可以有效地緩解病情，對預後有積極的作用。

## 第二十一節　陽　痿

### 一、刺血治療方案

【取穴】腎俞、腰陽關、八髎。

【注釋】用刺血拔罐法，穴位常規消毒，用一次性無菌注射針頭在上述穴位處瘀絡刺血，依次點刺出血，當血止後拔火罐。留罐10～15分鐘，總出血量控制在20毫升左右，每3～5天刺血1次，5次為1個療程。

### 二、體針治療方案

【取穴】大敦、曲泉、關元、下三皇。

【配穴】命門火衰配命門、腰陽關；心脾兩虛配心俞、脾俞、足三里；陰虛火旺配照海、心俞、腎俞；濕熱

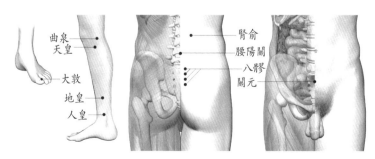

曲泉
天皇
大敦
地皇
人皇

腎俞
腰陽關
八髎
關元

**陽痿取穴**

下注配陰陵泉、秩邊、八髎；驚恐傷腎配神門、百會、腎俞；肝鬱氣滯配太衝、氣海；早洩配志室、太谿。

【注釋】肝失疏泄是造成陽痿的主要原因，因此疏肝是治療本病之大法。大敦、曲泉均為肝經之穴，大敦是肝經之井穴，用之則有開竅祛寒、疏肝解鬱之效；曲泉是肝經的合穴，能調節肝經之氣血，有疏肝、清肝、養肝之功，功善疏肝活血，清肝利膽，補肝養血，不論虛實之證皆能治之，尤善於治療生殖系統病變。從病位歸經來看，生殖系統歸屬於足厥陰肝經，「……循股陰，入毛中，環陰器，抵小腹……」。根據經絡所行、主治所及的原則，二穴的運用也實屬必要。關元係小腸之募穴，任脈與足三陰之會，又為三焦氣化所生之處，為培腎固本、補益元氣、回陽固脫之要穴，用之則有疏肝、補腎、健脾之效，尤其適宜於腎陽不足、命門火衰所致者。下三皇是董氏奇穴一組重要穴位，其功專補腎氣，凡腎虧所致各種病變皆有療效，是陽痿、早洩、遺精等男科病的要穴。

以上諸穴合用，肝腎同調，補而不滯，泄而不過，則達疏泄有度。

### 三、操作方法

關元針尖向下斜刺，力求針感傳向前陰，其他腧穴均常規刺。實證用瀉法，虛證用補法，並可加用灸法。每次留針30分鐘，每10分鐘行針1次，10次為1個療程。

### 四、按　語

本病在西醫學稱為勃起功能障礙。一般是指在多數情況下陰莖不能勃起或能勃起但不能維持勃起並進行滿意性

交的一種病症。就主要特點歸納為三個方面，即「痿而不舉」、「痿而不堅」、「堅而不久」。是男性性功能障礙最常見的病症之一，有功能性與器質性之分，器質性患者要積極查找原發疾病，針對原發病治療。在中醫學中本病還稱為「陰痿」。陽痿的發生多與恣情縱慾，或手淫太過，思慮憂愁，嗜食肥甘厚味，驚嚇緊張等因素有關。

本病病位在宗筋，與心、腎、肝關係密切。基本病機是宗筋失養，弛緩不振。

針灸治療陽痿療效滿意。但在治療時應當正確認識本病，合理辨證，方能收效。傳統中醫治療本病，多以補腎壯陽法為主導，往往收效甚微，並且會出現越補越痿，這是由於本病發生的原因不完全在於腎氣虧虛，有時與肝失疏泄有重要關係。

所以，在治療時要疏肝調血，通經化瘀。還應重視心理治療，消除患者緊張心理，克服悲觀情緒，樹立自信心。保持良好的生活習慣，戒菸限酒，不過度熬夜，適當體育鍛鍊。要節制房事，不可過頻過度。

# 第二十二節　早　洩

## 一、刺血治療方案

【取穴】陰陵泉、陰谷、曲澤、關元俞、八髎。

【注釋】在上述穴位分別刺血，在穴位區尋找瘀絡，或壓痛敏感反應點，然後一一刺血，當血止後拔火罐，使出血量控制在10～20毫升，一般每週1次，3～5次為1個

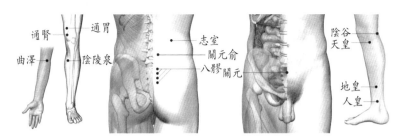

**早泄取穴**

療程。在這些穴位區刺血有活血化瘀，疏肝理氣，補腎固精，通暢血行的作用。

## 二、體針治療方案

【取穴】關元、志室、下三皇、通腎、通胃。

【配穴】命門火衰配命門、太谿、氣海；心脾兩虛配足三里、心俞、脾俞；陰虛火旺配照海、腎俞；濕熱下注配陰陵泉、秩邊；肝鬱氣滯配蠡溝、太衝；滑精配氣海、太谿；夢遺配心俞、腎俞。

【注釋】腎藏精而生髓，任主胞胎，皆為性慾之源，關元為任脈與脾、肝、腎三經之交會穴，用之可補益腎氣，固澀下元，清利下焦；志室，別名精宮，是腎氣留住之處，藏精藏志之室，性善封藏，因此有補腎益精、固本封藏之功；下三皇、通腎、通胃均為董氏奇穴之穴位，是補腎健脾之要穴，用之可增強體力，令人精神旺盛（臨床中下三皇與通腎、通胃常交替用之）。

上述諸穴合用，具有調補陰陽、固腎充精益氣之效。

## 三、操作方法

本病以補法為主，關元加用溫針灸療效更佳，作用更

效，可直刺1～1.5寸；志室直刺0.5～0.8寸；下三皇、通腎、通胃常規刺。

### 四、按 語

早洩是行房時陰莖尚未接觸或剛接觸女方外陰，或陰莖剛進入陰道，但在很短的時間內便發生射精，隨後陰莖痿軟，不能維持正常性生活的一種病症，是臨床常見的男科疾病。

在當今社會，因各方面快速的發展，多方面壓力的增大，本病發病率也隨之不斷增高。臨床診斷本病多根據患者病史和主訴，目前尚無相應檢查手段配合診斷。

本病多於陽痿相並存，所以在臨床中往往一起論述，但兩病發生原因多不相同，治療也不同，因此在臨證時一定正確合理的診斷，如兩個症狀同時並存時，應根據患者具體病情確定是以何症狀為主。陽痿重在疏肝，早洩重在補腎，因此臨證必須區分。

本病的發生在中醫學中認為與手淫或房勞太過、思慮過度、情志不舒、飲食不節等因素有關。基本病機是腎失封藏，或肝失疏泄。早洩是由於肝氣易過疏泄，腎氣虛弱封藏無力，或陰虛火旺以及心理障礙所致。治療宜平肝固腎，調和陰陽，安定心神。

在治療期間應禁止房事。注意有規律的性生活，清心寡慾，節制房事。平時注意勞逸結合，鍛鍊身體，增強體質。避免在疲勞、醉酒、情緒不佳的情況下進行性生活。

在治療時應同時配合心理安慰治療，幫助患者克服悲觀情緒，樹立信心。

# 第二十三節　消渴（糖尿病）

## 一、體針治療方案

【取穴】中脘、陽池、胃脘下俞、足三里、下三皇。

【配穴】上消證配肺俞、太淵；中消證配脾俞、內庭；下消證配腎俞、太谿；皮膚瘙癢配曲池、血海；出現眼睛病變配睛明、光明；瘀血重者配太衝、膈俞；痰濁明顯配陰陵泉、豐隆；腹瀉或便秘配天樞、大腸俞；上肢麻木疼痛配手三里、外關；下肢麻木疼痛配陽陵泉、中都。

【注釋】中脘歸屬任脈，為胃經經氣會聚之募穴，八會穴之腑會，刺之可調理脾胃之功能，補之灸之則能補益脾胃、溫中散寒、益氣養血，瀉之能理氣和胃，凡一切脾胃功能失常之疾，皆可治之。具有升清降濁之功效。陽池為手少陽三焦經之原穴，能調理三焦之氣，原穴與腎間動氣相應，故有脾腎同補之效，與中脘同用，有調節內臟功

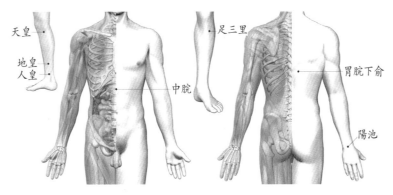

消渴取穴

能作用。胃脘下俞是治療消渴病的有效奇穴，又被稱為胰俞。功能養陰清熱，配合足三里補益後天之氣。下三皇是董氏重要穴位組，針刺下三皇對機體免疫功能有一定的影響，同時有調節血糖水平復常作用，對消渴病作用甚佳。諸穴合用，具有疏經通絡，調整人體的陰陽平衡，從而在根本上解決了臟腑的失調，使血糖自然恢復常態。

### 二、操作方法

胃脘下俞斜刺1.5寸左右，行瀉法；中脘、陽池、足三里均為平補平瀉法；下三皇用補法，均常規刺。每次留針30～45分鐘，每15次為1個療程，每療程間休息5天，前2個療程每日1次，以後根據效果隔日或每週治療3次。

### 三、按 語

隨著社會物質水準的快速發展，經濟水準的不斷提高，本病越來越多，已成為常見病、多發病。嚴重影響著人們的生活品質，是困擾全世界人民健康的重要疾病之一。因本病需終生用藥，並且致殘率高，故被人們稱為「不死的癌症」。

針灸乃是綠色療法，可以長期治療，並使眾多的患者提高了生活品質，減少了併發症的發生，減少了用藥量，甚至達到了停藥及治癒，所以用針灸治療本病值得在臨床中進一步研究與大力推廣。

消渴一病相當於西醫學中的糖尿病。臨床主要表現為多飲、多食、多尿的三多症狀，消瘦、尿糖與血糖增高，甚至出現酮症酸中毒等危急症狀。在西醫學中認為本病的發生主要因為機體內胰島素出現相對或絕對的分泌不足，

引起糖代謝功能紊亂，蛋白質及脂肪代謝也相繼出現紊亂的一種疾病。

中醫學認為本病的發生常與稟賦不足、飲食不節、情志失調、勞欲過度等因素有關。基本病機是陰虛燥熱。臨床上根據患者的症狀，可分為上、中、下三消。其中，上消屬肺燥，中消屬胃熱，下消屬腎虛。

在臨床中有「糖尿病不可怕，可怕的是併發症」之說。這說明糖尿病的併發症是嚴重的，多數患者死於併發症，常見的有白內障、腎性高血壓、腎功能不全、腦卒中、冠心病、周圍神經病變以及皮膚或其他部位的繼發性感染等病。所以一定要積極正確地預防併發症。這是對糖尿病治療中的一個重要方面，絕不可忽視。

針灸治療糖尿病一般認為是一種輔助治療，但其實並不然，應以不同的患者具體分析，對相當多的患者療效十分滿意，對於早、中期及輕、中型患者效果非常理想。對於病程長、病情重者用藥物配合針灸治療也能獲得比較好的療效。在針灸治療時，一定動員患者積極堅持配合，因為本病需要長程治療，否則會前功盡棄。

糖尿病患者易併發感染，所以在針刺時一定要注意嚴格消毒，防止感染的發生。在這裏特別強調的是，要讓患者始終如一做到合理正確的生活習慣，包括正確的飲食，持之以恆合理、適當運動，這是本病治療中的重要一環，無論採用何種療法，這兩項是首要的條件，要讓每個患者對此有高度的認識，只要做到上述兩點，堅持長時間的針灸治療，一定會取得滿意的臨床療效。

# 第二十四節　癭病（甲狀腺腫大）

## 一、刺血治療方案

【取穴】豐隆、尺澤、太陽。

【注釋】首先在豐隆上下找瘀絡，將瘀絡一一刺之。然後再在尺澤周圍找瘀絡刺之，最後再在太陽穴處的淺靜脈刺血，出血量宜根據患者體質而定，一般在20～50毫升，每10～15天刺血1次，3～5次為1個療程。

## 二、體針治療方案

【取穴】內關、足三里、三陰交、阿是穴、足三重（或外三關）。

【配穴】氣鬱痰阻配太衝、豐隆；痰結血瘀配中脘、血海；陰虛火旺配照海、太谿；心悸不安配神門；突眼者配足駟馬；多汗者配陰郄、復溜。

【注釋】內關為心包經穴，心包經下膈歷絡三焦，與陰維脈相通，具有宣通氣機、健脾化痰、解鬱通滯之功；

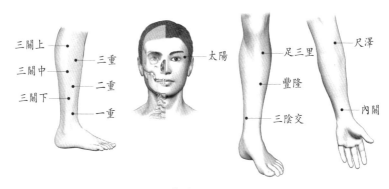

三關上　三重　太陽　足三里　尺澤
三關中　三重　　　　豐隆　　內關
三關下　二重
　　　　一重　　　　三陰交

癭病取穴

足三里為足陽明經穴位，癭腫局部為足陽明胃經所過之處，用之可通經散結、化痰消瘀；三陰交為脾、肝、腎三陰經交會之穴，具有活血化瘀、滋陰降火、益氣理氣之功效；阿是穴用之直接刺激局部，以使患處氣血疏通；足三重、外三關是董氏奇穴重要穴位，治療甲狀腺疾病甚效，具有活血化瘀、通經行氣之效。

董氏奇穴治療甲狀腺疾病有效穴位較多，不僅上述兩組穴位，通天、通關、通山、足千金、足五金、足駟馬、三泉等穴，對甲狀腺疾病均為甚效。在臨證時應據病情靈活配用。

### 三、操作方法

取阿是穴針刺的方法，一般在甲狀腺局部左右各刺3～5針，用1寸毫針，以45°角圍刺，各達腫物中部，行捻轉瀉法，勿提插，注意勿傷及頸總動脈及喉返神經。餘穴常規刺。一般留針30分鐘，每日或隔日1次，10次為個療程。

### 四、按　語

癭病是以頸喉結兩旁結塊腫大為主要臨床特徵的一類疾病。在中醫學又稱為「氣癭」、「肉癭」、「筋癭」、「影袋」等名稱，俗稱大脖子病。本病相當於西醫學的單純性甲狀腺腫、甲狀腺炎、甲狀腺瘤和甲狀腺功能亢進等。癭病的發生與飲食及水土失宜、情志不暢、憂患鬱結有關，導致氣滯痰凝，結於頸部而成。本病病位在頸部喉結兩旁。基本病機是氣、痰、瘀互結於頸部。

針灸治療癭病效果良好。不僅對改善症狀有較快的療

效，而且對縮小腫塊、改善患者的基礎代謝率也有肯定的作用。但在臨床治療時應注意以下幾個方面，方能提高臨床治癒率。

（1）針灸對單純甲狀腺腫、甲狀腺功能亢進效果較好，對這類病變應積極推廣針灸的運用。如患者出現高熱、噁心、嘔吐、煩躁不安等症狀時，為甲狀腺危象，應及時採取有效措施搶救治療。

（2）本病與患者的水土失宜有一定的關係，因此應注意飲食調攝，給予正確的飲食指導。

（3）精神創傷、心情不暢、過度疲勞都可誘發或加重本病。現代科學研究證實，應激、抑鬱、焦慮、情緒改變等與本病都有直接的關係，因此調節患者的情緒，避免精神刺激，保持良好的心態，對治療有重要的作用。

## 第二十五節 癇病（癲癇）

### 一、刺血治療方案

【取穴】太陽、大椎、肺俞、厥陰俞、腰奇。

【注釋】用刺血拔罐法。用一次性刺血針點刺太陽、大椎、肺俞、厥陰俞、腰奇穴出血，加拔火罐5～10分鐘，出血量宜多，總出血量一般在30～50毫升，根據患者的體質決定出血量。前2次15～20天1次，以後根據病情的好轉可間隔20～30天刺血1次，一般需3～5次。也可以用梅花針叩打第1頸椎至第4骶椎兩側夾脊穴，至皮膚潮紅，或微出血為度。每週2次。

## 二、體針治療方案

### 1. 傳統針灸治療方案

【取穴】百會、鳩尾、大椎、腰奇、間使。

【配穴】肝火上擾配太衝、俠谿；痰濕中阻配中脘、豐隆；心脾兩虛配心俞、脾俞；心腎虧虛配心俞、腎俞；煩躁不安配神門、開四關；僅白天發作配申脈；僅夜間發作配照海。

【注釋】百會、大椎、腰奇均為督脈之穴，中醫認為本病與腦與督脈有關。《難經・二十八難》曰：「督脈者，起於下極之輸，並於脊裏，上至風府，入輸於腦。」《素問・骨空論》曰：「督脈之為病，脊強而厥。」由上述經文不難看出本病與督脈有重要的關係，故在臨床中有「治癇獨取督脈」之說。為針灸治病提供了一定的理論基礎。百會具有通督鎮靜、息風開竅的作用；大椎有泄熱醒

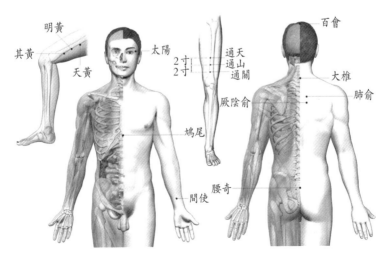

癇病取穴

腦的作用；腰奇位於腰骶部，是督脈線上的經外奇穴，因治療癲癇病有奇效，故而得此名。鳩尾屬任脈之絡穴，是治療癇病的要穴，與督脈穴合用，調和陰陽，扶正祛邪，通竅定癇。間使為心包經之經穴，寧心通絡，是臨床上癇病經驗效穴。

### 2. 董氏奇穴治療方案

【取穴】通關、通山、通大、上三黃。

【注釋】本組穴位均是董氏穴位，經臨床運用，確有實效。在董氏穴位中，治療癇病的有效處方還有火枝、火全配土水；上瘤、下三皇，均為治療本病的有效方案，在臨床中可據患者的具體病情調配運用。在董氏奇穴中有通關、通山、通天配上三黃長期用針有必癒之說；火枝，火全加土水穴；治療1個月有斷根之說。

總而言之，這兩組穴位治療本病有很好的治療功效，經臨床用之，確為良方。

### 三、操作方法

上述兩組穴位交替使用，既可加強臨床療效，又能減輕患者的痛苦，避免了穴位的疲勞性。

大椎穴針刺時以30°角向上斜刺1.5～2.0寸深。在針刺時患者若有觸電樣感傳至肢體時，立即退針，勿反覆提插。針刺鳩尾應掌握正確的針刺方向、角度和深度，以防傷及內臟。腰奇穴針刺深度要深，先垂直進皮下後改成15°角，使針尖沿著正中向下平刺，刺入2.5寸深，先捻轉後提插，使針感向骶尾部和小腹放射。餘穴常規刺。留針30分鐘，每日或隔日1次，10次為1療程，休息5日行下1

個療程。

## 四、按 語

本病自古至今在臨床中並不少見，過去本病多是因遺傳、產傷所造成，而現在的癇證多是因外傷造成。癇病相當於西醫學中的癲癇。在西醫學中認為本病的發生是因腦部神經元群陣發性異常放電所致的發作性運動、感覺、意識、精神自主神經功能異常的一種疾病。表現為感覺、意識及精神等方面的障礙。具有突然性、短暫性、反覆發作的特點。本病有原發性和繼發性兩種。根據發作的表現可分為部分性發作，全面性發作及未分類發作三大類型。臨床最典型、最主要的症狀為突然暈倒，不省人事，口吐涎沫，兩目上視，瞳孔放大，肢體抽搐，或有大小便失禁，口中發出豬牛羊尖叫聲，移時自醒，醒後如常人等表現。

本病俗稱為「羊癲瘋」。中醫學認為，癇病的發生常與七情失調、先天因素、飲食不節、勞累過度或患者有其他疾病之後，造成臟腑功能失調，痰濁內阻、氣機逆亂、風陽內動所致。本病病位主要在腦，涉及心、肝、脾、腎。基本病機是痰、火、血液以及先天因素等使氣血逆亂、蒙蔽清竅而致神機受累，元神失控。

癇病在西醫治療上需長時間的用藥，藥物副作用大，服藥時間長，患者難以堅持用藥。用針灸治療療效滿意，一般多配合埋線療法，既可減少針刺，又可增強臨床療效。對於急性發作時按急救處理的方法治療，防止意外，減少發作時間。繼發性癇病，應積極查找原發病，主要針對原發病治療。

## 第二章

# 骨傷科病證

## 第一節　落　枕

### 一、刺血治療方案

【取穴】尺澤、風池、風府、阿是穴。

【注釋】當頸肌損傷時在患側的尺澤找瘀絡點刺放血；若因風寒因素所致者可在風池或風府點刺放血。病痛點處於頸項兩側時刺風池，病痛點僅在中間的刺風府；疼痛點較局限，並且壓痛症狀明顯，可在阿是點刺血。

用一次性無菌注射針頭在所選的穴位點刺使其出血，以血變色止，或出血量在3～5毫升，出血停止後，加拔火罐5～10分鐘。

### 二、體針治療方案

### 1.若痛在頸椎正中（其病在督脈時）

### （1）頭俯仰困難時

【取穴】人中。

【注釋】人中為督脈之穴，是治療督脈上痛證常用要穴，在歷代均有運用記載。《通玄指要賦》中載曰：「人中除脊膂之強痛。」《玉龍歌》中言：「強痛脊背瀉人中，挫閃腰痛亦可攻。」所言不虛，臨床用之確有良好的

實效。

### （2）頭不能左右回顧時

【取穴】後谿。

【注釋】後谿穴為八脈交會穴之一，通於督脈。所以對於頸部正中督脈線上的損傷，依然有佳效，尤其對懼針人中的患者，可用後谿穴代替。此外，後谿是手太陽小腸經的腧穴，手太陽小腸經與足太陽膀胱經脈氣相通，所以後谿對頸項部一側或兩側足太陽膀胱經循行線上的損傷也有良效。也就是說，頸部損傷既在督脈又在膀胱經，後谿穴是最對證的用穴。《靈樞·雜病》說：「項痛不可以俯仰，刺足太陽；不可顧，刺手太陽也。」

### 2. 若疼痛在頸部兩側（其病在膀胱經脈時）

【取穴】正筋、正宗、後谿、束骨。

【注釋】正筋、正宗為董氏要穴，按穴位所處的位置來看，本組穴應處於膀胱經脈，所用是經脈所行之理。從全息對應來看，其位置也正對應於頸項部，並且其穴處於筋上，根據「以筋治筋」、「在筋守筋」之理，用之故有良效。特別是疼痛牽及頭部時用之最佳。後谿所用之理已如前面所述。束骨是足太陽膀胱經的輸穴，「輸主體重節痛」，所以可以治療足太陽經的落枕。又因為足太陽主筋所生病，落枕又是筋病，所以用之有良效。

### 3. 若疼痛面積較大，疼痛向肩胛區放射

【取穴】重子、重仙。

【注釋】當傷痛不僅在頸項部，並牽及肩部時，用重子、重仙療效佳，尤其治療膏肓穴部位之疼痛，效果更為

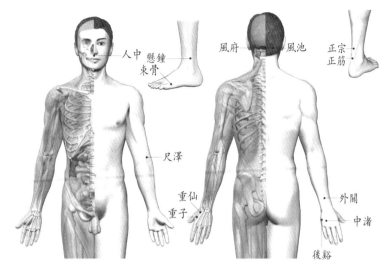

落枕取穴

突出，一般有針之痛止之效。兩穴同時下針，是治背痛特效針，治療肩痛亦極有效，治療頸痛亦有效。可以說治頸肩痛均特效，臨床多配承漿為牽引針用之。

**4. 當病痛點在頸項部太陽經外側，牽及肩胛岡上緣**

（為病在少陽經）

**（1）若因風寒所致**

【取穴】外關。

**（2）若因損傷所致**

【取穴】中渚或懸鐘。

**三、按 語**

落枕是頸項部突然發生疼痛、活動受限的一種病症，主要是指急性單純性頸項強痛。發病原因多為頸部過度疲勞、睡眠時姿勢不當；或風寒濕邪侵襲經絡，致使氣血不

和，筋脈拘急而致病。

　　本病不外乎上述兩種原因所致，主要表現為晨起頸項部強直不適，不能左右或前後活動，患處酸痛，甚向同側肩部及上臂擴散。本病病位在頸項部經筋。基本病機是經筋受損，筋絡拘急，氣血阻滯不通。

　　落枕是針灸治療相當滿意的病症，多數療效快捷而顯著。但在治療時必須辨清病在何經，同時注意配合動氣針法，當針刺得氣後，囑患者逐漸用力活動痛處，這是遠端取穴獲取療效的關鍵，方能痛隨針去。若反覆的落枕要考慮到頸項部器質性病變，如頸椎肥大、頸項風濕、枕後神經痛、頸肌勞損等病。傳統針灸治療本病多「以痛為腧」而治療，但遠沒有遠端取穴快捷，作用強大，取穴少。因此要注重辨證遠端選穴。要囑患者保持正確的睡眠姿勢，枕頭高低適中，注意頸項部避免風寒濕等外邪的侵襲。

# 第二節　頸椎病

## 一、刺血治療方案

　　【取穴】尺澤、大椎、委中、阿是穴。

　　【注釋】當臨床表現為頸項部筋急時主取患側的尺澤與阿是穴；當患者表現為眩暈、頭腦不清的症狀時主取大椎點刺放血；任何症狀的頸椎病均可取用委中點刺放血。

　　臨床運用時多以穴位點瘀絡刺血，一般出血量在5～20毫升，血止後加拔火罐5～10分鐘。根據患者的體質、年齡及治療療效3～5天刺血1次。

## 二、體針治療方案

### 1. 症狀表現為頸項部筋急和項背痛時的取穴

【取穴】①正筋、正宗。②束骨。③後谿。

【注釋】正筋、正宗是董氏常用要穴，治療頸項強痛、項部筋急作用效佳，一般針之則立見其效。本穴組治療頸椎病是因多方面的作用原理。

首先是根據經脈所行之用，其穴組處於膀胱經循行線上，膀胱經行於頸項；二是本穴組處於腳脖子上，根據全息原理正對應頸部；三是二穴在肌腱上，根據「以筋治筋」、「在筋守筋」之用。由於以上幾個方面的作用原理，二穴倒馬治療項部筋急疼痛則甚效。

臨床多與承漿合用，在傳統針灸中常取用此穴治療這一症狀。《勝玉歌》中言：「頭項強急承漿保。」其用原理根據病在陽取之於陰，前後對應取穴法，在此所用有牽引針之意。由臨床實用來看，確有很好的功效。

束骨為足太陽經輸穴，《靈樞》中言：「滎輸治外經。」《難經》中言：「輸主體重節痛。」此外，據全息理論，束骨是頸椎對應部位，所以針刺束骨則能立效。《百症賦》云：「項強多惡風，束骨相連於天柱。」

後谿為手太陽小腸經的輸穴，「滎輸治外經」，「輸主體節重」。並且後谿通於督脈，按全息理論，後谿也對應於頸項部，所以針後谿也立見其效。《通玄指要賦》云：「頭項痛，擬後谿以安然。」《針灸甲乙經》云：「頭不可顧後谿主之。」因此近人將後谿穴的這一功能概括為「頭項後谿取」。

## 2. 頸性眩暈臨床治療處方

【取穴】天柱、大椎、百會、靈骨、火菊。

【注釋】天柱為足太陽膀胱經之穴，足太陽膀胱經，「其支者，從巔入絡腦，還出別下項。」當經脈受阻，氣血不能上達入腦，以致頸項不適，眩暈頭痛。其穴位於頸部，針之能疏通經脈與局部氣血，改善椎－基底動脈供血，使腦部氣血恢復。

《針灸大成》云：「天柱穴主腦重如脫，項如拔，項強不可回顧。」大椎穴屬督脈，督脈為陽脈之海，針刺大椎意在調整陰陽、活血化瘀、祛邪通絡，消除局部炎症與水腫。百會也為督脈之穴，督脈與足太陽膀胱經交會在百會穴，針刺、艾灸百會穴能升陽益氣，清腦安神，止眩。故《勝玉歌》云「頭痛眩暈百會好」；因虛致眩者十之八九，針之靈骨有疏腦部氣血之功。火菊穴既能清頭明目，

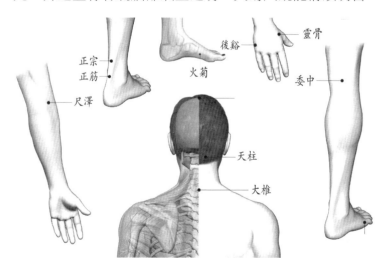

頸椎病取穴

又能改善頸項部酸脹不適。

頸椎病所致的眩暈在臨床甚為常見，治療十分棘手，往往難以一時見效。針灸治療效果尤為明顯，多能速見其效，但當眩暈症狀改善後，注意進一步加強治本的治療。

### 三、按 語

因頸部損傷或頸椎、椎間盤退行性變及其繼發性改變，刺激或壓迫鄰近組織如頸部血管、神經或脊髓等而引起的各種症狀和體征者稱為頸椎病，又叫頸椎綜合徵。根據臨床表現將本病分為頸型、神經根型、脊髓型、椎動脈型、交感神經型及混合型6個症型，其中最常見的是神經根型和椎動脈型。臨床症狀主要表現為頭暈、頭痛、噁心、頸肩疼痛、上肢疼痛麻木，嚴重者可導致癱瘓，甚至危機到生命。

頸椎病在中醫學屬於「眩暈」、「痺證」等範疇。其發生常與伏案久坐、跌仆損傷、外邪侵襲或年邁體弱、肝腎不足等有關。本病病位在頸部筋骨。基本病機是筋骨受損，經絡氣血阻滯不通。病性以本虛標實、下虛上實為主要特點。

由於電腦及手機的廣泛普及，體力工作的減少，頸椎病已成為當今高發病種，並且逐漸年輕化，成為現代文明病之一。頸椎病給患者帶來了很大痛苦，西醫治療難以奏效，針灸治療本病療效滿意，是針灸治療的優勢病種之一。為了提高臨床療效，在針灸的同時可以配合火針、小針刀、推拿、經筋療法、中藥外敷等多種方法。為了預防本病的發生，或改善緩解病情，一定要注意頸項部的保

健，避免不正常的工作體位，低頭工作不宜過久，經常加強頸項部功能鍛鍊，注意頸項部的防寒保暖。

## 第三節　漏肩風（肩周炎）

### 一、刺血治療方案

【取穴】阿是穴、風門、尺澤。

【注釋】當肩部疼痛局限，壓痛點明顯，取其最痛點，穴位常規消毒，用一次性無菌注射針頭點刺出血，用手在患處用力擠捏使其出血；若肩部疼痛面積廣泛，瘀阻淺表者可用梅花針中強度叩刺患部，使患處微微滲血，再加拔火罐10分鐘，使瘀血外出，邪祛絡痛，疼痛自止。風門為風進入之門戶，其穴處於頸肩部，尤其適宜於因受風寒所引發的肩痛，本病多因風寒濕三邪乘虛侵入肩部，致使經絡瘀阻，氣血循環受阻，不通則痛。故刺之既可祛除風寒濕之邪，又能疏通局部之氣血。尺澤為肺經之合水穴，金之水穴，在尺澤瀉血筋就會鬆弛。

### 二、體針治療方案

**1. 按病位點處方**（辨經選穴）

（1）**病位點在陽明經**（當疼痛點在肩前外部為主且壓痛明顯）

【取穴】合谷、三間、曲池。任取一穴或幾穴合用。

（2）**病位點在少陽經**（當疼痛點在肩外側為主且壓痛明顯）

【取穴】中渚、懸鐘、陽陵泉、外關。根據患者具體

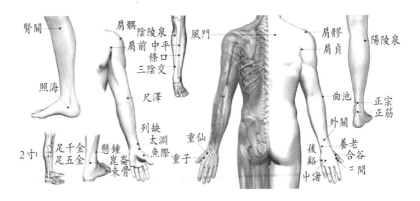

**漏肩風取穴**

病症選擇相關穴位。

（3）**病位點在太陽經**（當疼痛點以肩後部為主且壓痛明顯）

【取穴】後谿、養老、崑崙、束骨。任取一穴或幾穴合用。

（4）**病位點在太陰經**（當疼痛點以肩前部為主且壓痛明顯）

【取穴】太淵、列缺、魚際、尺澤、三陰交。

【注釋】前4個穴位均為循經取穴，三陰交是同名經取穴之用。臨床根據患者具體病情選擇一穴或相關穴位搭配運用。

（5）**病位點在頸項部兩側**（或其疼痛向頭部放射）

【取穴】正筋、正宗（二穴多倒馬合用）。

（6）**病位點在肩背部**（疼痛面積比較大，其痛點在膏肓中心位置）

【取穴】重子、重仙（二穴也多為倒馬合用）。

## 2. 按病性取穴（辨證取穴）

### （1）當疼痛在夜間或夜間疼痛明顯加劇

【取穴】照海。也可根據子午流注時間取穴法，不論何病，只要是發病或加重固定在某一時辰，再看看這個時辰營氣是流注於哪一條經脈，就取用這條經脈上的腧穴。

### （2）當疼痛隨天氣變化，陰雨天疼痛明顯加劇

【取穴】陰陵泉。也可以在相關穴位加用灸法或火針。

### （3）當年齡50歲左右（「五十肩」患者）

【取穴】條口、腎關（根據病情任選其一，或搭配用之）。

## 3. 功能障礙患者

### （1）肩臂不能後抬時

【取穴】足千金、足五金。

### （2）肩臂不能上舉

【取穴】腎關。

## 4. 肩關節局部取穴（痛點周圍取穴）

無論按經辨證論治，還是根據病性取穴，均可在肩關節局部配用相關穴位來治療。

【取穴】肩髃、肩髎、肩前、肩貞。

【注釋】以上四穴是治療本病在肩關節周圍最常取用的穴位點。臨床以肩髃、肩前、肩貞三穴合用，稱為肩三針。在臨證時，根據患者的具體病情，選配相關穴位。局部選穴的運用，是以直接疏調肩關節周圍的經絡之氣，從而達到「通則不痛」的治療效果，經絡疏通，氣血乃行，肩關節局部組織粘連，凝滯狀況改善，功能活動得以恢復。

肩關節局部穴位的針刺操作應注意，肩髃、肩髎向腋窩正中的極泉穴深刺、透刺；肩前向肩貞方向刺，肩貞向肩前方向刺，要把握好針刺角度和方向，不可向內斜刺、深刺。

### 三、按 語

漏肩風即西醫學中的肩關節周圍炎，又簡稱為肩周炎。是指肩關節及其周圍的肌腱、韌帶、腱鞘、滑囊等軟組織的急慢性損傷，或退行性變，致局部產生無菌性炎症，從而引起肩部疼痛和功能障礙為主症的一種疾病。屬於中醫學的「肩痹」範疇。中醫學根據發病的具體特點，又有具體的相關病名。因本病多在50歲左右而發病，故有「五十肩」之稱。當病情發展到後期，肩關節出現了粘連，並且活動受限，故又稱為「肩凝證」、「凍結肩」等。

本病的發生原因可分為外感和內傷兩個方面。外感者，係因年老體弱，氣血虧損，風寒、濕邪乘虛而入客於肩部，致使營衛失和，筋脈拘緊，肩關節重滯疼痛；內傷者，係因傷後瘀血凝滯不化或勞傷筋脈，氣血不榮，關節失於滋養而漸至。本病病位在肩部筋肉。基本病機是肩部經絡不通或筋肉失於氣血溫煦和濡養。本病早期主要以肩關節周圍疼痛為主，後期以功能障礙為主的臨床表現。

漏肩風是針灸臨床上常見病，用針灸治療有很好的療效，是目前治療本病最常用的方法。若要提高臨床治療效果，必須掌握以下幾個方面，則會達到立起沉疴之效。

（1）本病不論其疼痛和活動障礙的程度如何？牽扯的經脈越少，治療效果越好，若僅有一處疼痛者效果最

佳，一般一次治療，即可立見顯效。

（2）如果當疼痛的範圍很大，說明病在多條經脈，在治療時應首先找到疼痛最明顯的經脈，先治療疼痛最甚的經脈，一次治療不宜選太多的穴位點。

（3）在治療時，若遠近穴搭配時，首先選用遠端穴位，後取局部穴位。臨床中主要以遠端穴位為主，近部穴位為輔。傳統針灸治療本病多以局部穴位為主，由長期的臨床運用對比來看，遠端選穴優於局部選穴，局部穴位取效緩慢，並且取穴多，當遠端取時，一定要配合動氣針法，當針刺得氣後，立囑患者配合活動患處，這是提高臨床療效的一種有效方法，否則其效則會大大降低，不可忽視。

（4）要正確地辨證病在何經，正確地分析其病性，兩者有效結合。

（5）當虛證時可加用灸法，瘀血嚴重時重用刺血法，寒濕證以及疾病後期可加用火針治療。

（6）注意局部保暖，防止受涼，避免風寒侵襲。

（7）治療期間囑患者配合適當的肩部功能鍛鍊，如「爬牆」運動。並遵循持之以恆、循序漸進、因人而異的原則。

# 第四節　肘勞（肘關節疾病）

## 一、刺血治療方案

【取穴】阿是穴。

【注釋】在患處尋找到最痛點，常規消毒。用一次性

無菌注射針頭點刺出血，然後加拔火罐 10 分鐘，使出血量在 5 毫升左右，一般每 3～5 天刺血 1 次，一般 3 次為 1 個療程。也可以在痛點用梅花針中度叩刺，當叩至微出血時，加拔火罐 10～15 分鐘，每 2 日 1 次，3～5 次為 1 個療程。

在阿是穴刺血，可使邪有出路，達到疏通經絡、調和氣血、消腫止痛的目的。

## 二、體針治療方案

【取穴】曲池、犢鼻、陽陵泉、靈骨、阿是穴。

【注釋】肘勞病患點多發生於肘外側，此乃手陽明經脈所過之處，陽明經為多氣多血之經，又「主潤宗筋」，對勞損引起的肘關節疼痛，取手陽明經曲池、足陽明經的犢鼻旨在疏通經絡氣血。曲池、犢鼻均取用健側之穴。用曲池穴治療本病是等高對應取穴法的運用，用犢鼻則是上下對應取穴法之用。在臨床上兩種取穴法會經常用到關節痛症，並且多能立起沉疴。

陽陵泉是八會之筋會，因本病為「傷筋」之疾，用之是對症治療。靈骨是董氏之穴，肘勞取穴調理氣血極有效，其穴處於手陽明之經，在此所用乃是董氏針法中之牽引針法。阿是穴

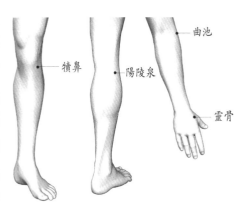

曲池

犢鼻

陽陵泉

靈骨

肘勞取穴

是用以調局部之氣血，筋舒痛止。

### 三、操作方法

首先取用曲池、犢鼻、陽陵泉，均為健側之穴，當針刺得氣後，囑患者立用動氣針法。若能在陽陵泉穴周圍找到反應點（壓痛點）針之，療效更佳。然後取用患側的靈骨穴為牽引針。最後取用阿是穴，阿是穴採用圍刺法、齊刺法，或加用溫針灸，一般每日或隔日1次，1週為1個療程。

### 四、按　語

肘勞是以肘部疼痛，肘關節活動障礙為主症的疾病，屬於中醫學傷筋、痺證範疇。相當於西醫學中的肱骨外上髁炎（網球肘），肱骨內上髁炎（高爾夫球肘），關節扭挫傷等。多因勞累汗出，營衛不固，寒濕侵襲肘部經絡，使氣血阻滯不暢；長期從事某一固定工作，使肘部反反覆覆處於一種姿勢，或肘部劇烈活動，使筋脈損傷、瘀血內停等導致肘部經氣不通，不通則痛。本病病位在肘部手三陽經筋。基本病機是筋脈不通，氣血痺阻。

傳統方法治療本病療效欠佳，西醫多以局封為主治療，因副作用大，漸少用之，針灸治療本病效果滿意，一般經2～3次即可達滿意療效。尤其結合刺血方法、火針療法效果更佳，火針治療本病作用最效，多數經1次治療可見顯效，是筆者治療本病最常用之法。

在治療期間應避免肘部過度用力，急性發作患者應絕對避免肘關節的運動；局部注意保暖，防止寒冷刺激；病程長、局部肌腱或組織發生粘連者，可配合推拿、小針刀治療，並做適當活動，有利於康復。

# 第五節　急性腰扭傷

## 一、刺血治療方案

【取穴】委中、阿是穴。

【注釋】穴位區常規消毒，取雙側委中穴周圍之瘀絡，用一次性無菌注射針頭點刺瘀絡，點刺出血後加拔火罐，拔罐5～10分鐘，拔出瘀血，用消毒乾棉球擦淨。然後在痛處周圍尋找最痛點常規消毒，用一次性無菌注射針頭在痛點點刺2～3下，再用火罐拔罐10～15分鐘。每日1次，中病即止。

急性腰扭傷常傷及督脈及膀胱經脈，因足太陽膀胱經挾脊抵腰中，委中是足太陽之合，在古代本穴稱為「血郄」，最適宜於刺血。郄穴善治急症、痛症。《四總穴》中云「腰背委中求」。針刺該穴放血，可迅速疏通膀胱經氣，緩解腰痛，直接起到消瘀祛阻、行氣消腫、通則不痛的作用。阿是穴可通調局部經脈、絡脈及經筋之氣血，通經止痛。透過刺血療法能調節疏通「行氣血，營陰陽」之作用。經刺局部與委中出血，可改善瘀滯的經脈，從而達到治療目的。急性腰扭傷刺血治療效果良好，許多患者僅刺血治療可快速將病痛而治癒。

## 二、體針治療方案

### 1. 當病痛點在督脈

【取穴】腰痛穴、水溝、後谿。

【注釋】腰痛穴處於前額正中，為經外奇穴，雖然是

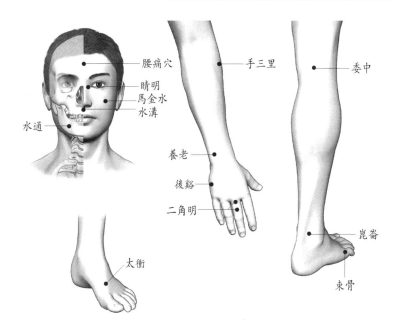

腰痛穴

睛明
馬金水
水溝

水通

手三里

委中

養老

後谿

二角明

崑崙

太衝

束骨

**急性腰扭傷取穴**

奇穴，但是其穴處於督脈線上，是臨床治療督脈上腰痛常用驗穴。水溝是督脈之穴，具有舒筋利脊調理督脈之氣血的作用，本穴是歷代治療腰痛之特效穴。如《玉龍歌》中說：「強痛脊背瀉人中，挫閃腰痛亦可攻。」《通玄指要賦》中有載：「人中除脊膂之強痛。」後谿為手太陽經之輸穴，手足太陽經脈氣相通。《內經》云：「輸主體重節痛。」後谿為八脈交會穴之一，通於督脈，針刺該穴可行督脈之氣血，使督脈瘀祛經通，疼痛而止。在臨床中可根據具體情況選擇穴位。

【操作方法】腰痛穴針尖向下平刺1～2寸，當腰痛偏於一側時，其針尖向相反的方向平刺；針刺水溝穴時用提

捏進針法，針尖向上斜刺0.3～0.5寸，使局部有脹痛感；後谿穴常規刺。以上三穴可以單用，也可以相互配用。無論選用何穴，均配用動氣針法，當針刺得氣後，同時囑患者緩緩活動腰部，並不斷加大活動幅度，這是提高療效的一個重要因素，在此仍不可忽視。

### 2. 當病痛點在足太陽膀胱經

【取穴】委中、崑崙、束骨、養老、後谿、睛明。

【注釋】委中、崑崙、束骨、睛明四穴，均為足太陽經之穴，臨床用之是根據「經脈所行，主治所及」的道理。臨床運用，確有實效。委中一般多採用刺血法，臨床上多根據實際情況選用一穴點刺之。養老、後谿均為手太陽小腸經之穴，運用之理是根據同名經同氣相求。養老是手太陽之郄穴，郄穴善治痛證、急證。後谿為輸穴，「輸主體重節痛」，無論病在督脈，還是足太陽經，後谿都是最常取用之穴。

【操作方法】均常規刺，配用動氣針法。

### 3. 當痛點在距後正中線0.5寸左右（在督脈與膀胱經之間）

【取穴】手三里。

【注釋】當病痛點距督脈外開0.5寸之位置發生急性腰扭傷，其屬於手陽明經筋病。《靈樞‧經筋》云：「其支者，繞肩胛，挾脊。」《針灸甲經‧卷九》云：「腰痛不得臥，手三里主之。」

【操作方法】取用患側手三里，直刺0.8～1.2寸，配合動氣針法。

### 4. 當痛點在距後正中線3寸以外，或腰痛向小腹、會陰部放射

【取穴】太衝。

【注釋】當痛點處於後正中線3寸以外的部位，接近於肝經、膽經循行線，用之乃是經絡所行之意；又因肝主筋，扭傷則為筋病；《靈樞·經脈》篇中載曰「腰痛不可俯仰」之記載；腰與足在全息來看，太衝位置與之相對應。故當病痛點在此處時，針太衝則必效。

【操作方法】取用患側太衝，配合動氣針法。

### 5. 董氏穴位在急性腰扭傷的運用

【取穴】水通、馬金水、二角明。

【注釋】在治療急性腰扭傷方面，董氏奇穴沒有傳統針灸優勢大，在臨床中常用的是以上三穴，以上三穴最適宜於腎氣虛而引發的腰扭傷。對疼痛不劇烈、反反覆覆難以好轉時針之療效高。在臨床中還常用到中白、正筋、正宗。中白適宜於扭傷後引發起坐困難的患者，正筋、正宗用於病在足太陽膀胱經脈的患者。

### 三、按　語

急性腰扭傷是腰部肌肉、筋膜、韌帶等軟組織因外力作用突然受到過度牽拉而引起的急性撕裂傷，常發於劇烈運動、用力不當、跌仆損傷等情況下。本病好發於青壯年體力勞動者，主要以腰部疼痛及活動受限為主要表現。中醫稱為「閃腰」、「岔氣」，本病病位在腰部經筋，基本病機是腰部經絡不通，氣血壅滯。

急性腰扭傷在臨床中十分常見，是針灸治療的優勢病

種，針刺治療本病有獨特的療效，若能正確及時地治療，一般1～2次即可治癒。針刺治療急性腰扭傷，一般取穴少，見效速，並且多為遠端取穴。在針灸臨床中，用單穴治療本病的報導非常多，據統計，臨床所報導的單穴超過50多個，在臨證時要正確辨證選穴，採取合理的治療措施，如有些患者僅用刺血療法可將其病痛完全消除，因此本病要重視刺血療法的運用，遠端選穴必須配合動氣針法的運用，這是取得療效的重要因素。

在急性期應注意休息，宜睡硬板床；在治療期間應盡可能地減少腰部負重，保持正確的姿勢；平時注意腰部保暖，避風寒潮濕之侵襲，以防腰痛復發。

# 第六節　腰　痛

## 一、刺血治療方案

【取穴】委中、阿是穴。

【注釋】本病刺血與急性腰扭傷刺血部位基本相同，但是刺血方式以及刺血量存在差異。當虛性腰痛可在阿是穴處用一次性梅花針輕輕叩刺出血，並加拔火罐，微出血即可；對瘀血嚴重、寒濕腰痛者，可在痛點用一次性梅花針重叩，或用一次性無菌注射針頭刺之出血，用梅花針叩刺後用火罐重拔，當用點刺出血法時，用手擠捏患處出血，委中穴區常規消毒，尋找穴區周圍瘀絡刺之，虛證出血量宜少，實證出血量宜多，一般每週2～3次，中病即止。刺血治療本病旨在疏通經絡，流暢血行，祛除瘀滯。

## 二、體針治療方案

【取穴】腎俞、大腸俞、後谿、阿是穴、委中。

【配穴】寒濕腰痛配腰陽關，並加用灸法；瘀血腰痛配膈俞；腎虛腰痛配太谿、命門，並加用灸法；腰椎病變配腰夾脊；病在足太陽經配崑崙、申脈；病在督脈配水溝、腰痛穴。

【注釋】腰為腎之府，腎俞有壯腰益腎作用。《素問‧脈要精微論》中言：「腰者腎之府，轉腰不能，腎將憊矣。」與大腸俞、阿是穴相互配用，可疏通局部經脈、絡脈之經筋之氣血，通經止痛；委中是腰背足太陽經兩分支在膕窩的會合點，「腰背委中求」，可調理腰背部經脈之氣血；後谿乃是太陽小腸經之輸穴，又為八脈交會穴之一，通於督脈，腰部經脈除督脈皆為足太陽之經脈，根據同名經同氣相求，用後谿一穴，既可調理督脈之氣血，又能調理太陽經之氣血，本穴為輸穴，因「輸主體重節痛」，用之可治療各種腰痛，故有「腰痛後谿取」之說。

上述幾穴合用，共奏溫陽散寒祛濕、活血祛瘀止痛。

## 三、操作方法

腎俞平補平瀉；餘穴均為瀉法，常規刺。寒濕腰痛，瘀血腰痛重用刺絡拔罐法；腎虛腰痛者重用

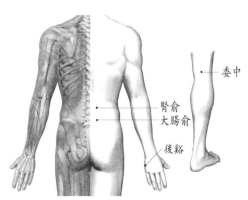

委中
腎俞
大腸俞
後谿

**腰痛取穴**

灸法，一般在命門加灸，以附子灸最佳。先刺遠端穴位，針刺得氣後同時配用動氣針法，後加配局部穴位，一般每日或隔日1次，10次為1個療程。

### 四、按 語

腰痛一證在針灸臨床中甚為常見，其病因多種多樣，如骨科疾患、婦科疾患、泌尿科疾患、循環系統疾患等都可以引起腰痛。

這裏所談及的腰痛主要針對骨科疾患，如椎間盤突出、椎管狹窄、腰肌勞損、肌肉風濕、骶腰脊綜合徵、增生性脊柱炎等疾病，這類病患均可按上述治療方案進行針對性治療，因病因的不同療效差別大，臨證時應據病情具體分析，正確的運用針刺療法。風濕性腰痛和腰肌勞損療效最好；腰椎病變和椎間盤突出引起的腰痛，針灸能明顯緩解症狀；腰部小關節周圍的韌帶撕裂療效較差；內臟病引起的腰痛要以治療原發病為主；因脊柱結核、腫瘤等引起的腰痛，不屬於針刺範圍。

腰痛發生的原因主要是「不通則痛」和「不榮則痛」兩種情況。因跌仆損傷、風寒濕邪入侵，導致營衛氣血運行不暢，氣血瘀滯，閉阻經絡，久之則「不通則痛」。因素體稟賦不足，或年老虧虛，或房勞過度，損傷腎氣，腰部脈絡失養，致「不榮則痛」。「不通則痛」的實證宜瀉，加用刺血療法。「不榮則痛」的虛證宜補，加用灸法。

在日常生活和工作中，注意姿勢正確，盡可能變換體位，勿使過度疲勞。宜睡硬板床，平時加強腰背功能的鍛鍊，注意局部保暖，節制房事。

# 第七節　坐骨神經痛

## 一、刺血治療方案

【取穴】腰陽關、委中、阿是穴。

足太陽膀胱經型坐骨神經痛配殷門、承扶。

足少陽膽經型坐骨神經痛配陽交、懸鐘、丘墟。

【注釋】委中是足太陽膀胱經兩分支在膕窩的會合點，是足太陽之合穴，臨床有「腰背委中求」之用，是歷代刺血常用要穴。坐骨神經痛以繼發性腰椎病變為多見，腰陽關穴處是腰椎病變最高發部位點，其穴是腰背陽氣通行之路，二穴與阿是穴配用，既可疏通經絡又能疏局部之氣血，流暢血行，祛除瘀滯，使其達到「通則不痛」的目的。穴位常規消毒，用一次性無菌注射針頭點刺出血（一般點刺穴位附近的瘀絡，若無瘀絡直接點刺穴位）。再加拔火罐，一般留罐5～10分鐘，或血變色止，每週1～2次，5次為1個療程。刺血療法是治療坐骨神經痛的一種有效治療方法，多數患者均需刺血治療。本病按經脈辨證一般分為足太陽經和足少陽膽經兩型，當臨證時根據患者具體證型調加以上相關穴位。

## 二、體針治療方案

### 1. 氣血不足型坐骨經痛

【取穴】靈骨、大白加相應的牽引針。

【注釋】靈骨、大白是董氏穴位，一般兩穴合用成為倒馬針法，是董奇穴之要穴。其功效主要是溫陽補氣的作

用，凡是氣血虛弱患者均可取用，主治範圍甚廣，縱橫三焦，氣通五臟，為董氏奇穴中第一大穴位組，所以當氣血不足型坐骨神經痛，首選本穴組，是有效的

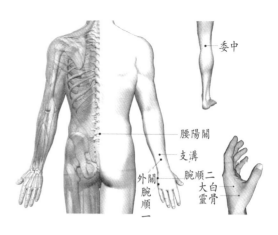

**坐骨神經痛取穴**

對症治療。然後再加用患側的牽引穴，牽引穴所用的多是患病之經的輸穴。若當病在足太陽經時取用的是本經輸穴束骨，當病在足太陽經時取用的是本經輸穴足臨泣。

【操作方法】靈骨、大白取用健側穴位，稱為治療針，靈骨要深刺，一般要透達重仙穴，大白針刺0.5寸左右，牽引針取用的患側穴位，常規刺。先針健側的治療針，當針刺得氣後囑患者配合活動患肢，加以運動，再加用牽引針，當得氣後，同時行針，以牽引其氣。

### 2. 太陽經型坐骨神經痛

【取穴】腕順一、腕順二配用束骨。

【注釋】腕順一、腕順二，亦為董氏穴位，兩穴一起用也是倒馬針法，加強臨床療效。近於十四經的後谿與腕骨，運用原理是同名經同氣相求之用。因兩穴處於手太陽小腸經循行線上，其病在足太陽，根據下病上取之。若疼痛嚴重者可配用花骨三穴和花骨四穴，二穴處於足底，扎

針較痛，所以輕症一般不取用。

【操作方法】腕順一、腕順二兩穴為治療針，取用的是健側穴位，束骨是患側之穴，為牽引針，具體運用同上。

### 3. 少陽經型坐骨神經痛

【取穴】支溝、外關配用足臨泣。

【注釋】支溝、外關兩穴均為手陽三焦經之穴，兩穴一起用也是倒馬針法的運用，取用原理也是根據同名經同氣相求之用，取用足臨泣為牽引針。也可用董氏奇穴的中白、下白合用。

【操作方法】支溝、外關取用的是健側穴位，為治療針，足臨泣為牽引針，取用的是患側穴，運用方法同上。

### 4. 配穴

因腰椎病變所引發的坐骨神經痛可加上三黃、腰夾脊；若伴有腰骶部疼痛配用大腸俞、腎俞、腰陽關；氣滯血瘀配用膈俞、太衝；氣血不足配足三里、三陰交；少陽、太陽兩經同時有症狀配用環跳、秩邊。

### 三、按 語

坐骨神經痛是沿坐骨神經通路及其分佈區（腰、臀、大腿後側、小腿後外側及足外側）以放射性疼痛為主要症狀的病證。臨床上分為原發性和繼發性兩類，原發性坐骨神經痛即坐骨神經炎，是由機體其他部位的感染累及坐骨神經而致，臨床上較少見；繼發性坐骨神經痛是坐骨神經的鄰近組織病變影響而引起，臨床以本型為多見。若因椎管內病變影響者稱為根性坐骨神經痛，如因椎管外因素而引起的稱為乾性坐骨神經痛，如骶髂關節炎、髖關節炎、

盆腔及腫物、梨狀肌綜合徵、臀部肌肉損傷刺激神經引起等，本病屬中醫的「痺證」「腰腿痛」等範疇。其發生常與感受外邪、跌仆閃挫有關。基本病機是經絡不通，氣血瘀滯。

針灸治療坐骨神經痛效果顯著，在治療時應當正確地辨證，分清病在何經，是獲取療效的關鍵因素，只要辨證準確，取穴合理，手法得當，治療及時，一般均可獲良效。本病產生之因多為風寒、濕所致，故尤適宜用灸法，或火針治療，灸法與火針是一種溫熱刺激，能溫散寒邪，通經活絡，對於瘀血嚴者，重用刺血療法。

針刺坐骨神經痛，多以健側取穴為主，這為古法中的「繆刺」法。在《素問·繆刺論》載曰：「夫邪客於大絡者，左注右，右注左，上下左右，與經相干，而布於四末，其氣無常處，不入於經俞，命曰繆刺。」可見這一刺法是在長期實踐基礎上發展而來的，本病用繆刺法療效甚佳，治療本病時要注意以下幾個方面。①若因結核、腫瘤等疾病引起者，應治療原發病；②急性期間應臥床休息，椎間盤突出者須臥硬板床2～4週，腰部宜束寬腰帶；③在治療期間應注意腰腿部保暖；④不同原因所致的坐骨神經痛療程和預後有所不同，明確診斷，有助於針對性地治療。

## 第八節　膝痺（膝關節疾病）

### 一、刺血治療方案

【取穴】三金穴、阿是穴。

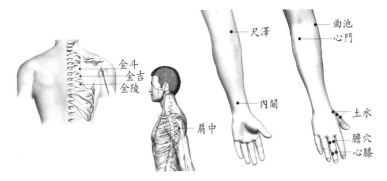

**膝痺取穴**

【注釋】三金穴是董氏穴位，包括金斗、金吉、金陵三穴。位於第三至第五胸椎外開3寸處，相當於膀胱經之魄戶、膏肓、神堂。左膝痛取左側穴，右膝痛取右側穴，雙膝痛雙側同取。三穴點治療膝痛甚效，尤其對久年膝痛作用更佳，《素問·骨空論》中言：「膝痛不可屈伸，治其背內。」三穴點同時取用，常規消毒，用一次性無菌注射針頭點刺出血，然後加拔火罐5～10分鐘，同時配合阿是穴點刺放血，若阿是點有瘀絡，點刺瘀絡，無瘀絡直接刺痛點。

膝痺之證多因風、寒、濕所致，刺血一法，可祛風、祛寒、祛濕、調和氣血、祛瘀暢血行，標本同治。

## 二、體針治療方案

### 1. 膝內側痛

【取穴】尺澤、心門。

【注釋】尺澤為手太陰肺經之穴，尺澤治療膝內側痛是同名經之用，膝內側是足太陰脾經所行，膝對肘，是上下對應取穴法。《肘後歌》中言「尺澤能舒筋骨痛」。故

膝內側可取尺澤針刺。心門是董氏穴位,其穴位於肘關節,也是上下對應療法,心門可調心臟氣血使其通則不痛。

【操作方法】尺澤、心門均取用健側穴位,是古法中的繆刺法,當臨床針刺時同時配合動氣針法,這是提高療效的關鍵。

### 2. 膝外側痛

【取穴】曲池。

【注釋】膝外側區域為足陽明經所過,曲池為手陽明之合穴,臨床取用之理也是根據同名經同氣相求之用。曲池穴是歷代治療筋骨病、膝痛之要穴。

《治病十一症歌》中言:「肘膝疼時刺曲池,進針一寸是便宜,左病針右右針左,依此三分瀉氣奇。」《肘後歌》:「鶴膝腫勞難移步,尺澤能舒筋骨疼,更有一穴曲池妙。」可見曲池治療膝痛是臨床經驗所得。

【操作方法】取用健側穴位,常規針刺得氣後囑患者逐漸活動患處。

### 3. 膝關節增生

【取穴】心膝、膽穴。

【注釋】心膝、膽穴是董氏穴位,心膝是董氏奇穴中治療膝痛之要穴,可治療各種膝痛,尤其對膝關節增生最為有效,若配膽穴形成倒馬針,作用更效。

【操作方法】均為健側取穴,常規針刺,配用動氣針法。

### 4. 無論內側痛還是外側痛,任何部位膝痛均可取用

【取穴】肩中、土水、內關。

【注釋】肩中、土水是董氏穴位，對各部位的膝痛均有效，尤其是肩中穴運用較多，療效極佳；內關也適用於各部位的膝痛，尤其對年齡大，心臟供血不佳的患者最為適宜，具有見效速、治療範圍廣的特點。在臨床上常配用患側的太衝穴合用，臨證時據患者的病情選擇相關的穴位。

【操作方法】以上三穴均取用健側穴位，常規針刺，仍要配用動氣針法。

### 5. 膝關節疼痛與天氣變化有關時穴位的取用

可局部加用溫針灸或火針療法，以犢鼻、內膝眼、鶴頂穴最為常用。溫針灸或火針是以熱祛風、祛寒、祛濕、助體內陽氣而驅散，寒祛則經絡舒緩，氣血運行流暢，疼痛自止。

### 三、按　語

膝痺是因風、寒、濕、熱等引起的膝關節及膝部肌肉酸痛，麻木、重著、屈伸不利甚或關節腫大灼熱等為主症的一類病證。相當於現代醫學中膝關節骨性關節炎、膝關節創傷性滑膜炎、半月板損傷、脂肪墊勞損、風濕性關節炎、類風濕關節炎等。臨床上以膝關節酸、麻、重、痛或腫為主要特徵，嚴重者膝關節屈伸不利，活動受限，或膝關節變形，或伴灼熱水腫。

膝關節是人身下肢極為重要之關節，其處多筋腱，對人之站立行走均有極其重要的作用。而此關節最易遭受外邪侵襲，且邪氣久留不易祛，所以膝痛之症甚為常見。西醫治療尚無特效藥物，常取用非甾體類消炎鎮痛藥物，因其副作用，或難以治本，因此治療較為棘手。針灸治療本

病有非常好的臨床療效，但因病因不同，療效差異較大。傳統針灸治療本病多取用局部穴位為主，以圍繞膝蓋部扎針。如常用的靳三針中的膝三針（犢鼻、血海、梁丘）；武連仲教授的膝上四針（血海、梁丘、鶴頂、四強）；膝五針（內膝眼、外膝眼、四強、膝陽關、曲泉）等均為典型的代表。單純膝部用針取穴多，作用低、療效緩、痛苦大，因此臨床上最好以遠端穴位為主、配以局部穴位為輔的治療原則，療效更佳。局部取穴時最好加用溫針灸，或是火針療法，療效甚為滿意。

膝關節腫痛嚴重者，應注意休息，避免超負荷的活動與勞動，以免加重損傷；肥胖患者應科學合理地減肥，以減輕膝關節的受累；平時應加強膝關節功能鍛鍊，如關節屈伸、內外旋活動，以改善膝關節的活動範圍，以及加強股四頭肌的力量；並要注意保暖、防寒、防潮濕。

# 第九節 急性踝關節扭傷

## 一、刺血治療方案

【取穴】阿是穴。

【注釋】在患處找到疼痛最明顯處，常規消毒，用一次性無菌注射針頭快速點刺出血，加拔火罐5～10分鐘，拔出瘀血，血變色止。或用一次性梅花針在患處叩刺，採用重叩法，當叩至皮膚出血如珠為度，然後加拔火罐，血止後起罐。一般隔日1次，當腫脹解除後停止刺血。

踝關節扭挫傷可致局部瘀血腫脹，阻滯不通，不通則

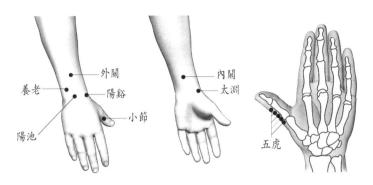

**急性踝關節扭傷取穴**

痛，在局部刺血，可使邪有出路，經脈暢通。《肘後歌》中言：「跌仆損傷破傷風，先於痛處下針攻。」所言確實如此，當損傷後局部腫痛時，在其痛點及其周圍點刺出血，可使腫消痛癒。

## 二、體針治療方案

### 1. 踝關節外側損傷

（1）當痛點在外踝足太陽膀胱經區域部位時，養老穴。

（2）當痛點在足少陽膽經區域部位時，陽池穴。

（3）無論痛點在任何具體部位，只要在外踝部位損傷，均可取用外關透內關。

### 2. 踝關節內側損傷

（1）當痛點在內踝足少陰腎經區域部位時，太淵穴。

（2）當痛點在足太陰脾經區域部位時，陽谿穴。

（3）無論痛點在任何具體部位，只要在內踝部位損傷，均可取用內關透外關。

### 3. 損傷在足背正中部位區域

痛點處於足背位置，可取用健側的上廉穴，需深刺。也可取用患側外關配四肢穴。

### 4. 無論痛點在內、外踝，還是處於足背正中部位，均可取用健側的小節穴，或配用五虎四、五虎五穴

【注釋】本病針刺時所取用的穴位主要以遠端健側取穴為主，取穴精少，見效快捷，要比單純在局部針刺作用確實，療效來得快，所以這種針刺法值得臨床推廣運用。

這種刺法屬於古法中的繆刺法，左病右治、上病下治的治療方法，這種取穴法不僅對踝關節的損傷有卓效，對所有軟組織損傷運用這種療法，均有顯效，無論新舊傷，皆可應用。運用這種療法關鍵點是辨清病位點處於何部位，然後據病點確定何經何穴，一般所選用的針刺點是與疾病上下對應點，也是疾病的反應點，多在針刺穴位處有壓痛，所以在針刺穴位時，要進行切按，找到反應點刺之，療效更佳，可使病痛立消。

小節穴是董氏穴位，治療本病療效顯著，無論痛點處於何部位，針之立見顯效，若配用董氏五虎四、五虎五，作用更強，均取用健側穴位點。

### 三、操作方法

上述針刺穴位點以反應點（穴位處壓痛點）刺之作用最效，均常規刺。針刺得氣後，囑患者配合活動患處，這是提高療效的重要手段，否則療效不佳。

### 四、按 語

踝關節扭傷是臨床上常見的一種損傷，包括踝部韌

帶、肌腱、關節囊等軟組織的損傷。本病多是由於行走不慎，踏在高低不平的路面上或跳躍後足蹠屈落地，足部受力不均，而致踝關節過度內翻或外翻造成踝關節扭傷。根據踝部扭傷時所處的位置不同，可有外踝與內踝扭傷，臨床以外踝損傷多見，內踝傷較少。

　　主要表現為扭傷部位瘀阻而腫脹疼痛，傷處肌膚青紫，關節有不同程度的功能障礙。本病病位在踝部筋絡。基本病機是筋絡不通。

　　針灸對急性踝關節扭傷療效較好，優於其他療法，尤其是遠端穴位繆刺法的運用，配合動氣針法，常有針入痛止之效。在臨床治療時，必須排除骨折、脫位、韌帶斷裂等情況。扭傷早期宜先行冷敷止血，24小時內禁止熱敷，24小時後予以熱敷，以助瘀血吸收消散；傷後應限制扭傷部位過度活動，避免加重損傷，並要注意局部保暖防寒，避免風寒濕邪的侵襲。

# 第十節　痛　風

## 一、刺血治療方案

【取穴】阿是穴、病變同側的井穴。

　　下肢病變配委中；上肢病變配曲澤。

【注釋】首先在阿是點周圍找瘀絡刺之，若無瘀絡直接在最痛點刺之。常規消毒，用一次性無菌注射針頭對準穴位快速點刺，出針後擠出3～5滴血。後再在病變同側的井穴點刺（手足交替運用），用同樣的手法操作。急性期

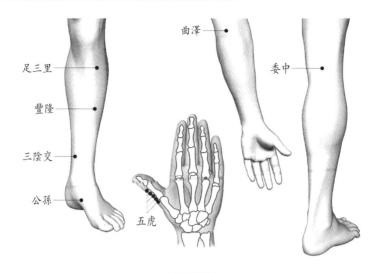

**痛風取穴**

每週3次或隔日1次，緩解期每週2次。6次為1個療程。

本病多因濕熱痰瘀流注關節經絡，氣血不暢，發為本病。在井穴點刺放血具有泄熱祛瘀之作用。在疼痛關節處瘀絡刺血，使邪有出路，緩解局部的紅腫熱痛，又可使堆積於關節的代謝廢物排出體外。

## 二、體針治療方案

【取穴】足三里、豐隆、公孫、三陰交、五虎三、五虎四、委中。

【配穴】風濕熱痹配曲池、陽陵泉；痰瘀阻滯配血海、中脘；肝腎虧虛配太谿、太衝；蹠趾疼痛配八風；指關節疼痛配八邪。

【注釋】足三里、豐隆均為足陽明胃經之穴，足三里是本經之合穴，又為胃腑的下合穴，豐隆是本經之絡，絡於脾。用之兩穴，既可調理機體陽明之氣血，調整全身功

能、增強機體功能，並能健脾益胃、行氣化痰。由此可見，刺之二穴，是從本而論治。公孫是脾之絡，絡之於胃，刺之可增強脾胃的運化功能，加強了尿酸的排泄。三陰交是脾、肝、腎三經之交會穴，改善三臟所主相應五體（肌肉、筋脈、骨骼）的功能。五虎三、五虎四是董氏穴位，兩穴對各種原因所致的足趾疼痛均有甚效，臨床也常用五虎三配五虎二運用，當本病刺之，可立見顯效，使疼痛立止。上述諸穴合用，具有標本兼治的作用，既能立止疼痛，又從病之根源而治。

### 三、操作方法

足三里、豐隆均取用患側穴位，採用透天涼手法（一次將針刺到 2 寸深，每10分鐘向上取0.5寸，共3次，留針30分鐘）。這是根據《難經》所言：「當瀉之時從營取氣。」用這種泄血熱的方法療效頗佳；公孫、三陰交、委中雙側同取，平補平瀉常規刺；五虎三、五虎四取健側穴位兩針形成倒馬針法，常規刺。

### 四、按 語

痛風又稱高尿酸血症，是因嘌呤代謝障礙，使尿酸累積而引起疾病，屬於關節炎的一種，又稱代謝性關節炎。主要臨床表現為病變關節呈單側不對稱性，主要在拇指關節或第一蹠趾關節，其次是踝、指、膝、肘關節。起病急驟、疼痛劇烈，尤以夜間為劇，發展迅速是本病的主要特徵。實驗室檢查：血尿酸（VA）增高（男性＞340微摩爾／升，女性＞256微摩爾／升）。

痛風屬中醫學「痺證」、「歷節風」等範疇。其發生

常與患者素體稟賦不足。飲食不節、外邪侵襲等因素有關。本病病位早期見於筋骨，日久可使病邪由經絡而至臟腑，呈現心、脾、腎同病。基本病機是正虛邪侵，氣血痹阻，經絡不通。

痛風在傳統治療大多緩慢，遷延難癒，反覆發作。西藥治療，副作用較大，臨床常以秋水仙鹼控制急性發作，用促進尿酸丙磺舒和抑制尿酸生成的別嘌呤醇等治療，有明顯的副作用，故難以長期堅持用藥。

針灸治療本病既可暫時止痛，又能治本，是一種有效的綠色療法。特別是火針的運用作用更效，一般在痛點施以密刺法，療效滿意，即時止痛作用尤為明顯。並注意加強休息，抬高患肢，以利於血液循環。

本病重要原因是不合理飲食而致，所以正確的飲食對本病有至關重要的作用。絕對不吃高嘌呤食物，諸如動物內臟、骨髓、海鮮、燒烤、雞湯、豆製品、菠菜及發酵食物等，戒菸酒，尤其是啤酒；防止過胖，平時多飲水，增加尿量（每日2000毫升以上），以利尿酸排出；穿鞋不宜過緊，避免足趾關節的損傷，減少誘發因素。

# 第十一節　足跟痛

## 一、刺血治療方案

【取穴】委中、阿是穴。

【注釋】取患側的委中，常規消毒，用一次性無菌注射針頭在委中青紫脈絡處點刺出血，使瘀血流出，若流血

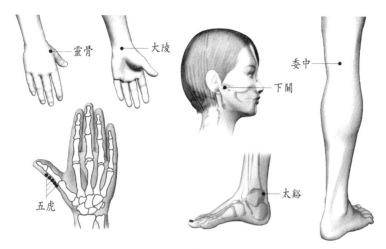

**足跟痛取穴**

不暢，可加拔火罐，以助瘀血排出。待出血自行停止後，
再用消毒乾棉球按壓針孔，出血量在5毫升左右，每週2
次。再在患處尋找最明顯壓痛點，常規消毒後，用一次性
無菌注射針頭快速點刺出血。此處肌肉僵硬，皮質厚，難
以拔罐，用擠捏法儘量擠出少量血液，隔日1次。

　　委中為足太陽之合穴，足太陽經貫腨內，出外踝之
後，因此放血可改善足跟處的氣血運行，使其經絡通暢而
痛止。根據「以痛為腧」及「菀陳則除之」的理論，取局
部壓痛最明顯的一點即是阿是穴刺絡，與委中合用，具有
行氣通絡。祛瘀止痛之作用。

## 二、體針治療方案

　　【取穴】太谿、大陵、下關、靈骨、五虎五。

　　【配穴】腎氣虧虛配大鐘、水泉；氣虛不足配足三
里、百會；血瘀配膈俞、血海；痛及小腿配承山；疼痛偏
向足跟內側配照海、神門；疼痛偏向足跟外側配申脈、養

老。

【注釋】太谿是足少陰經之原穴，足少陰經「別入跟中」，腎主骨，能強腎壯骨，當實證用之可溫腎陽散風寒通經絡，虛證用之可補腎陰柔筋脈止疼痛。因此足跟痛用太谿既是循經之用，又是治本之用。大陵穴位於掌根，為手厥陰心經之輸穴，又為原穴，具有舒筋暢脈、通經活絡的作用。其穴處於與足跟相對應的部位，是治足跟痛之特效穴，無論虛實之證皆有很好的功效。在大陵穴周圍找反應點，療效更佳，其反應點大多在大陵穴下5～8分處，針之有快速止痛及控制疼痛發作的作用。下關是臨床治療足跟痛之驗穴，無論何部位足跟痛皆有效，一般有針入痛止之功。五虎五是董氏穴位，五虎五專用於治療足跟痛，常與五虎四合用形成倒馬針法，功效卓著。

### 三、操作方法

實證用瀉法，虛證用補法。先針遠端穴位，後針局部穴位。太谿、崑崙採取互相透刺法。取用健側的大陵穴，用1寸毫針以45°角向掌心刺入0.5～0.8寸，針刺得氣後，囑患者同時活動足跟痛點，由輕到重自行活動；下關、靈骨、五虎四、五虎五均常規刺，取用健側穴位，同時配合患處的運動。每日或隔日1次，5次為1個療程，一般1個療程可癒。

### 四、按語

足跟痛是指跟骨蹠面的疼痛，有時伴有跟骨骨刺或蹠底韌帶的炎症，常與跟骨蹠面結節的慢性損傷有關，多發生於中老年人，也見於少部分青年人，肥胖者發病率高於

體重正常者。可一側發病，也可兩側同時發病。

　　現代醫學認為，由於長時間走路，或足底虛弱、過度肥胖、站立過久、穿鞋不適等因而引起足底蹠腱筋膜受到長期慢性擠壓、摩擦或牽拉過度時，會導致跟骨結節處的韌帶或筋膜組織慢性損傷，發炎而出現跟痛。可見跟腱止點滑囊炎、跟骨下脂肪墊炎、跟骨骺炎、蹠筋膜炎、腎虛性跟痛症等病。

　　本病在中醫學中沒有專屬病名，屬於「傷筋」、「痺證」之範疇。中醫學中認為本病是因老年人氣血不足，而足跟久任於地，致使足部之氣血運行失暢，經絡阻滯不通而造成疼痛；或體質素虛、腎氣虧虛，腎主骨，腎虛則陰精無以充養骨之末端，故而造成足跟痛。

　　針灸治療本病療效可靠。不僅對虛性足跟痛有卓效，而且對一些器質性足跟痛仍然有很好效果。如對跟骨骨刺所致的足跟痛，針刺亦有療效，不僅限於緩解症狀，足跟疼痛完全消失也十分常見。故針灸治療本病值得在臨床中大力推廣運用。

　　對於重性足跟痛、跟骨骨刺、跟腱炎、筋膜炎等所引起的足跟痛局部加用火針治療療效甚佳，用火針刺之可以鬆解足跟部軟組織粘連，消除炎症與水腫，減輕局部組織的壓力，解除蹠筋膜的攣縮，促進局部血液循環，從而達到治病止痛的目的。

　　在急性期應注意休息，在治療期間應減少站立和步行。少穿高跟鞋，宜穿軟底鞋，或在患足鞋內放置海綿墊。注意勞逸結合，避免風冷潮濕。

# 第三章

# 外科病證

## 第一節　乳癰（乳腺炎）

### 一、刺血治療方案

【取穴】肩胛區陽性反應點、阿是穴。

【注釋】乳癰患者多在患側肩胛區出現陽性反應點，反應點為大如小米粒的紅色斑點，指壓不退色，稀疏散在，數個至十幾個不等，其反應點多在膏肓穴，周圍明顯，若陽性反應點不明顯者，可以膏肓為中心及其周圍刺血，用一次性無菌注射針頭挑刺反應點，並加拔火罐；同時在乳房結塊周圍有鼓脹的靜脈血管刺之，或在痛點刺出血。

刺血治療本病，具有通乳絡、祛瘀血、散結滯、清邪熱的作用。

### 二、體針治療方案

【取穴】足三里、曲池、肩井、膻中、內關。

【配穴】熱毒壅盛配行間、大椎；肉腐成膿配少澤、魚際；餘毒未盡配水泉、蠡溝；乳房脹痛配少澤、足臨泣；惡寒、發熱配合谷、外關。

【注釋】乳房屬胃經，陽明經從乳房經過，乳癰又多

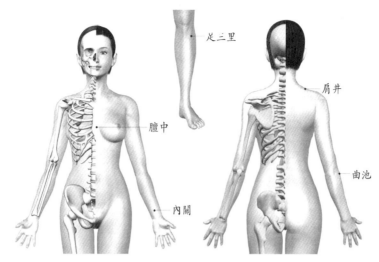

**乳癰取穴**

為胃熱壅滯而成，取之足三里，以疏通經氣，調和氣血，清陽明之蘊熱，消陽明之結滯，以達清胃熱、化瘀消腫的目的。

曲池為手陽明大腸之合穴，本穴具有清血中之熱、行瘀通痹之功效。乳癰分屬陽明經之熱，氣血壅塞不通，瘀久成癰，曲池穴配足三里用之，治療乳癰，清熱止痛之效尤速。內關乃手厥陰心包經之絡穴，手厥陰經，循胸過乳，其支脈在胸部與肝經相會，乳腺炎因情志不舒、肝氣鬱結，排乳不暢，結而成癰。針刺內關既可疏通胸部之氣血，又能調經脈之氣血，故治乳腺炎有良效，歷代有「心胸內關謀」之用。

肩井穴為手足少陽經、陰維脈之交會穴，針刺肩井穴，有宣通經氣、寬胸化瘀、清熱解毒之功效。《百症賦》云：「肩井乳癰而極效。」膻中處於乳房局部，為氣

之會穴，刺之可寬胸理氣，消除患部氣血之瘀滯，本穴是治療一切乳房疾病之常用要穴。

### 三、操作方法

均用瀉法。肩井不可向下深刺，以免傷及肺尖，針尖應向前或後下方刺入；膻中向患側乳房橫刺；其他腧穴常規刺，一般每日1次，急性發作者可每日2次。

### 四、按　語

乳癰，即西醫學中的乳腺炎，是一種急性化膿性疾病，根據發病期不同又分為外吹乳癰（在哺乳期發生）、內吹乳癰（在妊娠期發生）和非內外吹乳癰（非哺乳期）三種。一般多發於產後1～2個月以內的哺乳期婦女，以初產婦發病率較高，中醫認為與陽明胃熱有關，或肝鬱氣滯、肝失疏泄、乳汁瘀積、嬰兒吸吮等因素影響乳汁排空，易為外界細菌侵入，或飲食失常，過食厚味油膩，以致脾胃失和、胃熱蘊滯、經絡阻塞、氣滯血凝、邪熱蘊結而膿。

西醫學認為，急性乳腺炎多由於嬰兒吸乳時損傷了乳頭，細菌經傷口由乳腺管侵入乳腺小葉，或經淋巴侵入乳腺小葉的間隙組織而形成的急性炎症。

針灸治療乳癰療效滿意，尤其是本病初期療效更佳，多數經1次治療即可見顯效，若配合按摩、熱敷，可明顯提高療效；若潰後久不收口，可用局部火針，達到消瘀排膿、助人體陽氣之恢復，促進生肌斂瘡之功；飲食應清淡，忌辛辣油膩之品；在哺乳期應特別注意乳房的清潔衛生，保持心情舒暢。

# 第二節　乳癖（乳腺增生）

## 一、刺血治療方案

【取穴】肩井、天宗、曲澤、膻中。

【注釋】穴位常規消毒，用一次性無菌注射針頭對準上述穴位，依次點刺放血，血止後加拔火罐5～10分鐘，出血量在20～50毫升，依患者的身體狀況決定刺血量，10～15天1次，3次為1個療程。

在上述各穴刺血，可使肝氣舒暢，促進血行，活血散結。

## 二、體針治療方案

【取穴】合谷、太衝、內關、足三里、膻中、指三重（或足三重）。

【配穴】肝鬱氣滯配行間、足臨泣；痰濕阻滯配中

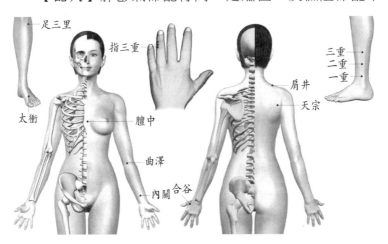

乳癖取穴

脘、豐隆；衝任失調配照海、關元；陰虛配太谿；氣血虧虛配脾俞；月經不調配三陰交。

【注釋】合谷為大腸經原穴，手足陽明經同氣相求，乳房為足陽明胃經所屬，刺之合谷可調足陽明經經氣；太衝為肝經原穴，刺之可疏肝解鬱，兩穴合用名開「四關」，刺之，可以調氣血，以疏肝理氣而達治療之目的。《標幽賦》云：「寒、熱、痛、痺開四關而已之。」內關為心包經之絡穴，臨床用以寬胸理氣為先，疏肝為次，是治療心胸部疾病之要穴，故針灸治則中有「心胸內關謀」之用；足三里為足陽明經之合穴，足陽明經經過乳房，乳體屬胃，用之可疏調陽明經之氣血；膻中位於乳房局部，為八會之氣會，肝經絡於膻中，針之可寬胸理氣、消除患部氣血之瘀阻；指三重是董氏之穴，本穴具有很強的活血化瘀之效，對乳腺疾病則有奇效，有消除包塊的作用。

### 三、操作方法

均用瀉法。膻中向患側乳房橫刺；足三重在腓骨前緣，直刺 1.5 寸；餘穴常規刺。於月經期前 5～7 天或出現週期性疼痛時針刺，至月經結束，連治療個療程。

### 四、按 語

乳癖相當於西醫學中的「乳腺小葉增生病」、「乳腺纖維囊性病」、「乳房囊性增生病」等，是乳腺部分增生疾病。本病即非炎症，亦非腫瘤，而是由於情志抑鬱、內分泌功能紊亂致使乳腺結構異常的一種婦女常見病。一般發生於 30～40 歲的婦女，尤其多見於高齡未婚、未生育、未哺乳及性功能障礙的婦女。在中醫學又稱為「乳痰」、

「乳核」。

中醫學認為本病的發生多由憂鬱思慮，以致肝失條達；或心脾鬱結，氣血失調，痰濕阻滯乳絡而成；或病久、房勞不節，損及肝腎，陰虛血少，則經絡失養而成本病。本病病位在乳房，基本病機是氣滯痰凝，衝任失調。

本病在目前發病越來越高，隨著生育的改革，經濟社會壓力的增大等多方面因素變化，出現了有增無減的發展趨勢，以致成為影響已婚婦女生活品質的重要疾病。西醫治療本病尚無有效的治療手段，因此針灸對本病是一種優勢方法，針灸有見效高的優勢。

對於療程長、病情重者，可配合乳房按摩、火針治療，以提高臨床療效；少數患者有惡變的可能，因此要及時相關的檢查，以免延誤治療；本病與情緒有重要的關係，因此，調節患者情緒至關重要，讓患者保持心情舒暢，忌憂思惱怒；治療應在週期變化時開始，這樣可明顯提高臨床治療效果。

## 第三節　腸癰（急腹症）

### 一、刺血治療方案

【取穴】四花穴區瘀絡、大腸俞、阿是穴。

【注釋】用刺血拔罐法。穴位常規消毒，用一次性無菌注射針頭依次點刺出血，待出血停止後加拔火罐，出血量在10～30毫升，根據病情決定出血量，每日1次，中病即止。

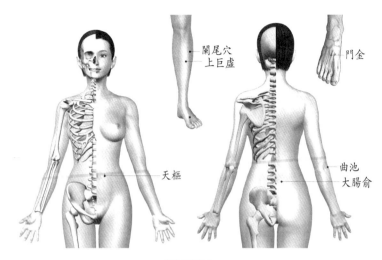

**腸癰取穴**

　　本病多因飲食不節，寒濕失調，飽食奔走，致胃腸運化失職，濕熱毒氣內蘊，氣血凝滯而成癰。刺血治療方案在於祛瘀通阻，暢通血脈，清熱解毒，恢復闌尾組織正常血液循環，促進機體對炎症的吸收、消散，達到通則不痛的目的。

　　**二、體針治療方案**

　　【取穴】天樞、上巨虛、闌尾穴、曲池、阿是穴、門金。

　　【配穴】氣滯血瘀配合谷、中脘；高熱配大椎；噁心嘔吐配內關、足三里；便秘配腹結；腹脹甚者配氣海；疼痛劇烈配地機。

　　【注釋】本病病位在大腸，為六腑之一。根據《內經》所言「合治內腑」，故取大腸腑的下合穴上巨虛，再取其腑募穴天樞，刺之可通調大腸氣血，清泄腸腑積熱；闌尾穴是治療腸癰的經驗效穴，其穴處於胃經循行線上，用之

通調陽明之氣血而發生治療作用，闌尾穴不僅是腸癰施治有效穴點，也是腸癰病變之反應點，可以透過按壓此穴，協助臨床診斷；曲池為手陽明大腸經之合穴，本穴有良好的清熱解毒之作用，用之可清泄大腸腑之邪熱；阿是穴是腸癰之病位點，刺之可直達病所，疏通局部之氣血，消腫止痛；門金是董氏穴位，其穴近於足陽明胃經輸穴**陷谷**穴處，用之則有良好的止痛之效。

### 三、操作方法

施以瀉法，均常規針刺。急性患者根據病情每日1～3次，每次留針60分鐘以上，或到疼痛緩解為止；慢性患者每日1次，1週為1個療程。

### 四、按 語

腸癰是普外科最常見的急腹症之一，臨床以轉移性右下腹持續性疼痛、右下腹局限的壓痛為特徵。可發生於任何年齡，但多見於青壯年，本病相當於西醫學的急、慢性闌尾炎，俗稱「盲腸炎」。

在西醫學中認為本病的發生主要有三種學說：①闌尾梗阻；②細菌感染；③神經功能紊亂，反射性地引起闌尾肌肉及血管痙攣，以致血液循環障礙。這三種情況可以單獨發生，也可以同時存在。

中醫學認為本病的發生主要由飲食不節，或恣食膏粱厚味，濕熱蘊積腸間；或因飽餐後劇烈運動，腸道受損、氣滯血瘀，致腸道傳化不利；或七情所傷、肝胃不和，以致氣機不暢、日久化熱成癰。

本病病位在大腸。基本病機是腸腑氣壅、熱瘀互結、

血敗肉腐。臨床主要表現為起病時上腹部或臍周持續性疼痛，數小時後，腹痛轉移至右下腹，並伴有壓痛、反跳痛，或有噁心嘔吐、發熱等症狀。

針灸治療腸癰效果頗佳，特別是慢性患者以及腸癰初起未化膿者效果滿意，對經常復發的慢性患者，針刺可起到控制復發和治療的作用，是保守治療本病的有效方法。

近幾年用針刺治療腸癰的報導頗多，很有必要進一步加以研究推廣運用，但對急性闌尾炎症狀嚴重已化膿有穿孔或壞死傾向者，宜及時轉外科處理，採取綜合治療措施，以免延誤病情。

對於急性病患針刺治療時，必須嚴密觀察病情（如體溫、腹痛程度、血常規等）。對於慢性患者局部可配合艾條溫灸或隔薑灸。治療期間以清淡流質飲食為佳，並要臥床休息，避免勞累。

# 第四節　痔　瘡

## 一、刺血治療方案

【部位】①委中至承山瘀絡刺血。②齦交穴。③痔瘡反應點（在第七胸椎兩側至腰骶部範圍內尋找反應點）。

【注釋】上述幾個刺血部位，可以分別單獨取用，或交替取用。委中至承山瘀絡刺血，首先在這一區域尋找瘀絡，常規消毒，用一次性無菌注射針依刺將瘀絡刺之，出血不暢時加拔火罐。齦交穴用挑刺法，首先在齦交穴部位找到一米粒大的硬結（無反應點針刺療效不佳），針刺穴

位出血，常規消毒，用一次性無菌注射針頭挑破腫粒，擠出硬結的白色分泌物並擠出血2～3滴。痔瘡反應點多在腰骶部，首先在這一部位找到相關反應點，反應點表現為紅色丘疹，1個或數個不等，略帶色素，壓之退色，選擇好反應點，常規消毒，用一次性無菌注射針挑破表皮，然後由淺層向深層儘量多地挑斷皮下白色的筋膜纖維，然後加拔火罐5～10分鐘，再用消毒乾棉球擦淨血跡，挑口敷以創可貼。每週1次，3次為1個療程。

## 二、體針治療方案

【取穴】承山、二白、三其。

【配穴】大便秘結配支溝、照海；便後出血配孔最、中白；濕熱下注配三陰交、陰陵泉；氣虛下陷配百會、氣海；肛門腫痛配秩邊、攢竹、陽谿。

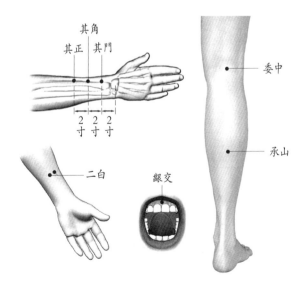

**痔瘡取穴**

【注釋】二白為經處奇穴，是治療痔疾的經驗效穴，本穴具有提肛消痔、化瘀止痛的作用。《玉龍歌》中云：「痔漏之疾亦可曾，表裏急重最難禁，或痛或癢或下血，二白穴在掌後尋。」承山是足太陽膀胱經之穴，對痔疾則有甚效，是歷代治療痔疾之重要穴位。《玉龍歌》中言：「九般痔漏最傷人，必刺承山效如神。」《百症賦》中有載：「刺長強與承山，善主腸風新下血。」在《針灸大成》中記載曰：「主大便不通，轉筋，痔腫。」可見本穴是治療痔疾所公認的效穴。本穴治療痔疾是根據經別原理，這是由於足太陽膀胱經的經別「下尻5寸，別入於肛」，故顯其效。三其是董氏穴位，其穴點處於手陽明大腸經循行線上，本組穴位尤其適宜於伴有大便秘結的患者，療效滿意。

## 三、操作方法

均採用瀉法。承山穴針尖向下斜刺1.5寸，行強刺激快速捻轉，以患者耐受為度，使針感向上傳導效果最佳；三其穴為皮下針，一針接著一針刺，均向心性方向刺入。

## 四、按　語

痔瘡是一種常見的肛門疾患，常反覆發作，臨床發病率甚高，故有十人九痔之說。是直腸末端黏膜下和肛管皮下的靜脈叢，因各種原因發生擴大曲張而形成的柔軟靜脈團，或肛管皮下血栓形成及其因炎症刺激所增生的結締組織而成。男女均可發生，多見於成年人。與久坐、過勞、久痢、長期便秘、妊娠、嗜酒辛辣等有關。古代有五痔之分，即牡痔、牝痔、腸痔、脈痔、血痔。今有內痔、外

痔、混合痔之分。

　　本病主要表現為肛門部出現小肉狀突出物，無症狀或僅有異物感，也可伴有肛門處疼痛、腫脹和大便時出血。本病病位在肛腸。基本病機是肛部筋脈橫懈。

　　針灸對減輕痔瘡疼痛和出血等症狀有較好的療效，若注意以下幾個方面，可明顯提高治療效果，或減少及避免復發。養成定時排便習慣，保持大便通暢，及時調整大便不正常的情況；平時少食辛辣刺激性食物；平時多飲水，多食新鮮蔬菜、水果，少食肥甘之物；不宜久坐或久站，工作時適當調整。

# 第五節　脫　肛

## 一、刺血治療方案

【部位】脫肛反應點。

【注釋】一般患者均在第三腰椎至第二骶椎之間，脊柱旁開 1.5 寸處的縱線上出現丘疹樣稍突起皮膚，針帽大小反應點。每次任選 1～2 個反應點進行挑治，用一次性無

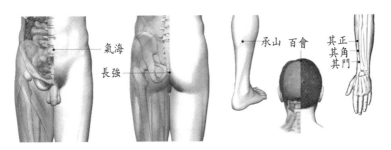

氣海
長強
承山　百會　其正　其角　其門

脫肛取穴

菌注射針頭挑破出血後，用無菌乾棉球擦淨，外敷創可貼，每週治療1～2次。5次為1個療程。

## 二、體針治療方案

【取穴】百會、氣海、承山、長強、三其。

【配穴】脾虛氣陷配脾俞、胃俞；腎氣不固配腎俞、關元；濕熱下注配陰陵泉、三陰交。

【注釋】百會為督脈之穴，督脈有陽脈之海之稱，其穴居於人體最高處，為三陽五會之所聚（即為督脈、足太陽經、手足少陽經、足厥陰經）。督脈起於胞中，經肛門部、貫脊上行；足太陽經絡於腎，其經別入於肛門；足少陽經繫於帶脈；足厥陰經筋結於陰器。根據上述經脈關係，均為「經脈所通，主治所及」之理的運用。歷有「病在下者、高取之」的治則，故取用百會治之。百會不僅對脫肛甚效，對於一切氣虛下陷之疾均有良好的治療作用，這是因為百會有升提收攝之功。氣海為元氣所生之處，因本病乃氣虛不固致下脫，刺之氣海具有強大的補氣之用。承山為足太陽經之穴，足太陽經別自下尻5寸別入於肛，取足太陽之承山，可疏調肛部氣血、清利下焦濕熱。本穴是治療一切肛周疾病之要穴，有「後陰有病取承山」之說。長強之穴位於肛門之處，為大腸之門戶，刺之可直接疏調局部之氣血，增強肛門收束力。三其是治療肛周病變之要穴，作用廣泛，尤適宜於便秘所致之疾。

## 三、操作方法

百會平刺0.5～0.8寸，並加用灸法；長強沿尾骶骨內壁進針1.0～1.5寸，針感最好向肛門部放射為佳，注意不

要刺及直腸；也可在氣海穴加用灸法，療效會更佳。

### 四、按　語

脫肛是指直腸和直腸黏膜脫出於肛門外的一種疾病，相當於西醫中的直腸脫垂。本病在西醫認為主要是直腸黏膜下層組織和括約肌鬆弛，或直腸發育缺陷和支援組織鬆弛無力，加上用力大便等促使腹腔內壓增高等因素而致病。多發生於小兒、老人、多產婦和久病體虛之人。

中醫學認為，本病的發生多是由久瀉久痢、勞傷過度、產育過多、恣食辛辣厚味等因素，致元氣虧虛、中氣下陷、收攝無力而引起。本病病位在大腸。基本病機是中氣下陷，或濕熱下注。

針灸治療脫肛療效顯著，對於輕症可立見顯效，對於直腸脫出不能回納者，必須及時處理，即將脫垂的黏膜推入肛門內，否則會引起感染、糜爛、甚至壞死，對於重度脫肛應採取綜合治療。

若有明顯誘發因素的患者，積極處理，如大便秘結、慢性腹瀉、久咳等及時治療，以降低腹壓，可加強腹肌功能鍛鍊、經常做提肛運動；平時宜清淡飲食，避免煙酒和辛辣食物的不良刺激，若及時正確地解除以上各種不良因素，可有效地改善或避免本病的發生。

# 第六節　疝　氣

## 一、刺血治療方案

【取穴】內踝至三陰交瘀絡、大敦。

【注釋】上述兩個部位的取穴點可同時取用，或交替用之。在患側的內踝區至三陰交一帶找瘀絡，常規消毒，用一次性無菌注射針點刺出血，血變色止；患側大敦穴常規消毒，用一次無菌針點出血，一般5～10滴即可，每週2次，或隔日1次，根據患者的體質、出血量而定。

## 二、體針治療方案

【取穴】關元、歸來、大敦、三陰交、五間（大間、小間、中間、外間、浮間）。

【配穴】寒疝配神闕、氣海，併用灸法；濕熱疝配中極、陰陵泉；氣虛配足三里、百會；狐疝配下巨虛、三角灸。

【注釋】關元為任脈之穴，並與足三陰相會，任脈為病，內結七疝，任脈過陰器，用之可直接調理陰器之氣血，又能調三經之氣血。歸來是足陽明經之穴，陽明宗筋所聚，為肝脈所主，若肝脈失氣血之濡養，則弛縱下陷而致疝病，足陽明為多氣多血之經脈，合於宗筋，刺之歸

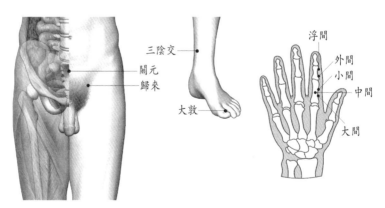

疝氣取穴

來，可以疏調經脈，補益氣血。用歸來治療疝氣，在古代多有相關記載。《勝玉歌》中言：「小腸氣痛歸來治。」《針灸甲乙經》中有：「本豚，上入痛引莖，歸來主之。」《針灸大成》中有：「歸來治奔豚七疝。」由此可見，歸來治療疝氣是古人智慧之結晶。足厥陰經脈起於足大趾，上行循股陰，入毛中，環陰器，抵小腹，取足厥陰肝井穴大敦，是經絡所行之用，在歷代也皆有大量的相關文獻資料記載。《靈光賦》中言「大敦二穴主偏墜」，《針灸逢源》中說「治五淋、七疝」。三陰交是足三陰交會穴，可疏肝理氣、消腫散結、行氣止痛。五間穴是董氏穴位，專治疝氣，作用甚效，尤其對頑固性疝氣最效。

## 三、操作方法

關元針刺進針尖略向下刺，針感向會陰部放射療效佳，針刺時注意深度，以免傷及膀胱；五間穴臨床操作時，每次選2～3個穴點即可，交替用之，若有瘀絡，可直接刺向瘀絡，療效更佳，餘穴常規刺；虛證、寒證加用灸法。

## 四、按 語

疝氣是指小腸或腸系膜突出臍或腹股溝或陰囊中的一種病症。又稱「小腸氣」、「偏墜」等。此症多為小兒先天發育腹股溝環孔閉鎖不全而留有環口，其他常見原因為患兒過度啼哭、大便乾燥、劇烈咳嗽促使腹壓增高而致小腸脂膜突入臍中或陰囊內而成。中醫學認為，多為肝氣鬱滯、氣血瘀阻，或感受寒濕，中氣下陷，提升乏力。或因強力舉重、操勞過度所致，其中狐疝為臨床所常見，相當

於現代醫學所稱的腹股溝斜疝。

本病主要症狀表現為少腹腫脹疼痛，痛引睪丸，或睪丸、陰囊腫脹疼痛。本病病位在少腹及前陰。基本病機是寒濕、濕熱阻絡或脈失所養。

針灸治療本病療效滿意，若能正確及時治療，多數患者可免除手術之苦，但狐疝如小腸墜入陰囊發生嵌頓以及睪丸積水，久不能回納的病例，應採用手術治療。治療期間應避免勞累，減少重體力活動，保持大便通暢，調攝營養。

# 第七節　下肢靜脈曲張

### 一、刺血治療方案

【取穴】阿是穴（靜脈突起處）。

【注釋】刺血治療本病是針刺治療中最主要的方法，一般經 3～5 次治療，即可達理想效果。

首先在患肢找到 2～3 處隆起怒張之靜脈，常規消毒後用一次性無菌注射針頭或火針（火針治療最佳，若能用火針，首先用火針）。對準靜脈曲張

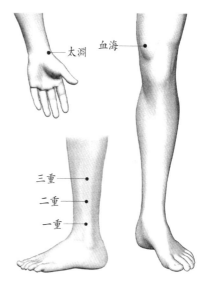

**下肢靜脈曲張取穴**

部位刺血，速刺疾出，對靜脈曲張重者，用止血帶截紮曲張靜脈的上部，用火針點刺放血後，鬆開止血帶，使血自然流出，大多血液直接噴出，使「血變而止」，待血止後，用乾棉球擦拭針孔。

根據患者年齡、體質、出血量的多少決定針刺時間，一般每週 1～2 次。針刺後囑患者保持局部清潔，針後24小時內不要洗浴，少食辛辣刺激性食物，避免針孔感染。

刺血療法治療本病，迫邪外出，繼而使經脈暢通、氣血調和，從而治癒疾病。用刺血（特別是火針）治療下肢靜脈曲張，操作簡單，痛苦小，費用低，無副作用，且療效顯著，不易復發，值得廣泛推廣。

## 二、體針治療方案

【取穴】太淵、血海、足三重。

【配穴】勞倦內傷配足三里、承山；寒濕凝筋配陰陵泉、豐隆；外傷瘀滯配三陰交、膈俞。

【注釋】本病為血脈之病，太淵為八會之脈會，血海為血之海。兩穴合用改善血脈之瘀曲，調節血流，使之變形的血管、受阻的血流回復常態。足三重是董氏穴位，本穴組具有祛瘀化滯、通暢血流的作用。

## 三、操作方法

太淵、血海用平補平瀉法。針刺太淵注意勿刺傷動脈；足三重用瀉法。

每日或隔日1次，10次為1個療程。

## 四、按　語

下肢靜脈曲張是指下肢表淺靜脈曲張交錯結聚成團塊

的病變。常見於小腿，表現為靜脈明顯擴張，隆起彎曲，壯如蚯蚓聚結，表面呈青藍色，質地柔軟或因發炎後變成硬結。當站立時更易明顯，患者常見下肢沉重、酸脹，足部、踝部常有水腫，當勞累或午後加重。當患肢抬高則曲張可立刻減輕，日久可併發下肢慢性潰瘍、慢性濕疹、曲張結節破裂或血栓性靜脈炎，屬於中醫學「筋瘤」、「筋聚」等範疇。

中醫認為本病可由過度勞累、耗傷氣血、中氣下陷、筋脈鬆弛薄弱，或經久站立工作，經常負重及妊娠等因素引起，致使筋脈擴張充盈，交錯盤曲而成；或因勞累之後，血脈充盈，再涉水淋雨，寒濕侵襲發為本病。

西醫一般採取穿彈力襪或用繃帶，使曲張的靜脈處於萎瘪狀態，作用療效緩慢，僅起到改善或緩解病情，不能得到有效的解決。或採取直接手術治療，但併發症多、痛苦大。用刺血結合毫針治療，效果滿意，針刺治療本病重點在於刺血治療，這是最主要的方法，可直接使惡血出盡，祛瘀而生新，血脈暢通。

## 第四章

# 婦科病證

## 第一節　痛　經

### 一、刺血治療方案

【取穴】膀胱俞至次髎之間局部區域。

【注釋】局部皮膚常規消毒，用一次性無菌梅花針在這一區域從上到下，先中後側，先左後右，反覆叩刺（用重叩法），使之微出血為度。然後加拔火罐，留罐5～10分鐘，在每次月經前5～7天開始，至月經來潮停止，每日1次，每1個月經週期為1個療程。

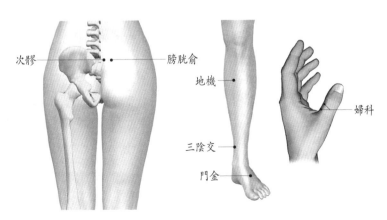

痛經取穴

### 二、體針治療方案

【取穴】地機、三陰交、門金、婦科。

【配穴】氣血瘀滯配中極、太衝、血海；氣血不足配氣海、足三里、靈骨；寒凝血瘀配歸來、神闕、命門，並加用灸法；肝腎不足配關元、腎俞、肝俞。

【注釋】地機為足太陰脾經之郄穴，足太陰經循於少腹部，郄穴善治急症，陰經的郄穴善治血症，痛經既是痛證，又是血證，刺之可調血通經止痛。三陰交是足三陰經之交會穴，可理脾、疏肝、補腎，同調三經。本穴不僅對痛經有效，而且對各種婦科病皆有良效，有婦科病「第一穴」之稱。臨床中有「小腹三陰謀」之用。門金近於十四經的陷谷，在五行中應為木土穴，應有疏肝理脾之效，對痛經極有效驗，常與內庭倒馬合用。婦科穴是董氏穴位，善治各種婦科之疾，對痛經也有甚效。無論經前痛、經後痛，還是月經來之時痛皆有良好的治療作用，臨床常與還巢穴相互配用。

### 三、操作方法

諸穴均常規刺。虛證、寒證宜用補法，實證宜用瀉法，對寒凝血瘀、氣血虛弱、腎氣虛者均加用灸法。治療的時間宜在月經來潮前的1週至月經首日，一般1個週期可針5～7次，應持續治療3個月經週期以上。

### 四、按 語

痛經是指婦女在行經前後，或行經期，小腹及腰部疼痛，甚至劇痛難忍，又稱「經行腹痛」。痛經分原發性與繼發性兩種，原發性痛經是指生殖器官無器質性病變者，

多見於未婚、未孕婦女；繼發性痛經多繼發於生殖器官的某些器質性病變，如某些婦科炎症、子宮肌瘤、子宮內膜異位症、子宮腺肌病等。

　　痛經在臨床中甚為常見，多見於青、中年婦女，多因感受風寒、情志抑鬱、內傷氣血所致。在《巢氏病源》中記載曰：「婦人月水來腹痛者，由內傷氣血，以致體虛，風冷客於胞絡，損傷衝任脈。」《丹溪心法》中也有記述：「臨行時腰腹疼痛，乃是鬱滯，有瘀血。」故在臨床中以血虛、血瘀、虛寒等多見，臨證時當加以詳辨，根據中醫辨證治則：虛則補之，瘀則瀉之，寒則溫之的原則來處理。

　　本病主要表現為經期或行經前後出現週期性小腹疼痛，本病位在胞宮，基本病機是不通則痛或不榮則痛。

　　針灸治療痛經則有良效，但主要針對的是原發性痛經，對繼發性痛經用針灸可緩解疼痛症狀，要及時確診原發病變，施以有效的對症治療；治療痛經要掌握恰當的治療時機，是提高治療療效的重要因素。一般在月經前5～7天開始，連續治療3～4個月經週期；對於虛證、寒證，重用灸法，許多本病患者僅用灸法即可短時而癒；在月經期應注意衛生和保暖，避免過食生冷、辛辣之物，避免過度勞累和精神刺激；並且要及時治療各種婦科疾病。

# 第二節　閉　經

## 一、刺血治療方案

【取穴】膈俞、肝俞、八髎。

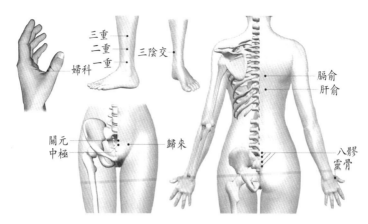

閉經取穴

【注釋】根據病症每次任選一穴，也可交替用之，或全部同時取用。穴位常規消毒，用一次性無菌注射針頭點刺出血，再加拔火罐10～15分鐘，出血量根據患者病情的虛實，體質狀況而定，虛證量宜少，實證量宜多，每週2～3次。

刺血治療本病加拔火罐主要是疏通經絡，調節氣血，流暢血行，祛除瘀滯，經血則按時而下。

## 二、體針治療方案

### 1. 虛證

【取穴】關元、三陰交、歸來、靈骨、婦科。

【注釋】關元為任脈之穴，並與足三陰交會，位近胞宮。刺之有補益元氣，調理衝任之功；三陰交可調理脾、肝、腎，凡月經病不論寒熱虛實皆可用之；歸來為足陽明胃經之穴，其穴處於腹部，具有調理陽明之氣血，促生化之源，又能調理局部之氣血，是治療閉經之效穴；靈骨、

婦科皆為董氏要穴，靈骨是溫陽補氣第一穴，凡一切虛證皆可用之。婦科穴是調理各種婦科疾病之主穴。

【操作方法】因為本型為虛證，用補法，並加用灸法，一般多在腹部穴位加灸。月經週期變化時進行調節治療效果最佳，每日 1 次，至月經來潮為止。

### 2. 實證

【取穴】中極、三陰交、歸來、足三重、婦科。

【配穴】肝腎虧虛配太谿、肝俞；氣血不足配氣海、足三里、血海；氣滯血瘀配太衝、膈俞；痰濕阻滯配中脘、豐隆。

【注釋】中極是任脈與足三陰之會穴，位居於小腹，有活血化瘀、通絡止痛之效，為治療各種瘀血性婦科之疾要穴；三陰交、歸來前已述及，均是治療婦科疾病的效穴，無論虛實均可用之；足三重，是活血化瘀之重要穴組，用之祛瘀化滯，疏經通絡。

【操作方法】本型為實證，多為瘀血之證，可重用刺血拔罐法，對寒濕凝滯者，加用灸法，也宜在週期變化時治療效最佳。每日 1 次，至月經來潮為止。

### 三、按 語

閉經是指年逾16週歲月經尚未來潮，或已行又中斷 3 個月經週期以上的病症。本病在臨床甚為常見，是中醫科就診中的常見疑難之疾，在西醫臨床上分原發性和繼發性兩種。原發性閉經是指女子已過青春期而未來月經者；繼發性閉經是指曾有月經，以後因其他病停經 3 個月以上而不來潮者。

中醫學很早就有對本病詳細的記述，早在《內經》中已有記載，當時稱為「女子不月」、「月事不來」、「血枯」。後陸續在許多中醫文獻對本病有更全面的詳述，《金匱要略》、《諸病源候論》、《千金要方》等從不同的方面對本病做了進一步的分析，因此中醫學在治療本病方面積累了豐富的實踐經驗。無論其病因如何複雜，皆歸屬於兩個方面，一是為血枯經閉，多為虛證，基本病機是血海空虛，以調補為主；二是血滯經閉，多為實證，基本病機是脈道不通，以祛瘀化滯為主。

西醫治療本病多以激素藥物為主，多是用之則來，停藥則無效，僅是治標而難治本，針灸治療閉經效果較好。針灸所主要針對的是因感受寒邪、氣滯血瘀、氣血不足和精神因素所致的閉經，而對嚴重營養不良、結核病、腎病、子宮發育不全等其他器質性病變引起的閉經，非針灸所能，不屬於本病的治療範圍，所以在臨診時應認真檢查，以明確發病原因，採取相應的治療。

本病與情緒因素有重要關係，因此在月經期間或治療期間應注意調節情緒，保持樂觀的心態。注意生活起居要有規律，在經期切忌受涼或過食冷飲。

# 第三節　崩　漏

## 一、刺血治療方案

【取穴】隱白、大敦、次髎、三陰交。

【注釋】常規消毒，用一次性無菌注射針頭對上述穴

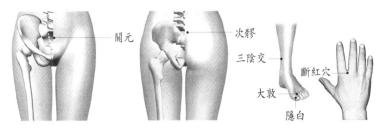

**崩漏取穴**

位依次點刺出血，出血量根據患者病情的長短、疾病性質、體質的強弱決定出血量，出血量宜少，一般不超過20毫升，每週1～2次，虛證並加用艾灸。

### 二、體針治療方案

【取穴】隱白、三陰交、關元、斷紅穴。

【配穴】肝鬱血熱配太衝、血海、大敦；氣血不足配脾俞、足三里，並加用灸法；腎虛不固配腎俞、太谿、命門，並加用灸法。

【注釋】隱白是足太陰脈氣所發之處，為脾經之井穴，可健脾統血，是治療崩漏之經驗效穴。早在《針灸大成》中有記載「隱白穴主婦人月事過時不止」。無論虛實急慢性崩漏皆可用之，臨床運用確有實效。三陰交為足三陰經交會穴，有疏肝理氣、健脾攝血、補腎固本之作用，是統治婦科病效穴、要穴。關元為任脈與衝脈、足三陰之會穴，任脈與衝脈同起於胞宮，為元氣所聚之處，具有調氣機、益元氣、補腎虛固精血的作用；斷紅穴為經外奇穴，是臨床運用之效穴，最適宜漏下不止之急證。

### 三、操作方法

隱白淺刺0.1寸，虛證重用灸法，實證點刺放血。關

元針尖向下斜刺，使針感至會陰部。餘穴常規刺。

## 四、按　語

崩漏是指經血非時暴下不止或淋漓不盡，前者為崩，後者為漏，崩與漏本屬兩種情況，但兩者常同時相互轉化並存，故統稱為崩漏。

相當於西醫學中的宮血，宮血又有功能性子宮出血和器質性子宮出血兩人類。後者多因生殖器官炎症及腫瘤等引起，在這裏所談及的主要針對功能性子宮出血。關於崩漏之證，中醫文獻早有詳述。《針灸甲乙經》載「婦有露下、血海主之」。《醫宗金鑒》中云：「婦人行經之後，淋漓不止，名曰經之漏，經血突然大下不止，名為經崩。」由此可見，中醫學不但對本病已有較深的認識，並且極早地運用了針灸治療本病。

中醫學認為，崩漏多因腎、肝、脾不足，導致衝任損傷，不能固攝血液以致經血非時而下。本病病位在胞宮。基本病機是衝任不固，血失統攝。

針灸治療崩漏有較好的療效，但對出血量多、病勢急的患者要採取綜合性措施，病程短的則療效高，反之，病程長的則療效差，尤其是出血量多的患者，重用灸法，絕經期婦女，反覆出血者或者經治療2～3次不效者最好進行全面的婦科檢查，以排除其他器質性病變，以免延誤病情。因本病出血，則多會導致身體虛弱，宜多食含營養的食物，忌食辛辣，嚴禁菸酒。不要從事重體力工作，以及劇烈的運動，注意休息，消除緊張、憂慮等情緒，保持心情舒暢。

# 第四節　帶下病

## 一、刺血治療方案

【取穴】十七椎、腰眼、腰骶部瘀絡。

【注釋】穴位常規消毒，用一次性無菌注射針頭依次點刺，或用一次性無菌梅花針反覆叩刺，使之出血。腰骶部若有瘀絡，將瘀絡刺之，效最佳。針刺後加拔火罐5～10分鐘，出血量根據病症與體質而定，一般為5～30毫升，每週2次。

## 二、體針治療方案

【取穴】三陰交、帶脈、氣海、木婦。

【配穴】濕熱下注配中極、陰陵泉；脾虛濕困配足三里、陰陵泉；腎氣虧虛配下三皇、關元；伴有赤帶配曲泉；氣虛配靈骨、大白、足三里；婦科炎症引發者配其門、其角、其正。

【注釋】三陰交有婦科病「第一穴」之稱，各種婦科之疾均可用之，帶下病用之也有甚效，有健脾疏肝固腎之功，臨床用之有標本兼治之效。帶脈穴是足少陽膽經與帶

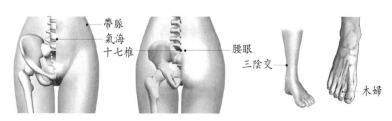

**帶下病取穴**

脈的交會穴，可固攝本經經氣和帶脈，有理下焦、調經血、止帶下之功。氣海為任脈穴，氣海調理衝任，補氣以攝液。木婦是董氏穴位，治療帶下病甚效。有「婦科聖穴」之稱。

### 三、操作方法

虛證用補法，實證用瀉法。氣海針尖略向下斜刺，使針感向小腹及會陰部放射；帶脈向前斜刺，不宜深刺；木婦穴在足第二趾第二節正中央向外開3分處，此處針刺時較痛，臨床針時宜用細針，減少疼痛。也可以用其他穴代之，當白帶時可用陽陵泉代之，赤帶時改用曲泉穴代之，效果也頗佳。

### 四、按　語

帶下病是指帶下量多，或有色、質、氣味的異常，或伴全身、局部症狀者稱為「帶下病」。又稱「下白物」、「流穢物」。相當於西醫學的陰道炎、宮頸炎、盆腔炎、婦科腫瘤等疾病引起的帶下增多，因此帶下病僅是一個症狀。本病以濕邪為患，纏綿難癒，反覆發作，是婦科臨床中常見病、多發病。此病多因體質虛弱、勞傷過度，或濕熱下注，致使衝任受損、帶脈失約而成。本病病位在胞宮。基本病機是濕邪阻滯，任脈不固，帶脈失約。

帶下病自古已有記載。《素問・骨空論》載「任脈為病、女子帶瘕聚」。《針灸甲乙經・婦人雜病第十》中也詳述了針灸治療本病，由此可見用針灸治療帶下病是長期臨床之經驗。

針灸治療帶下病有較好的效果，但在治療時要明確病

因，對於生殖系統某些炎症，如滴蟲性及真菌性陰道炎引起者，可配合相關藥物治療，加強療效。

對於一些較嚴重的帶下病，且反覆發作，並伴有全身症狀者，以做宮頸塗片檢查，以排除婦科癌症。要注意經期衛生及孕期調護，經常保持會陰部清潔乾燥衛生；注意調適生活起居，飲食清淡，少食肥甘，清心寡慾，節制房事；注意勞逸結合，堅持長期的戶外鍛鍊。

# 第五節　不孕症

## 一、刺血治療方案

【取穴】內踝至三陰交區域瘀絡、腰俞、陰陵泉。

【注釋】常規消毒，用一次性無菌注射針頭在上述部位依次點刺出血。在內踝至三陰交區域瘀絡刺之，以血變色止，其餘穴位以出血2～3毫升為宜。

一般於月經結束後5～7天刺血，如本月未受孕，於下一個月經週期後5～7天再刺血。刺血法尤適宜於久年不孕、無明確病因的患者。

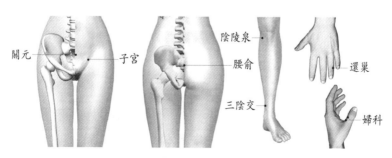

**不孕症取穴**

## 二、體針治療方案

【取穴】關元、三陰交、子宮、婦科、還巢。

【配穴】腎氣虧虛配下三皇、太谿；肝鬱氣滯配太衝、膈俞、血海；痰濕阻滯配豐隆、陰陵泉；氣血不足配靈骨、大白、足三里；宮寒不孕重用灸法。

【注釋】關元屬於任脈，位於臍下，近於胞宮，能調補腎經氣血，壯元陰元陽，針之調和衝任，灸之溫暖胞宮；三陰交屬脾經，與肝、腎相通，用之既可腱脾化濕導滯，又能疏肝理氣行瘀，還能補益腎陰、腎陽，調和衝任氣血；子宮穴是治療子宮之疾及不孕症的經驗效穴，其穴處於胞宮之位置，用之可通胞絡、化瘀滯；婦科、還巢為董氏穴位，是治療婦科病的有效穴點，統治各種婦科病，故稱為婦科穴。二穴點配合治療不孕症尤其特效，因此又有「送子觀音」穴之稱。經臨床廣泛實用，確有佳效。臨床多以婦科為主，還巢為輔，左右交刺。

## 三、操作方法

多以平補平瀉法。針刺關元時，針尖宜向下斜刺，進針1.5寸左右，使針感向會陰部放射；子宮穴直刺1.5寸，使針感由局部向下腹部擴散為宜；婦科、還巢針刺較淺，一般0.1～0.2寸，二穴宜左右交替同時用針。虛證、寒證宜在腹部加用灸法。

## 四、按　語

不孕症是指女子結婚後夫婦同居2年以上，有正常性生活，配偶生殖功能正常，未避孕而不受孕者，或曾有過孕育史，無避孕而又2年以上不再受孕者。前者稱為原發

性不孕，在古代稱為「全不產」、「全無子」，後者稱為繼發性不孕，古代稱為「斷續」。

不孕與腎及衝、任兩脈關係密切。若先天不足，或後天失養，致腎氣衰弱，任脈不通，太衝脈虛，不能主胞胎則不孕。本病病位在胞宮。基本病機為腎氣不足，衝任氣血失調。

本病是婦科常見病、疑難病，但它本身不是一種獨立的疾病，而是由許多疾病所引起的後果。常見於西醫學中的排卵功能障礙、輸卵管堵塞、子宮肌瘤、子宮內膜炎、多囊腎等疾病。

在現代醫學認為，不孕症的原因主要是由卵巢內分泌及卵子生成障礙，生殖道畸形等造成阻礙精子、卵子結合或妨礙孕卵著床等原因而致。

不孕症自古對本病就著豐富的治療經驗，中醫中藥在臨床中有著巨大的治療優勢。針灸在治療本病中也有良好的治療效果。因不孕症的原因很多，所以在治療時應查明原因，必須排除男方或自身生殖系統器質性病變，病因清楚了，才能做到有的放矢。在治療時應鼓勵患者樹立信心，堅持治療，做到醫患配合。在治療期間，要囑患者保持良好的情緒，要有樂觀的心態，節制房事。

## 第六節　胎位不正

### 一、體針治療方案
【取穴】至陰。

【配穴】腎虛寒凝加灸氣海、腎關；脾虛濕滯配陰陵泉、足三里；肝氣鬱結配太衝。

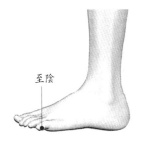

至陰

**胎位不正取穴**

【注釋】至陰穴糾正胎位，是古代醫家留下的寶貴經驗，經上千年的臨床所用，療效非凡，一直沿用至今。目前用本穴糾正胎位的報導仍然頗多，是古今醫家用於治療胎位不正所公認之穴。

至陰穴乃為足太陽膀胱經之井穴，膀胱與足少陰腎相表裏，胎位不正取穴是州都之官，為壬水之府，用之本穴，可振奮陽氣，促進生化功能，有利於順利胎氣；當灸至陰穴，可達益腎氣、增精血的作用。氣血充足，胞宮得養，胎位故可復常，且從全息理論來看，至陰穴所在的位置對應於骶部正中線，也是全息理論之運用，從以上幾個方面來看，運用至陰穴糾正胎位，是因多種功效而發揮作用，故療效甚佳。《類經圖翼》載曰：「子鞠不能下，至陰三棱針出血。橫者即轉直。」

## 二、操作方法

首先屬患者在治療前排空膀胱，鬆解褲帶，坐於靠背椅上或半仰臥於床上，將艾條點燃後對準至陰穴進行溫和灸或雀灸，每次15～20分鐘，每日1～2次，至胎位轉正為止。

## 三、按 語

胎位不正是指孕婦在妊娠28週以後，產科檢查時發現胎兒在宮體內的位置異常，多見於經產婦或腹壁鬆弛的孕

婦，產婦本身多無自覺症狀，需經相關的檢查後才能明確診斷。中醫認為胞脈繫於腎，若素體腎虛，或房勞過度，或多產傷腎，精血虧損，不能由胞脈濡養胞宮，故胎位難以維持常態。

正常的胎位為頭位，被稱為枕前位，若胎兒在子宮內不是枕前位，而是枕後位、斜位、橫位、臀位、足位等，均屬胎位不正。胎位不正雖無任何自覺症狀，但卻是引起難產的重要原因。若不能及時地糾正，常會危及母子的生命安全，因此糾正胎位實屬必要。目前用灸至陰的方法治療胎位不正是最佳的方法，若正確地操作運用，其糾正率高達90%以上。任何其他療法難與此相比。為了提高臨床療效，在針灸治療時，同時配合胸膝臥位法，當灸完後，再配合胸膝臥位10～15分鐘。

針灸矯正胎位的療效雖然確切，但其療效的關鍵是掌握好治療時機。針灸至陰穴糾正胎位的最佳時機，是在妊娠28～32週，此時胎兒大小適宜，羊水量多，糾正率高，復發率低。若糾正時間過早，在妊娠28週以前，胎兒尚未入盆，還在羊水中漂浮不定，無法鞏固療效；若糾正過晚，在32週以後，由於胎兒生長快，羊水相對減少，胎兒與子宮壁更加貼近，胎兒的位置及姿勢相對固定，多難以奏效。所以，抓住治療時機最為重要，是成功的重要因素之一。

針灸糾正胎位成功率高，效果佳。但對於骨盆狹窄、腫瘤及胎兒本身因素引起的胎位不正，不屬於針灸治療範圍，應治療原發病，否則延緩產期，甚可導致不良的嚴重

後果；孕婦腹壁過鬆或過緊、羊水過少、胎兒過大、雙胞胎等都會增加糾正胎位難度；前置胎盤、臍帶過短或纏繞肢體、胎兒與子宮粘連，療效差。因此在糾胎之前，應進行超音波等相關檢查，明確病因。

# 第七節　妊娠惡阻

## 一、刺血治療方案

【取穴】金津、玉液。

【注釋】穴位常規消毒，在金津、玉液瘀脹靜脈處點刺出血。金津、玉液為經外奇穴，在此處點刺放血可以泄熱、除胃濁；有強力止吐之效。對妊娠惡阻也有很好的療效。點刺出血量不宜多，一般2毫升左右即可，隔日1次，中病即止。

## 二、體針治療方案

【取穴】內關、公孫、通關、通山、通天。

【配穴】脾胃虛弱配足三里；痰飲阻滯配豐隆、陰陵泉；肝胃不和配太衝；氣血虛弱配氣海、百會；厭食配足三里，加灸中脘；心悸配神門。

【注釋】內關為心包之絡，溝通三焦、宣上導下、和內調外，是治療各種嘔吐的有效穴位，在臨床中有「嘔吐第一穴」之稱。對妊娠惡阻依然有卓效；公孫為脾之絡穴，聯絡於胃，通於衝脈，與內關合用是八脈交會配穴法，既能健脾化濕、和胃降濁，又能調理衝任、平肝降逆；通關、通山、通天為董氏一組穴位，本穴組是治療神

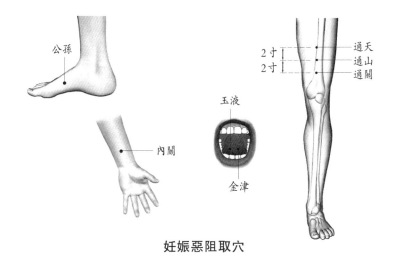

**妊娠惡阻取穴**

經性嘔吐及妊娠嘔吐的要穴，通常妊娠嘔吐一次即可見大效，重症也僅幾次而癒。

### 三、操作方法

諸穴操作刺激強度不宜妊娠惡阻取穴過強，宜輕刺激，均施以平補平瀉法。治虛不用補法是唯恐補法助濁氣上逆；治實不用瀉法是唯恐瀉法損傷胎氣，故以平補平瀉為宜。內關針感多數較強，針刺時宜淺、宜輕；通關、通山、通天雙足取穴，針刺0.5寸深。

### 四、按　語

妊娠惡阻是指妊娠早期出現噁心、嘔吐、頭暈厭食、惡聞食氣，甚則食入即吐的病症，又稱「惡阻」、「子病」、「病兒」、「阻病」等。孕婦在妊娠6週左右常有擇食、食慾不振和輕度噁心、嘔吐，這種現象一般屬於常態反應，稱為早孕反應。一般到妊娠12週左右可自行消失。但少數妊娠反應重，甚至不能飲食進水，引起一系列

症狀，這種現象是一種病態反應，故被稱妊娠惡阻。

在西醫學中稱為妊娠劇吐，西醫認為與絨毛膜促性腺激素水準高低有關。絨毛膜促性腺激素水準越高的婦女嘔吐症狀越明顯。另外神經功能不穩定的婦女，也較易發生妊娠嘔吐，這可能是與自主神經功能紊亂有關。

中醫學認為，本病的發生常與素體脾胃虧虛、抑鬱恚怒，形盛體肥等因素有關。本病病位在胃。基本病機是沖氣上逆，胃失和降。

針灸治療妊娠惡阻則有很好的療效。既見效快，又無藥物對胎兒的影響，因此針灸治療本病是非常理想的方法。但孕婦是一個特殊的群體，所以在針刺時一定特別小心，尤其是習慣性流產、體質虛弱、高齡孕婦，針刺時宜輕刺激、淺刺、少取穴，中病即止。腰腹為孕婦針灸禁忌區域，以免擾動胎氣，所以在這裏所用之穴均為四肢部位的安全穴。在治療期間囑患者調暢情志，放鬆情緒，適宜的鍛鍊，飲食宜清淡，避免異味刺激。

# 第八節　缺　乳

## 一、刺血治療方案

【取穴】少澤、湧泉。

【注釋】一般患者點刺少澤即可。取雙側少澤穴，在小指端用力推按，使其充血，常規消毒，用左手夾緊少澤穴，右手用一次性無菌注射針頭點刺 1～2 下，使其出血 5～10 滴即可，然後用消毒乾棉球按壓針孔止血。每日或

隔日 1 次，5 次為 1 個療
程。經用少澤穴 3 次治療效
不佳者，可加配湧泉點刺出
血，每次出血 2 毫升左右，
隔日 1 次。

**二、體針治療方案**

【取穴】少澤、膻中、
乳根、足三里。

【配穴】氣血不足配氣
海、血海；肝鬱氣滯配內
關、太衝；痰濁阻滯配豐
隆、中脘。

【注釋】少澤穴為手太
陽之井穴，五行屬金，能疏
泄肝之鬱，可調達氣血而通
乳汁，為生乳、通乳之經驗

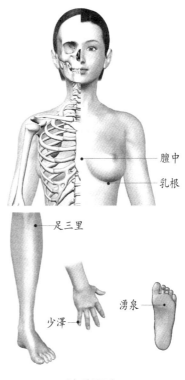

**缺乳取穴**

效穴。是歷代臨床運用之主穴。《類經圖翼》云：「少澤
穴療婦人無乳。」《針灸大成》：「婦人無乳，少澤、合
谷、膻中。」膻中位於兩乳之間，為氣之會穴，虛證用補
法能益氣養血生乳，實證用瀉法能理氣開鬱通乳。《針灸
大成》中有載：「膻中穴治婦人無乳。」乳根屬多氣多血
的足陽明胃經，位於乳下，既能補益氣血、化生乳汁，又
能行氣活血、通暢乳絡；乳體屬胃，足陽明胃經過乳房，
足三里屬足陽明胃經合穴，五行中屬土，乃「土中之土
穴」。有極強的健脾胃之功用，取之足三里可健脾胃生化

氣血，並疏導陽明經氣而催乳。

## 三、操作方法

少澤淺刺1～2分；膻中穴向兩側乳房平刺1寸左右，使乳房內有酸脹感；乳根向乳基底部平刺1寸左在，不可直刺，應注意針刺角度與深度，以免傷及心肺，氣血不足可配用灸法。每次留針30分鐘，每日1次，1週為1個療程。

## 四、按 語

缺乳是指產後哺乳期內產婦乳汁甚少或全無。又稱「產後乳少」、「乳汁不足」、「乳汁不行」等。其病因分為虛實兩類。虛者多因素體脾胃虛弱，生化之源不足，或因分娩時失血過多，氣血耗損，不能化為乳汁，從而影響乳汁的生成，此為氣血虛弱型，重在補氣血；實者多因產後情志抑鬱，肝失條達，氣機不暢，以致經脈澀滯，阻礙乳汁運行，因而導致乳汁缺少，甚或全無，為肝鬱氣滯型，重在疏肝解鬱。

缺乳的發生常與素體虧虛或形體肥胖、分娩失血過多及產後情志不暢，操勞過度、缺乏營養等因素有關。本病病位在乳房。基本病機為乳絡不通，或乳汁生化不足。

缺乳是婦產科臨床中的常見病症。本病中醫學文獻多有記載，對本病的治療積累了豐富的經驗，西醫治療尚無有效治療方法及相關藥物。針灸治療產後乳少作用療效十分明顯，一般患者經一次治療即可見效，尤其是肝鬱氣滯型患者用之即效。對於虛弱患者應加強營養，可多食豬蹄、鯽魚湯以增加營養；對於肝鬱氣滯的患者，應注意調

攝精神，保持快樂的心情，避免過勞，保證充足睡眠。若哺乳方法不當，應先糾正不正確的哺乳方法，否則會影響治療效果。

治療乳汁不足在傳統針灸方面具有非常成功的經驗，在董氏奇穴方面經驗尚不足，故在臨床中主要以傳統針灸為主的治療方案。

### 附：回乳治療

在臨床多注重催乳的治療，往往忽視回乳的治療。在回乳時有許多患者前來就診，多因沒有有效的治療方法，而使有些乳汁分泌旺盛的人遭受到斷乳的痛苦。

針灸治療回乳則有良效，無論傳統針灸，還是董氏穴位皆有良好的功效。在臨床對回乳有效的穴位：光明、足臨泣、指駟馬。

針刺上述穴位回乳作用速效，一般 1～3 次即可達到回乳之功，每日 1 次，每次 30 分鐘，行瀉法。

應當注意的是，在哺乳期的婦女應當禁用上述穴位，否則會引起斷乳或乳汁不足的後果，故哺乳期時為禁忌穴位。

## 第九節　陰挺（子宮脫垂）

### 一、體針治療方案

【取穴】百會、氣海、足三里、維胞。

【配穴】腎虛配下三皇、太谿；脾虛配脾俞、三陰交；濕熱下注配陰陵泉、三其。

【注釋】百會位於巔頂，屬於督脈，督脈起於胞宮，上行至巔頂交會諸陽經，有升陽舉陷、固攝胞宮作用。對一切氣虛下陷之疾皆可用之；氣海穴元氣所生之處，其穴位於臍下，屬於任脈，鄰近胞宮，可調理衝任、溫下元、振腎陽；足三里能健脾益胃以利中氣；維胞是經外奇穴，其穴在下腹部，髂前上棘內下方，專用於治療本病。

## 二、操作方法

諸穴以補法為主。百會從後向前平刺1寸，並加用灸法；氣海穴針尖成70°角向下斜刺，針感向小腹兩側或下腹部放射，或加用灸法；維胞穴操作時囑患者取仰臥位，下肢屈曲，沿腹股溝韌帶成30°斜刺2寸。每日1次或 陰挺取穴隔日1次，每次30分鐘。

## 三、按 語

陰挺是指子宮從正常位置下降至子宮頸口或達坐骨棘水準以下，甚至子宮全部脫出陰道口外，稱為子宮脫垂。又被稱為「陰菌」、「陰脫」、「陰茄」、「陰縱」、「陰疝」、「陰痔」等。

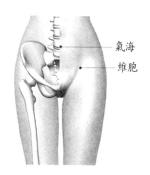
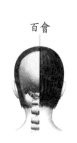
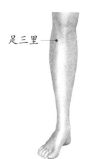

氣海
維胞
百會
足三里

陰挺取穴

　　本病中醫學文獻多有記載。早在隋代巢元方編著的《諸病源候論》中云：「胞絡傷損，則會陰挺出，謂之下脫。」《婦人大全良方》曰：「婦人陰挺下脫，或因胞絡損傷，或因數臟虛冷，或因分娩用力所致。」又曰：「產後陰脫，五門不閉，因坐產努力，舉動房勞所致。」《醫宗金鑒》載：「婦人陰挺，或因胞絡傷損，或因分娩用力太過，或氣虛下陷，濕熱下注。」而致本病，由此可見本病所發生之因。凡產時太過用力或用力過早、過急，或產後過勞、早勞，或長期勞倦、舉重、負重，或長期咳嗽、泄瀉等，造成脾氣損傷，中氣下陷；或因難產、滯產、產傷、臨產處理不當等，造成胞絡傷損，胞失所繫；或因先天稟賦不足、多產、房勞、年老體衰等導致腎氣不足，繫胞無力，均可導致本病。

　　針灸治療本病則有較好的療效，通常針與灸併用，本病的針灸治療多以傳統穴位為主，很少用到董氏穴位。對於病情嚴重的患者需要綜合治療。

　　在治療期間，指導患者做提肛鍛鍊；患者應注意休息調養，不宜過勞，也不宜久蹲及從事擔、提重物等體力勞動，減少房事，在治療期間應該首先消除對腹壓增高的病變，如便秘、咳嗽等；並且宣傳加強圍產期保健知識，重視產後攝生，加強營養，增強體質。

# 第五章

# 五官科病證

## 第一節　麥粒腫

### 一、刺血治療方案

【取穴】耳尖、至陽、肝俞。

【注釋】取患側耳尖穴，先將耳尖部推擦揉捻至發熱充血，再將耳廓由後向前對折，對準耳尖穴，常規消毒，用一次性無菌注射針頭迅速點刺，擠出5～10滴血即可，再用消毒乾棉球按壓止血；然後再在至陽、肝俞處的皮膚常規消毒，分別在至陽、肝俞用一次性無菌注射針頭點刺出血，少出血即可，也可在點刺後加拔火罐5分鐘。每日1次，中病即止，多數1次可癒。

本病以刺血療法治療作用甚佳，在臨床中報導的刺血穴位較多。常用的有太陽、大椎、肩胛區反應點、足中趾趾腹、麥粒腫紅腫處等，這些穴位取效也極為滿意。刺血療法簡單、易於操作，效果確實，所以治療本病應以刺血療法為主。

### 二、體針治療方案

【取穴】攢竹、太陽、內庭、靈骨。

【配穴】風熱外襲配風池、商陽；熱毒熾盛配大椎、

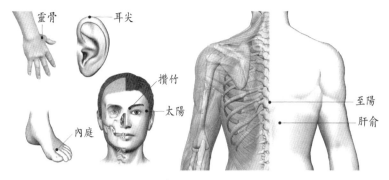

**麥粒腫取穴**

曲池；脾虛濕熱配三陰交、陰陵泉；病在上眼瞼配睛明、
瞳子髎；在下眼瞼配承泣、四白。

【注釋】攢竹為足太陽膀胱經穴，與太陽穴均位於眼
區，可疏泄眼部鬱熱而散結；內庭為足陽明經之滎穴，滎
穴可泄本經之熱；靈骨是董氏穴位，治療本病有佳效，在
日本本穴可被稱為偷針眼穴，專用於治療本病，臨床用之
確有實效，很多患者僅取用靈骨一穴可治癒本病。

### 三、操作方法

諸穴均施以瀉法。攢竹用透刺法，可透魚腰或絲竹空；
內庭用強刺激重瀉手法；靈骨取用健側穴位，針深1.5寸。

### 四、按　語

麥粒腫為眼瞼的皮脂腺或瞼板腺急性炎症。本病多由
化膿性細菌引起，眼瞼邊緣生小硬結，紅腫疼痛，形似麥
粒，化膿時可穿破，又名「針眼」、「土疳」，俗稱「偷
針眼」。相當於西醫學的瞼腺炎。中醫認為本病的發生多
因風熱相搏，客於胞瞼；或因脾胃蘊積熱毒，上攻於目所
致。本病病位在眼瞼。基本病機是熱邪結聚於胞瞼。

　　針灸治療本病初期療效甚好，多數可在1～2次而癒，尤其是刺血療法對本病作用最效。因點刺出血以清除臟腑經絡之邪熱，熱祛病退。但是對成膿之後用針灸療效不佳，需轉眼科切開排膿。

　　在初起時可用熱敷方法治療，但切忌用手擠壓患處，以免膿毒擴散。在患病期間飲食宜清淡，禁用辛辣之物。

# 第二節　近　視

## 一、刺血治療方案

　　【取穴】攢竹、絲竹空、陽白、光明、肝俞。

　　【注釋】穴位常規消毒，用一次性無菌注射針頭在以上穴位區，依次點刺出血，每穴擠出3～5滴，每週2次，6次為1個療程，一個療程後休息1週再行下一個療程。

## 二、體針治療方案

　　【取穴】睛明、四白、太陽、風池、腕順一、腕順二。

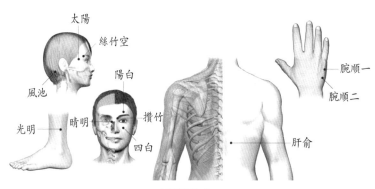

近視取穴

【配穴】肝腎虧虛配肝俞、復溜；心陽不足配心俞、膈俞、神門；脾虛氣弱配足三里、三陰交、脾俞。

【注釋】睛明、四白、太陽均位於眼部周圍，局部的穴位治療局部的病，這是穴位最基本的作用。用之可疏調眼部周圍之氣血，同時可通經活絡，益氣明目，三穴均是治眼疾的常用穴。風池為足少陽與陽維之交會穴，內與眼絡相連，可疏調眼絡。腕順一、腕順二是董氏穴位，對近視的治療有很好的治療功效，其作用原理可能與補腎作用有關，中醫有肝腎同源之說，補水則潤木，本穴區在董氏掌診中為腎區範圍。

### 三、操作方法

睛明近於眼球，針刺時應注意固定眼球，緩緩進針，不行提插捻轉手法，當出針時按壓針孔2～3分鐘，以防出血造成眼部周圍瘀腫；風池穴應注意把握針刺方向、角度和深度，不可向上深刺，以免刺入枕骨大孔；餘穴常規刺。

### 四、按　語

近視是以視近物清晰，視遠物模糊為臨床特徵的眼病。臨床上有先天遺傳（指高度近視）與後天用眼不當，如光線過強或過弱的情況下用眼造成近視，故又有假性近視與真性近視之分。假性近視屬功能性，只要積極治療，正確使用或矯正眼睛，能夠恢復正常視力；真性近視是屬器質性近視，往往難以恢復。屬於中醫學中的「視近怯遠症」、「目不能遠視」之範疇。

本病的發生常與稟賦不足、勞心傷神和不良用眼習慣有關。本病病位在眼。基本病機是目絡瘀阻，目失所養。

　　若能正確用眼，積極地防護眼睛，則會避免近視的發生。加強宣傳和貫徹預防為主的方針，提高青少年對眼保護工作的認識。在治療的同時，必須注重用眼衛生。在看書、寫字、看電視、用電腦等用眼時間較長後，應閉目養神或遠處眺望。避免臥床及坐車看書。針灸對輕中度近視、假性近視療效好，年齡越小，治癒率越高。

　　傳統針灸在近視治療方面有非常成功的經驗，眼保健操的運用、按摩的治療等，均是從傳統針灸系統理論的運用，穴位也均以十四經穴為主。

# 第三節　斜　視

## 一、刺血治療方案

　　【取穴】太陽穴。

　　【注釋】點刺放血拔罐法。穴位常規消毒，用一次性無菌注射針頭點刺，加拔火罐，每次出血5～10毫升。每週1次，連用3次為1個療程。

## 二、體針治療方案

　　【取穴】風池、睛明、光明、下三皇。

　　【配穴】內直肌麻痺配攢竹、足三里；外直肌麻痺配瞳子髎、內關；上直肌麻

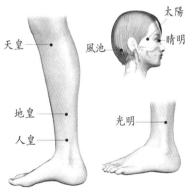

**斜視取穴**

痺配魚腰、臂臑；下直肌麻痺配承泣；上斜肌麻痺配陽白、臂臑；下斜肌麻痺配球後、魚腰。

【注釋】目系「上出於腦，後出於項中」。故取項後風池以祛風活絡，調目系；睛明穴斜視取穴屬於手太陽經、足陽明經、陽蹻、陰蹻五脈之交會穴，用之可通調五經之氣血。其穴並處於眼睛之部位，可直舒眼部之氣血。針刺睛明穴可調節眼肌的舒縮功能；光明穴為足少陽膽經之絡，別走於足厥陰肝經，用之可清肝瀉膽，化瘀通絡；下三皇是董氏一組重要穴位，其功效主要補腎氣。臨床刺之本穴組治療斜視療效甚佳，根據臨床統計用下三皇穴組治療斜視有效率達60%以上，因此有效地提高了針灸對斜視的治癒率。

### 三、操作方法

風池穴應注意掌握針刺的方向、角度和深度，切忌向上深刺，以免刺入枕骨大孔；睛明針刺時將眼球推向外側並進行固定，緩慢進針，靠近眶緣處直刺0.5～0.8寸，不可提插，起針時要按壓針孔1～2分鐘，以免出血造成眼部瘀脹；其他穴位常規刺。

斜視是以雙眼注視目標時黑睛向內或向外偏斜為特徵的眼病。中醫學中稱為「睊目」、「風牽偏視」、「雙目通睛」。兩眼向內對視，稱為「對眼」，向外斜視稱為「斜白眼」。以兒童為多見。根據不同的原因，可分為共轉性斜視與麻痺性斜視兩大類。

### 四、按語

中醫學認為，本病的發生有內外因之分。外因多係脾

胃之氣不足，經脈空虛，正虛邪入，風邪乘虛侵襲目系拘急而成；或頭面外傷，經絡受傷而致；內因多因素體虛弱，致肝腎素虧、精血不足，不能上注於目，目系失養，目珠維繫失調，而致斜視。

　　針灸對斜視療效肯定，尤其對病程短的療效作用更佳。但對麻痹性斜視患兒須查明引起麻痹的原因，對有占位性病變以及感染外傷等所引起者，要針對原發病治療。對斜視患兒不宜在床前放置顏色鮮豔的物品，以免患兒長期注視而引起眼外肌疲勞，加重症狀。多鼓勵患兒參加戶外活動，以調節機體的整體功能。

# 第四節　視神經萎縮

　　一、刺血治療方案

　　【取穴】太陽、陽白、風池、尺澤、肝俞。

　　【注釋】用點刺放血法。穴位常規消毒，用一次性無菌注射針頭對準所選穴位，依次點刺出血，或擠壓或加拔火罐使之出血。出血量宜控制在50毫升左右，本病要求出血量宜多，一般7～10天1次，連用3次為1個療程。

　　二、體針治療方案

　　【取穴】球後、睛明、風池、三叉一、腎關。

　　【配穴】肝氣鬱結配太衝、俠谿；氣血瘀滯配膈俞、太衝；脾胃虛弱配足視神經萎縮取穴三里、三陰交；肝腎虧虛配太谿、肝俞、腎俞。

　　【注釋】球後、睛明均處於眼部，是治療眼疾的常用

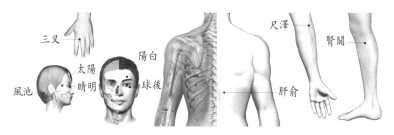

視神經萎縮取穴

要穴。球後與睛明二穴，對本病則有甚效，其用是通調眼部之氣血，直接發揮治療作用；風池屬足少陽膽經，內通目系，可通絡明目；三叉一處於食指與中指叉口之中央處，主要以治療眼睛疾患為主，尤其對本病的治療作用更佳；腎關為董氏要穴，大補腎氣。治療本病當以補腎為本，因腎為肝之母，補腎即可以養肝，肝木得養，其目自明，用之本穴是養精明目之用，以治其本。

### 三、操作方法

球後、睛明均處於眼球之周圍，操作應特別注意小心，以防止傷及眼球及眼部大血管，且忌提插。治療本病時針刺深度要適當深刺，尤其是球後穴宜深，可針刺1.5～2.0寸深，針刺時沿眼眶下緣，從外斜向內下，向視神經孔方向刺入；風池穴應把握好進針的方向、角度和深淺，最好能使針感向眼部傳導；餘穴常規刺。

### 四、按　語

視神經萎縮是指視神經纖維在各種病因影響下發生變性和傳導功能障礙。臨床以視力功能損害和視神經乳頭蒼白為主要特徵。本病嚴重影響視力，致盲率極高。在臨床上根據視乳頭改變，將其分為原發性和繼發性兩類。

　　視神經萎縮屬於中醫學中「青盲」、「視瞻昏渺」等範疇。本病在中國醫學中記述甚早。如《外台秘要方》載曰：「青盲者，謂眼本無異，瞳子黑白分明，直不見物耳。」其病因一般認為是由肝腎虧損或七情所傷。蓋腎為水臟，係先天之本，先天虧損則不能養木；肝開竅於目，木失養則肝血虛而不能上注於目。本病病位在眼。基本病機是精血虛乏、神光不得發越於外；或脈絡瘀阻，精血不能上榮於目。

　　視神經萎縮屬於難治性疾病，目前為止尚無滿意的療法，本病是導致失明的一個重要原因。針灸治療本病有一定的療效，可控制病情的進展，提高視力，延緩致盲等方面有重要的作用。但需要堅持較長時間的治療，方能達到治療效果。在治療期間注意生活起居規律，調節情志，保持樂觀的心態，不過勞，尤其注意眼睛的養護。

# 第五節　目赤腫痛

### 一、刺血治療方案

　　【取穴】耳尖、耳背、太陽。

　　【注釋】穴位常規消毒。用一次性無菌注射針頭分別點刺出血。取耳尖穴連其耳背的瘀絡一同刺之，首先按揉使其充血，然後再點刺出血，耳尖刺血5～10滴即可；太陽穴處刺血時將其皮膚捏起刺之，使出血量在2～3毫升，多數1～3次可癒。

　　太陽為經外奇穴，點刺出血，可疏通組織的血液循

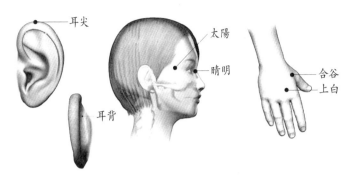

**目赤腫痛取穴**

環，而收祛風活血、清熱明目之效。《玉龍歌》云：「兩眼紅腫痛難熬，怕日羞明心自焦，只刺睛明魚尾穴，太陽出血自然消。」耳尖、耳背刺血，有退熱、消炎、鎮靜、止痛作用。刺血治療本病作用甚效，許多患者經1次刺血即可而癒。

### 二、體針治療方案

【取穴】睛明、太陽、合谷、上白。

【配穴】風熱外襲配外關、少商；熱毒熾盛配大椎、內庭；肝膽火盛配行間、俠谿。

【注釋】睛明處於眼部，為足太陽與陽明經交會穴，能宣洩眼部之鬱熱，有通絡明目作用；太陽位於眼旁，可疏泄眼部之鬱熱；合谷清熱解毒，疏陽明經邪熱；上白應用於眼科的治療非常廣泛，可用於角膜炎、結膜炎、眼癢、眼乾、散光、迎風流淚等眼疾。

### 三、操作方法

睛明穴操作宜仔細，穴近於眼球，針刺時將眼球向外側固定，輕柔進針，忌提插手法，出針按壓針孔2～3分

鐘，防止出血；風池穴注意把握針刺方向、角度和深度，切忌向上深刺，以免刺入枕骨大孔；餘穴常規針刺。

## 四、按 語

目赤腫痛是指由於化學、物理等因素刺激或微生物侵犯而發生有眼結膜炎症反應，是一種傳染性很強的疾病。相當於西醫學中的結膜炎，有急性和慢性之分，急性結膜炎多發生於春秋季節，也可因各種病毒感染，造成流行性結膜炎；慢性結膜炎多係急性結膜炎失治轉變而成。在中醫學中稱為「天行赤眼」、「風熱眼」、「暴發火眼」等，俗稱為「紅眼病」。本病多因感受時邪疫毒或肝膽火盛，以致經脈閉阻、血氣壅滯而成。本病病位在眼。基本病機是熱毒蘊結目竅。

中國醫學對本病有較早的認識，針灸治療也有著豐富的實踐經驗。《審視瑤函》載「天行赤熱，時氣流行，三焦浮燥」「痰火熱病，爾我傳染不一」。在《銀海精微》中載有：「天行赤眼者。謂天地流行毒氣，能傳染於人。」《針灸大成》中對本病的治療已有詳細的記載「上暴赤腫疼痛，攢竹、合谷、迎香」。

由此可見，無論在理論方面的認識，還是在治療方面的經驗，皆與現代醫學相一致。近代針灸治療目赤腫痛的配穴方法，也是由古人經驗的基礎上發展而來的，針灸治療本病療效肯定，可迅速緩解病情，因本病為傳染性疾病，所以在發病期間不要去公共場所，防止傳染，引起流行。在患病期間要注意休息，保證充足的睡眠，減少視疲勞，少食辛辣之物，並且要注意眼部衛生。

# 第六節　耳鳴、耳聾

## 一、刺血治療方案

【取穴】少澤、外踝周圍瘀絡、耳尖、耳背。

【注釋】點刺放血。穴位常規消毒，用一次性無菌注射針頭依次點刺出血，可擠捏或加拔火罐出血。出血量為3～10毫升，急性期3～5天1次，慢性患者7～10天1次。虛證刺血量宜少，實證刺血量宜多。

刺血療法，可排出體內瘀滯，扶正祛邪，增強免疫，改善微循環，本方刺血，可疏風瀉火、聰耳開竅、清肝利膽。

## 二、體針治療方案

【取穴】聽宮、翳風、三叉三、足駟馬。

【配穴】肝膽火盛配行間、俠谿；腎氣虧虛配下三皇、太谿、關元；風邪外襲配外關、合谷；痰火鬱結配豐

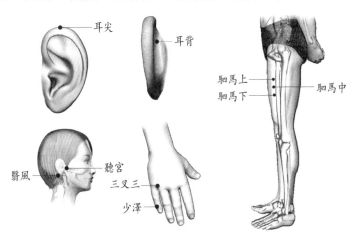

耳鳴、耳聾取穴

隆、內庭；氣滯血瘀配太衝、膈俞。

【注釋】聽宮為手太陽經與手、足少陽之交會穴，三經皆直接通於耳內，具有聰耳通竅，疏散風熱、通經止痛功效，用於治療突發性耳鳴、耳聾療效顯著，有治療耳疾「第一穴」之稱。是歷代治療耳疾之要穴。翳風為手少陽經穴，手少陽經從耳後入耳中，出走耳前，在古代手少陽經有耳脈之稱，專調耳部之氣血，用之可疏導少陽經氣，瀉三焦之火而清耳竅。三叉三、足駟馬均是董氏要穴，足駟馬治症甚廣，是調治肺氣之主穴，並且治療鼻病、皮膚病、耳病作用甚效。本組穴位對其耳病無論虛實皆可調之。三叉三在三焦經上，其用也是根據經脈所行之用，用之既可瀉三焦之火，又能補腎，能補虛又瀉實。

### 三、操作方法

實證瀉之，虛證補之。聽宮張口取穴，進針1寸左右；翳風針刺時針尖向耳廓內方向進針；三叉三、足駟馬常規刺。急性患者每日1次，慢性患者隔日1次，留針30分鐘，10次為1個療程。

### 四、按 語

耳鳴、耳聾是聽覺異常的症狀。耳鳴是聽覺功能紊亂產生的一種症狀，自覺耳內鳴響，如蟬如潮，以妨礙聽覺為主症；耳聾以聽力減退或聽覺喪失為主症。臨床上耳鳴、耳聾既可單獨出現，亦可先後發生或同時並見，故一併論述。

本病的發生多因暴怒、驚恐而致肝火上逆，少陽經氣閉阻或外感風邪，壅遏清竅均可致耳鳴、耳聾；或因腎氣

弱、精氣不能上達於耳則可致虛證耳鳴、耳聾。前者為實證，後者為虛證，本病病因雖然複雜，但不出於虛實二證，故在臨床施治時，當以此為要，虛證以益精補腎為主。實證以清瀉肝膽為主。本病病位在耳。基本病機是邪擾耳竅或耳竅失養。

針灸治療耳鳴、耳聾，記載甚早。《內經》中已有詳細的論述，如《靈樞・厥病》載：「耳聾無聞取耳中……耳聾，取手小指次指爪甲上與肉交者；先取手，後取足。」《靈樞・口問》載：「耳者宗脈之所聚也，故胃中空則宗脈虛，虛則下溜，脈有所竭者，故耳鳴，補客主人，手大指爪甲上與肉交者也。」《針灸甲乙經》載：「聾，翳風及會宗、下關主之。耳聾無聞，天窗主之。」由此可見，歷代醫家不但對本病病因有了全面的認識，並且用針灸治療也積累了豐富經驗。

臨床實踐證明，針灸治療本病的療效是肯定的。但要掌握適應證，對鼓膜損傷、先天性耳聾、動脈硬化而引發的耳聾、耳鳴非針灸所能治療，需積極治療原發疾病，所以在治療時應明確診斷。在治療期間調適生活，生活因素和精神因素對耳鳴、耳聾的恢復有重要意義。應避免過度勞累，節制房事，保持舒暢的心情，避免嘈雜的環境。

# 第七節　鼻淵（各種鼻炎）

## 一、刺血治療方案
【取穴】肺俞、太陽、印堂、足三里。

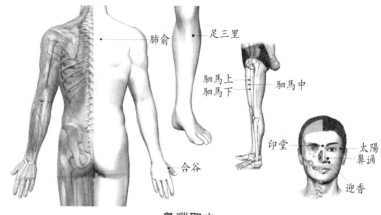

**鼻淵取穴**

【注釋】用刺血拔罐法。穴位常規消毒，用一次性無菌注射針頭在所選穴位處，依次點刺出血，當血止後拔罐5～10分鐘，出血量為5～30毫升，根據年齡、體質、病情而定，每週1次，3次為1個療程。

## 二、體針治療方案

【取穴】迎香、鼻通、印堂、合谷、足駟馬。

【配穴】外感風寒配列缺、風池；外感風熱配曲池、外關；氣滯血瘀配膈俞、通天；肺氣虛配太淵；肺經風熱配尺澤、少商；膽腑鬱熱配陽陵泉、俠谿。

【注釋】迎香為手足陽明經之會穴，手陽明大腸經「上挾鼻孔」。足陽明胃經「下循鼻外」其穴位鼻旁，通利鼻竅，是治療一切鼻病之要穴。鼻通為經外奇穴，又名上迎香，其穴位於鼻根，醒鼻通竅。印堂位於鼻上，歸屬督脈，督脈沿前額下行鼻柱，直接通於鼻，是經絡所行之用，能通利鼻竅。三穴均是治療鼻淵之要穴，並處於鼻子周圍，三穴之用也是靳三針之鼻三針。合谷乃為手陽明經

之原，善治頭面諸疾，歷有「面口合谷收」之用。足馱馬是董氏之穴，主治肺部之疾，因肺開竅於鼻，足馱馬對鼻部各病皆有特效。諸穴合用，遠近相配，疏風宣肺，調和營衛，通利鼻竅。

### 三、操作方法

迎香穴向鼻翼部斜刺；鼻通穴向上斜刺 0.3～0.5 寸，不宜直刺或斜刺過深，以免針體進入口腔；針刺印堂時將局部皮膚捏起，沿皮從上垂直向下平刺達鼻根部；餘穴常規刺。

### 四、按　語

鼻淵是以鼻流腥臭濁涕、鼻塞、嗅覺減退為主症的一種病證，又稱「鼻漏」、「腦漏」。本病發生的主要原因多為外感之邪與伏鬱之熱相結，薰蒸清竅；或因肺氣虛寒，津液不得下降，留滯於空竅而形成。其主要症狀為鼻塞、流涕（或濃或稀）、嗅覺減退、頭昏、頭痛等表現。相當於西醫學中的急、慢性鼻炎，急、慢性鼻竇炎和副鼻竇炎等疾病。

在中醫學中對本病的認識非常早，在《內經》時期已有了較為成熟的認識，如《素問‧氣厥篇》載：「鼻為肺竅，又曰天牝，則辛鼻淵。鼻淵者，濁涕下不止也。」《景岳全書》中云：「鼻為竅，又曰天牝，乃宗氣之道……若其為病，則窒塞者謂之齆，時流濁涕而或臭者謂之鼻淵，又曰腦漏。」古人不僅對本病在發病機制方面認識深刻全面，而且對針灸治療運用也有著豐富經驗。如《資生經》載：「王執中母氏，久病鼻乾有冷氣……後因灸絕

骨而漸癒。執中亦患此，偶因絕骨微痛而著灸，鼻乾亦失。」又如《針灸甲乙經》載「鼻鼽不利，窒洞氣塞……迎香主之」。《針灸大成》載「鼻塞……合谷、迎香」。目前這些經驗依然在臨床中廣為應用，為臨床治療起到了重要的指導作用。

鼻淵一病，針灸治療效果良好，尤其對急性患者效果顯著，對改善症狀作用迅速，針之即效。慢性患者療程長，需要患者堅持治療；急性患者需適當休息，多喝溫開水，少食辛辣之物；對過敏性鼻炎要積極查找過敏源，避免接觸，積極鍛鍊身體，增強抵抗力。平時預防感冒的發生，積極治療上呼吸道疾病。

# 第八節　鼻衄（鼻出血）

## 一、刺血治療方案

【取穴】少商、大椎、委中、上星。

【注釋】用點刺放血法。上述穴位根據病情可以單獨選用，也可以聯合取用。常規消毒，用一次性無菌注射針頭對準所選穴位處刺之出血。出血量不宜太多，每穴出血數滴即可。筆者在臨床多以上星穴和少商穴合用，其效非常滿意。

## 二、體針治療方案

【取穴】迎香、上星、合谷、肩中。

【配穴】肺經鬱熱配尺澤、少商；胃熱熾盛配內庭；肝火上炎配行間、俠谿；陰虛火旺配照海；脾氣虛弱配足

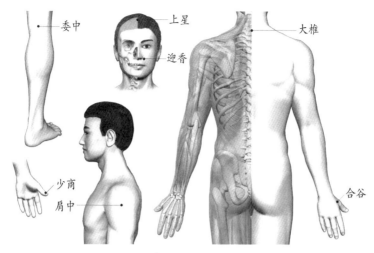

**鼻衄取穴**

三里、三陰交。

　　【注釋】迎香為手足陽明之會穴，處於鼻旁，針刺迎香可直接疏鼻部之氣血，又能作用於肺、大腸和胃，不僅是治療鼻衄之主穴，也是統治鼻病之要穴。早在《銅人腧穴針灸圖經》記載「迎香治鼻有息肉，不聞香臭，衄血」。上星是督脈之穴，督脈為陽脈之海，陽熱亢盛，迫血妄行，刺之上星穴清泄督脈，以解亢盛熱邪，則使鼻出血而立止。本穴是歷代治療鼻衄常用要穴。

　　《世醫得效方》中曾云「鼻出血不止，名腦衄，灸上星五十壯」。合谷為手陽明大腸經原穴，可清頭面之熱，而鼻衄止，自有「面口合谷收」。肩中是董氏奇穴四四部位最重要的穴位，治症廣泛，療效突出，對鼻出血也有良好的治療作用，尤其對老年人血管硬化所致的鼻出血最效，是針對性的治療。

### 三、操作方法

均用瀉法。迎香向鼻根方向透刺；上星向神庭方向沿皮刺0.3～0.5寸；肩中穴針刺不宜超過1寸深，以免傷到滑囊，扎針後手臂不可大幅度移動，避免萬一針到滑囊再因移動而劃裂更大。

### 四、按 語

鼻衄是指鼻腔不因外傷血出血的病證。在中醫學中還被稱為「鼻紅」、「鼻洪」。相當於西醫學中的鼻出血。

鼻衄這一病名出現甚早，早在《內經》中對其病因、治療已有較詳細的記載。如在《靈樞·經脈》載「胃足陽之脈……鼽衄」。《靈樞·百病始生》中云「陽絡傷則血外溢，血外溢則衄血」。《靈樞·雜病》載「衄血不止衃，血流，取足太陽……不已，刺膕中出血」。

在隋代的《諸病源候論》中也有論述：「凡血與氣內榮臟腑，外循經絡，相隨而行於身，週而復始。血性得寒凝澀，熱則流散。而肺氣之所生也，肺開竅於鼻，熱乘於血，則氣也熱也。血氣俱熱，血隨氣發出於鼻，為鼻衄。」由此可見，歷代醫家已經完全掌握了鼻衄發病之病因，以及針刺技術。

鼻衄的發生常與外感風熱、過食辛辣、情志不暢等因素有關。本病病位在鼻竅。基本病機是熱傷鼻絡，迫血妄行。

針灸對單純性鼻出血療效滿意。對複雜性鼻出血、繼發性鼻出血應查明原發病，如鼻中隔偏曲、腫瘤、高血壓、動脈硬化、凝血障礙性血液病、肝硬化等疾病，應積極治療原發病。對血液病引起的鼻出血慎用針刺法，所以

針刺前應明確診斷。當出血急、出血量大時應採取綜合措施，以免延誤治療，發生意外。在治療期間避免過勞，少食辛辣香燥之品，少挖鼻孔，多食富含維生素的食物。

# 第九節　咽喉腫痛

### 一、刺血治療方案

【取穴】少商、商陽、肺俞。

【注釋】上述穴位根據病情可以單獨選穴，也可以聯合取用。穴位常規消毒。用一次性無菌注射針頭對準穴位點刺出血。點刺少商、商陽時應先局部按揉使其充血，再行點刺；點刺肺俞時加拔火罐。實證出血量宜多，虛證出血量宜少。急性患者每日1～2次，中病即止，慢性患者每日1次或隔日1次。

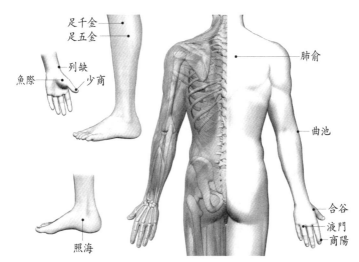

咽喉腫痛取穴

少商穴為手太陰肺經的井穴,點刺出血,可清泄肺熱,為治療咽喉之疾之主穴。《十四經要穴主治歌》云:「少商惟針雙鵝痺,血出喉開功最奇。」《勝玉歌》中言「頷腫喉閉少商前」。商陽為手陽明大腸經的井穴,陽明經多氣多血,點刺出血可清泄陽明之邪熱。《針灸大成》云:「商陽穴主口乾頤頷腫。」肺俞是肺的背俞穴,刺血拔罐,能疏風解表、清熱利肺。

## 二、體針治療方案

### 1. 實證

【取穴】曲池、合谷、足千金、足五金。

【配穴】外感風熱配風池、外關;肺胃熱盛配內庭、魚際;痰瘀互結配豐隆、太衝;扁桃體腫大配外三關;急性疼痛配土水;慢性疼痛配火主。

【注釋】曲池、合谷均為手陽明大腸經之穴,陽明經為多氣多血之經,用之有清熱祛風、調和營衛的作用,兩穴合用尤其對頭面之疾作用佳。臨床中有「頭面耳目口鼻疾;曲池、合谷為之主」之說。曲池為手陽明經之合穴,能宣行氣血、清熱解毒;合谷為手陽明經原穴,其性能升能散,又能清氣分之熱。而頭為諸陽經之所會,稟清陽之氣,開清竅於上,善治上焦之邪。二穴合用故治此病甚效。足千金、足五金是董氏一組要穴,對咽喉均有治療作用,主要用於扁桃體炎、喉炎、甲狀腺腫及喉嚨生瘡,也可以在這一部位刺血治療咽部疾病。

【操作方法】均施以瀉法,常規刺,每日1次,急性病症可每日2次。

## 2. 虛證

【取穴】列缺、照海、魚際、液門。

【配穴】咽部乾癢配足千金、足五金；肺陰不足配肺俞，太淵；陰虛火旺配太谿、三陰交。

【注釋】列缺屬於手太陰肺經之絡穴，又為八脈交會穴之一，通任脈。照海屬足少陰腎經，也是八脈交會穴之一，通陰蹻脈，二穴相配，為八脈交會之用。「列缺任脈行肺系，陰蹻照海膈喉嚨」。列缺瀉肺火，照海滋腎水，一瀉火，一補水，水上火祛咽喉滋潤。魚際為手太陰經之滎穴，可清肺熱，利咽喉。《針灸大成》曰：「魚際穴主喉中乾燥。」液門為手少陽三焦經之滎水穴，用之可清瀉三焦之火，消腫利咽喉。

【操作方法】用補法或平瀉法，列缺、照海針刺得氣後配合做吞咽動作，療效更佳，餘穴常規刺。

## 三、按 語

咽喉腫痛是指以咽喉部紅腫疼痛、吞咽不適為主症的一種病證，是多種疾病的一種表現症狀，可見於西醫學中的急、慢性咽炎，急、慢性扁桃體炎，扁桃體周圍膿腫，咽旁膿腫，急、慢性喉炎等疾病，一般統稱為上呼吸道感染。相當於中醫學中的「乳蛾」、「嗌腫」、「嗌痛」、「嗌乾」、「咽喉乾燥」、「聲嘶」、「喉喑」等範疇。

咽喉腫痛的發生常與外感風熱、飲食不節和體虛勞累等因素有關，本病病位在咽喉，基本病機是火熱或虛火上灼咽喉。

咽喉腫痛是臨床中的常見病、多發病，易反覆發作，

尤其是慢性患者，纏綿難癒，西醫學往往僅治其標，難治其本。針刺治療多標本兼治，一般針之即效，一定要重視刺血療法，刺血療法是獲效的重要手段。平時加強保護咽部，避免有害氣體的不良刺激，在治療期間忌食辛辣刺激性食品，禁煙酒，多飲水。避免大聲、過度講話，加強體育鍛鍊，增強體質。

# 第十節 牙 痛

### 一、刺血治療方案

【取穴】胃火牙痛：厲兌、商陽；風火牙痛：少商、商陽；虛火牙痛：少商、湧泉。

【注釋】根據患者病症選穴，點刺放血法，用一次性無菌注射針頭在所取穴位點刺放血，實證出血量宜多，一般需十幾滴血；虛證出血量宜少，一般3～5滴，每日1次，中病即止。若能正確辨證選穴，一般針之即效。

### 二、體針治療方案

【取穴】合谷、下關、頰車、側三里、側下三里。

【配穴】風火牙痛配翳風；胃火牙痛配內庭；虛火牙痛配太谿；齲齒牙痛配偏歷；上牙痛配內庭；下牙痛配二間。

【按語】手陽明入下齒中，足陽明入上齒中。故取手陽明經原穴合谷，其脈入上齒中，合谷穴是治療頭面五官疾病「第一要穴」。《雜病穴法歌》云：「頭面口鼻病，曲池合谷為之主。」《四總穴歌》云「面口合谷收」。下

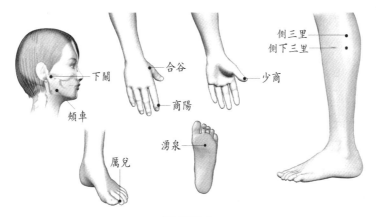

**牙痛取穴**

關、頰車為局部取穴，均為足陽明胃經之穴，是治療牙痛之效驗穴，刺之既可疏調足陽明經之氣血，又能直接通暢局部之瘀滯。側三里、側下三里是董氏穴位，可適用於各種牙痛的治療，並且對三叉神經痛也有很好的治療效果，是筆者治療這類疾病的常用主穴。

　　本方具有疏通經氣，利齒止痛之功。當然根據患者具體病症配穴也不容忽視，是獲得療效的一個重要方面。故在臨證時，應據患者的具體病情辨證加配相關穴位。

### 三、操作方法

　　若是虛火痛時可選用平補平瀉法，其餘均用瀉法，頰車向前斜刺0.5～1.0寸，餘穴常規刺，急性疼痛可每日2次。

### 四、按語

　　牙痛是指牙齒因各種原因引起的疼痛，是口腔疾病中最常見的疾病，因此在日常生活中有「牙痛不算病，疼起來不要命」之說。這說明本病甚為常見，不被人們所重視，但卻給患者造成很大痛苦的一種痛證。

　　牙痛一證，在中醫學中有蟲牙痛和火牙痛之分。火牙痛又有風火牙痛、胃火牙痛之分。其病因多為外感風火邪毒，過食膏粱厚味、體弱過勞等因素有關。本病病位在齒。基本病機是風火、胃火或虛火上炎所致。

　　民間有「牙痛方一大筐」之說。這說明治療牙痛的方法甚多，但作用療效不佳，用針灸治療牙痛，確有良好的療效，針刺具有快速止痛消炎的作用，效果極佳，是非常好的一種治療方法，一般針之即效。但對於齲齒痛僅能達到暫時止痛的作用，多需牙科進一步的處理。平時應注意口腔衛生，避免咀嚼過度的硬物和冷、熱、酸、甜等刺激性食物，對於反覆發作頑固性的牙痛要注意和三叉神經痛相鑒別。

　　十四經穴治療牙痛有著豐富的臨床治驗，療效確定。手陽明大腸經在古代被稱為齒脈，主要用於牙齒的病變。本經的許多穴位對牙痛的治療確有很好的實效性，臨床治療時可據病情調配相關穴位。在董氏奇穴方面，筆者臨床運用最多的穴位就是側三里及側下三里，其次是靈骨及四花外穴。

# 第十一節　口舌生瘡

## 一、刺血治療方案

　　【取穴】金津、玉液、太陽、四花中。

　　【注釋】以上穴點均為刺血常用穴位，操作時常規消毒。金津、玉液刺血方法：首先讓患者將舌頭抬起，選擇

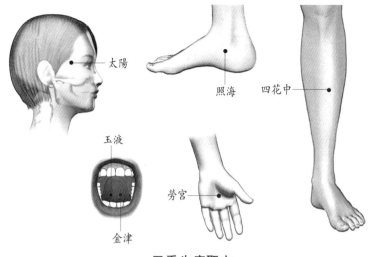

**口舌生瘡取穴**

較粗大、最明顯的靜脈速刺，使其出血，出血完畢後，用淡鹽水或0.9%的生理鹽水漱口；太陽穴常規針刺，使之出血3～5毫升，每週2次，適宜於潰瘍比較多的患者；也可以在四花中穴點刺放血。

### 二、體針治療方案

【取穴】勞宮、照海。

【配穴】實證配內庭；虛證配太谿；上唇潰瘍配人中、地倉；下唇潰瘍配承漿、頰車；舌部潰瘍配廉泉；面頰部潰瘍配頰車、地倉。

【注釋】《素問》所言「諸痛癢瘡皆屬於心」。勞宮穴為手厥陰心包經之穴，心包代心用事，故用心包之穴可以治心之疾，勞宮穴為滎火穴，「滎主身熱」，刺之可以瀉火，當取勞宮可起瀉心火、疏通舌絡、止痛的作用，用治口舌生瘡、潰瘍。《針灸大成》中云：「口中生瘡，承

漿、勞宮。」《十四經要穴主治歌》中說：「痰火胸痛刺勞宮，小兒口瘡針自輕。」照海為足少陰腎經穴，又為八脈交會穴，通於陰蹻，可滋補腎水，有「滋陰第一穴」之稱。用之達壯水之主以制陽的效果，足少陰腎經從經脈循行來看，腎經挾舌本而行，故用之可榮養舌竅，直達舌咽。二穴合用，一祛心火，一補腎水，使心腎協調，口瘡自癒。

### 三、操作方法

實證用瀉法，虛證用平補平瀉法，常規刺。

### 四、按 語

口瘡是以口腔內的唇、舌、頰、上齶等處黏膜發生單個或多個潰瘍，以灼熱、疼痛為特徵的疾病，又稱「口糜」、「口疳」。本病的發生常與過食辛辣厚味、嗜飲醇酒、外感風火燥邪、病後勞損等因素而引起。本病病位在口舌，基本病機是火熱上炎於口舌。

本病相當於西醫學中潰瘍性口炎、復發性口瘡等疾病，多易反覆發作。在西醫治療中尚無特效藥物，用針灸治療取效甚佳，具有效速、治本之作用。針刺治療可以由調節神經、內分泌功能而起到消炎、鎮痛的作用，由調節免疫功能，減輕或減少本病的復發。

對於頑固性反覆發作的口腔潰瘍性疾病，要排除乾燥綜合徵、白塞氏病等器質性疾病。平時要注意口腔衛生；少食辛辣、肥甘之物，戒菸酒，多食富含維生素的食品；避免急躁之情緒，保持平和的心態；加強體育鍛鍊，增強體質，提高免疫力。

| 第六章 |

# 皮膚科病證

## 第一節　斑　禿

### 一、刺血治療方案

【取穴】阿是穴（斑禿局部）。

【注釋】常規消毒，用梅花針從脫髮區邊緣開始，呈螺旋狀向中心區均勻叩刺，施以中度叩刺法，叩至皮膚發紅或出現散在出血點為度。叩刺完畢可用艾條行局部溫灸，行環狀灸或雀啄灸，或加神燈15～20分鐘，隔日治療

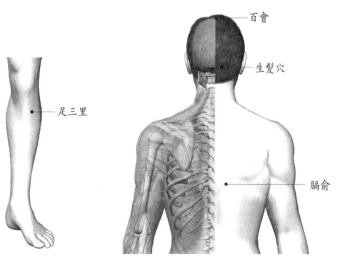

斑委取穴

1次，10次為1個療程。當局部已有稀疏新發生長時，改用輕叩法。

用梅花針治療斑禿早有記載。《醫宗金鑒》云：「宜針砭其光亮之處，出紫血，毛髮庶可復發。」叩刺患處能使其血脈流通，疏通經絡，活血化瘀，達到活血生新的作用。當加用艾條局部溫灸，可具有溫通經絡，活血化瘀，促進局部組織代謝。

### 二、體針治療方案

【取穴】百會、足三里、膈俞、生髮穴、阿是穴。

【配穴】氣血兩虛配氣海、血海；肝腎不足配三陰交、太谿；血虛風燥配風池、曲池；氣滯血瘀配太衝。

【注釋】頭為諸陽之會，百會為足太陽經與督脈交會穴，其穴近於脫髮患區，疏通局部經絡氣血；足三里為足陽明之合穴，足陽明經多氣多血，刺之能補氣養血調理氣機，養血潤髮；膈俞為八會之血會，刺之可祛瘀活血；生髮穴在天柱穴上1寸，本穴是治療斑禿的經驗穴；阿是穴用之可直接疏導局部經氣，促進新髮生長。

### 三、操作方法

阿是穴用法是從脫髮區邊緣向中心沿皮刺；膈俞不可直刺、深刺，以免傷及心肺臟器；餘穴常規刺。

### 四、按 語

斑禿是指頭部毛髮突然發生斑狀脫落的病症，嚴重者頭髮可全部脫落，屬於中醫學的「油風」，俗稱「鬼剃頭」。本病主要表現為頭髮呈斑片狀脫落，無自覺症狀或輕微瘙癢，輕者僅有一處脫髮區，重者有數處或多處融合

成大片脫落，本病以青壯年多見。

　　中醫認為本病的發生是由肝腎不足，營血不能榮養皮膚，致毛孔開張，風邪乘虛襲入、風盛血燥，或肝氣鬱結、氣機不暢，以致氣滯血瘀、髮失所養而成。本病病位在頭部毛髮，基本病機為精血虧虛或氣滯血瘀，血不養髮。

　　針灸對本病有較好的療效。但宜早期治療，如果病久，則效不佳，不僅增加治癒的難度，還會增加反覆發作的概率。尤其重用局部叩刺法，對本病具有肯定的療效，在民間用鮮薑反覆塗患處治療本病運用廣泛，臨床用之也確有良好的實效。多與局部叩刺法合用，可明顯加快治療時間。本病的發生與情緒、過度勞累有重要的關係，因此作息要有規律性，保證充足的睡眠，若有失眠，及時治療，且忌疲勞過度。每天保持舒暢快樂的心情，避免各種壓力，忌焦躁、憂慮不良情緒。

## 第二節　帶狀疱疹

### 一、刺血治療方案

【取穴】阿是穴。

【注釋】用刺血拔罐法。穴位區常規消毒，用梅花針叩擊皮損處至皮表微出血。手法宜用輕、中度手法，均勻叩擊患部，然後加罐2～3分鐘，隔日1次，也可用一次性無菌注射針頭將水疱點刺。

　　刺血療法具有瀉火解毒、活血化瘀、消腫止痛、調和氣血的功效，施以刺血可排出局部代謝廢物，調動機體內

的抗炎因素，增加炎症組織的白
細胞吞噬能力，減輕病理性刺激
而達到治療目的。

### 二、體針治療方案

【取穴】龍眼、阿是穴。

【配穴】病在頭面部發病配
曲池、合谷；病在胸脅及側腹部
配陽陵泉、支溝；背部配委中；
腰腹部配帶脈、足臨泣；熱盛配
合谷、曲池；濕盛配陰陵泉、足
三里；血瘀阻絡配血海；肝經鬱
熱配行間、俠谿。

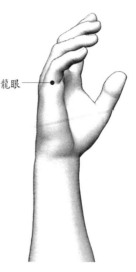

龍眼

**帶狀疱疹取穴**

【注釋】龍眼為經外奇穴，位於手小指尺側第二指關
節的橫紋盡頭，尺側的赤白肉際處，處於小腸經脈中，是
治療帶狀疱疹的經驗效穴。

臨床運用療效肯定，針刺本穴能清熱利濕、活血化瘀，
止痛功效，有針下疼痛立止之功。阿是穴針刺，具有活血
通絡、祛瘀瀉毒之功。

### 三、操作方法

龍眼穴取穴時囑患者握拳取之，直刺0.2～0.3寸，施
以捻轉手法，強刺激，出針後不按壓針孔，任其出血幾
滴；阿是穴用圍刺法，在疱疹帶的頭、尾各刺一針，再在
疱疹帶的兩邊病區範圍針刺1～3針，均向疱疹帶中央沿皮
平刺。每日1次，每次留針20分鐘。

## 四、按　語

帶狀疱疹是由水痘——帶狀疱疹病毒感染引起的一種皮膚病，以沿身體單側神經分佈區的局限性疼痛及相應區域內出現排列成束狀簇集水疱為特徵的特異性皮膚損害。因其多發於腰部，故又名「纏腰火丹」。在中醫學還被稱為「蛇丹」、「蛇串瘡」、「蜘蛛瘡」、「火帶瘡」等病名。

本病多因脾濕久困、肝膽經外受風熱毒邪，或肝氣鬱結、久而化火，以致肝膽火盛、濕熱蘊蒸，溢於肌膚脈絡發為疱疹。本病病位主要在肝、脾兩經。基本病機是火毒濕熱蘊蒸於肌膚、經絡。

針灸治療帶狀疱疹不僅有迅速止痛之效，並且可以短時而癒。若發病早期選用針灸治療，多數可在3～5天而癒。在民間有用薄棉灸法治療本病的記載，這一方法的臨床運用，療效也十分可靠，尤其適用疾病初發期，水疱較多，疱疹尚未破的患者，一般經1～2次治療疱疹結痂。總而言之，針灸治療帶狀疱疹非常滿意，是值得推廣運用的一種理想方法。在治療期間注意休息，多飲水，宜清淡飲食，忌辛辣、油膩、魚蝦、牛羊肉等食物。

董氏奇穴治療本病方面筆者尚無更優勢的經驗，故僅從十四經方面論述。

## 第三節　痤　瘡

## 一、刺血治療方案

【取穴】耳尖及耳背瘀絡、大椎、肺俞。

【注釋】常規消毒，耳尖穴針刺前先按揉耳廓，然後將患側耳廓自耳房對折，用一次性無菌注射針頭對準針刺部位點刺，擠壓使其出血3～5滴；再在耳背尋找瘀絡，將瘀絡一一刺之，後用消毒乾棉球按壓止血。大椎、肺俞均用一次性無菌注射針頭點刺出血，並加拔火罐，留罐5～10分鐘，隔日1次，10次為1個療程。

痤瘡點刺出血有肯定的臨床療效。在上述穴位進行刺血，使惡血排出，起到疏通經絡、調節氣血、協調陰陽的作用。臨床上根據「耳，宗脈之所聚也」、「十二經脈、三百六十五絡，其氣血皆上面而走空竅」、「血實宜決之，菀陳則除之」的理論，刺耳尖耳背出血，可泄血中鬱熱，使鬱熱得解，經絡暢通。

大椎是督脈與六條陽經的交會穴，可調整人體諸陽之氣，宣洩陽熱。肺俞為肺之臟腑氣血輸注之處，有宣洩肺

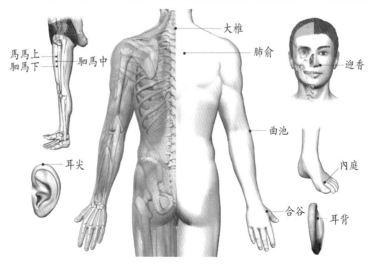

痤瘡取穴

氣之功，改善皮毛血液循環之效。

## 二、體針治療方案

【取穴】合谷、曲池、內庭、迎香、足駟馬。

【配穴】肺經風熱配列缺、尺澤；濕熱蘊結配足三里、陰陵泉；痰濕凝結配豐隆、三陰交；衝任不調配血海、關元；紅腫較大的痤瘡配外三關。

【注釋】陽明經多為氣多血之經，其經脈上走於面，且手陽明與肺經相表裏，肺主皮毛，取曲池、合谷舒陽明經氣，解陽明之邪熱。《雜病穴法歌》中說：「頭面耳目口鼻病，曲池、合谷為之主。」內庭為陽明經滎穴，「滎主身熱」，刺之可清解陽明之邪熱。迎香處於面部，為手足陽明經之會穴，面部基本上屬陽明經所過，用之既可疏局部之氣血，又能調理陽明經之氣血，使肌膚疏泄功能得以調暢。

足駟馬是董氏穴位，是治療皮膚病之主穴，療效甚佳，用之既有即時之效，又有治本之功。

## 三、操作方法

在上述穴位施以瀉法。諸穴均常規針刺。

## 四、按 語

痤瘡係毛囊、皮質腺慢性炎症性皮膚病，多發於青年男女，好發於面部、胸背等處，形成丘疹、膿瘡等損害，嚴重則可影響美容，又稱為「肺風粉刺」、「粉刺」、「青春痘」。

中醫學認為，過食肥甘厚味，脾胃濕熱內蘊上蒸；肺經蘊熱、外受風邪或冷水漬洗，使血熱蘊結，均導致本

病。本病病位在肌膚腠理。基本病機是熱毒鬱蒸肌膚。

針灸治療痤瘡取效滿意，部分患者可較快地達到治癒目的，是臨床治療本病的一種有效手段。尤其重視刺血療法，許多患者僅用刺血療法即可治癒。

在治療本病時要掌握好以下幾點，治療起來不但好得快，也不易復發，是保證療效的重要因素。

①少食甜食；②少吃油膩食物；③少吃辛辣之物；④保持大便通暢；⑤不要長期熬夜；⑥多吃水果蔬菜；⑦用溫水勤洗臉，少用或不用化妝品；⑧嚴禁用手擠壓粉刺，以免繼發感染，遺留瘢痕。

如果能夠做到上述幾點，既可以預防，又可以治療，因此務必重視。

## 第四節　癮疹（蕁麻疹）

### 一、刺血治療方案

【取穴】大椎、肺俞、膈俞、耳尖及耳背瘀絡。

【注釋】常規消毒。用一次性無菌注射針頭依次點刺出血，大椎、肺俞、膈俞點刺出血後，均加拔火罐，留罐5～10分鐘。耳尖針刺時，先充分按揉使其充血，然後擠捏出血2～3滴，再在耳背尋找瘀絡點刺出血。上述穴位可一次性均用，每週2次。也可以分次交替用之，每日交替點刺。

本病為風邪鬱於肌表，中醫有「治風先治血、血行風自滅」之用。由瀉血而祛瘀，瘀祛血行，血行而風息。

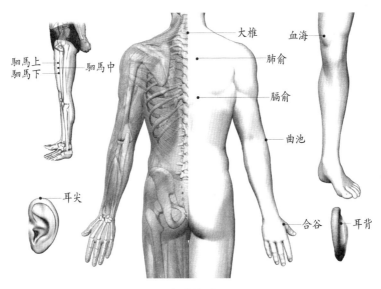

**癮疹取穴**

## 二、體針治療方案

【取穴】曲池、合谷、血海、足駟馬。

【配穴】風熱配風池；風寒配風市、肺俞；疹色鮮紅者配膈俞、內庭；胃痛配足三里、中脘；血虛風躁配三陰交、足三里。

【注釋】曲池為手陽明大腸經之合穴。《內經》云：「病在陽之陽（皮膚）者，取陽之合。」故可取用曲池。本穴為治療各種皮膚病之主穴，具有散風清熱止癢的作用，臨床用於癮疹的治療有確實的療效。《馬丹陽天星十二穴治雜病歌》中說「曲池⋯⋯遍身風癬癩，針著即時瘥」。與合谷同用，善於開泄，既可疏風解表，又能清瀉陽明，因此各種原因所致的癮疹皆可用之。

血海為血之海，刺之可理血和營，行血祛瘀，根據

「治風先治血，血行風自滅」之理可取用。本穴也是治療各種皮膚病常用要穴。

足駟馬是董氏之穴，為治療皮膚病有效穴位組，既可速效止癢，又能防止復發的治本之功。

### 三、操作方法

諸穴均用瀉法。一般針刺宜淺，急性患者每日1～2次；慢性患者每日或隔日1次，慢性患者10次為1個療程。

### 四、按 語

癮疹是一種常見的過敏性皮膚病，以皮膚上出現風團，伴有瘙癢為特徵的皮膚病，又稱為「風疹」、「風團」、「風疹塊」。在臨床中表現為局限性風疹塊樣損害。驟然發生迅速消退，癒後不留任何痕跡，有劇烈瘙癢及燒灼感，也可為慢性過程。分急性與慢性兩種類型，相當於西醫學中的急、慢性蕁麻疹。

本病多因稟賦不足，又食魚蝦等腥葷動風之物，或飲食失節胃腸實熱；或因平素體虛衛表不固、復感風熱、風寒之邪，鬱於皮毛肌腠之間而發病；再有情志不遂、肝鬱不舒、氣機不暢、鬱而化火、灼傷陰血、感受風邪而誘發。本病病位在肌膚腠理。基本病機是營衛失和，邪鬱腠理。

針灸治療本病效果良好，尤其對急性患者療效更加迅捷，一般經幾次治療即能而癒。對於反覆發作慢性患者要查明原因，針對根本原因整體調節。如果急性患者出現了嚴重症狀，如呼吸困難等表現症狀，應採取綜合急救措施，不可僅用針刺法，以免延誤病情。

來源於民間神闕穴閃罐法，療效非常可靠，用火罐在

神闕穴閃罐，連續拔3罐為1次，每1次留罐3～5分鐘，每日次，3次為1個療程。可與針刺配合使用，急、慢性患者均可適用。

《證治要訣》中載曰「癮疹，非特分寒熱……有人一生不可食雞肉及獐魚動風等物，才食則丹隨發」。《諸病源候論》中說「邪氣客於肌膚，復逢風寒相折，則起風瘙癮疹……白軫得天陰雨冷則劇出，風中亦劇，得晴暖則減，著衣身暖亦瘥也」。由此可見，各種外界因素對本病有著至關重要的關係，所以應避免接觸過敏性物品及藥物。忌食魚腥、蝦、蟹、酒類、辛辣等食物，避免風寒、潮濕等不良環境。

# 第五節　神經性皮炎

## 一、刺血治療方案

【取穴】阿是穴（皮損處）。

【注釋】局部常規消毒。用一次性無菌梅花針沿皮損區邊緣，旋轉式向皮損區中心處叩刺，每次叩2～3遍，叩刺皮損區微出血為度，再用艾條艾灸叩刺部位。一般灸15～20分鐘（在灸療時，可產生癢感，甚至瘙癢較為劇烈，這為正常反應，應繼續灸之，最好灸到不癢為止）。隔日1次，1週為1個療程。

## 二、體針治療方案

【取穴】合谷、太衝、曲池、阿是穴。

【配穴】病在頸項部配肩中穴；病在上肢配外關；病

在面部配迎香；病在下肢配風市、三陰交、血海；病在胸腹及兩脅配足三里、陽陵泉；血虛風燥配足三里、三陰交；陰虛血燥配太谿、血海；肝鬱化火配行間、俠谿；風熱侵襲配風池、大椎。

【注釋】本病發生之因多與情志不遂有關，精神因素是主要的誘因，所以舒暢情志、鎮靜安神為治療之大法。合谷與太衝合用被稱為「開四關」，有鎮靜和鎮定的作用。合谷為手陽明大腸經之原穴，陽明經多氣多血，刺之可舒調陽明之氣血，改善局部氣血循環；太衝為足厥陰之原穴，刺之能解鬱通經。曲池既可疏風清熱，又能清血分之鬱熱。皮損局部圍刺，疏通局部經氣，祛風瀉火，化瘀止癢。

### 三、操作方法

皮損局部取 4～6 個針刺點毫針圍刺，針尖沿著病灶基底部皮下向中心平刺，當針刺後加用局部艾灸，療效更佳；餘穴均常規刺。留針 30 分鐘，隔日 1 次。

### 四、按 語

神經性皮炎是一種皮膚神經功能障礙性疾病，以皮膚肥厚、對稱性發病、苔蘚樣改變和陣發性劇烈瘙癢為特徵。臨床上分為局限性神經性皮炎和播散性神經性皮炎兩種。本病多見於成年人，好發於頸

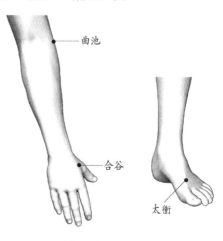

曲池

合谷

太衝

**神經性皮炎取穴**

後兩側、肘膝、尾骨、腹股溝等處。皮損初起為正常皮色或淡紅色扁平丘疹，呈圓形或多角形，密集成片，邊緣清楚。當日久後局部皮膚增厚、乾燥粗糙、紋理加深，形成苔蘚皮變，故目前本病又稱為苔蘚樣病變。

神經性皮炎屬於中醫學「頑癬」、「攝領瘡」、「濕癬」、「乾癬」、「風癬」和「刀癬」等病範疇。又有「賴皮瘋」之稱。其發生多因風濕、熱毒之邪蘊於肌膚，阻滯經絡，日久生風化燥。熱傷陰，陰生燥，而致皮膚失於濡養；或肝鬱不舒、情志不遂、血虛肝旺等風濕蘊阻肌膚所致。本病病位在肌膚腠理絡脈。基本病機是風熱外襲或鬱火外竄肌膚；化燥生風，肌膚失養。

針灸對神經性皮炎有較好的療效，能透過調整神經系統的興奮、抑制功能，起到明顯鎮靜、止癢的作用。治療本病尤其重視局部刺血法與局部圍刺法，對本病作用極效，是治療本病的重要方法。

本病患者要避免精神刺激，減少各種思想負擔，保持情緒穩定。要有規律作息時間。皮損處儘量避免搔抓，不宜用熱水洗燙和使用刺激性藥物；避免菸酒、喝濃茶及食用辛辣魚蝦等食物。

## 第六節　皮膚瘙癢症

### 一、刺血治療方案

【取穴】委中、大椎、肺俞、膈俞、耳尖及耳背瘀絡。

【注釋】用刺絡放血法。穴位常規消毒後，用一次性

無菌注射針頭依次在委中、大椎、肺俞、膈俞點刺出血，使出血5～20毫升，當出血停止後拔火罐5～10分鐘，3～5天1次。再在耳尖及耳背瘀絡刺之出血，一般每2～3天1次。

## 二、體針治療方案

【取穴】曲池、三陰交、血海、風市、足駟馬。

【配穴】濕熱配陰陵泉、合谷；陰虛血燥配心俞、脾俞；肝腎虧虛配太谿、腎關、肝俞；病在陰囊、會陰、肛門部位局限性瘙癢配承山、蠡溝。

【注釋】曲池為手陽明大腸經之合穴，既清肌膚之熱，又清胃腸濕熱，起到搜風止癢的作用；三陰交屬足太陰經，是足之三陰交之會穴，可養血活血、潤燥止癢；血海為血之海，根據「祛風先行血，血行風自滅」之理，用之養血潤燥、祛風止癢；風市乃祛風之要穴，因癢無定處，乃屬風證，故取風市；足駟馬是董氏穴位中止癢抗過敏的有效穴組。

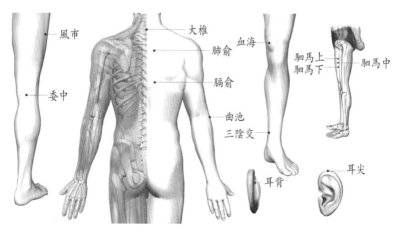

皮膚瘙癢症取穴

### 三、操作方法

上述穴位均施以瀉法。曲池向少海透刺，三陰交向懸鐘透刺；餘穴常規刺。急性發作時每日1～2次，慢性患者每週2～3次。

### 四、按 語

皮膚瘙癢症是一種自覺瘙癢而臨床上無原發性損害的皮膚病。初起時皮膚無損害，主要以陣發性劇烈瘙癢為主要症狀。後期由於經常搔抓，患處可出現抓痕、血痂，日久皮膚增厚，皮紋增粗，發生於色素沉著、苔蘚化等繼發損害。

中醫學根據其發病部位不同而有不同的疾病名稱。如發於陰囊的稱腎囊風，發於四肢彎面的稱四彎風，發於面部的稱面遊風，又統稱為「癢風」。根據發病部位又有泛發性（全身性）和局限性（發於某一部位）之分。

中醫學認為，本病的發生多是因為濕熱蘊於肌膚；或複感風邪，不得疏泄，營衛失和；或因血虛生風、火燥，肌膚失養所致。因此，搜風、祛濕、清熱為本病的主要治療方法。

皮膚瘙癢症的病因至今尚不明確，可與某些全身疾病有關，如糖尿病、肝病、腎病等疾病可引發，因此對某些頑固性反覆發作的患者，要正確積極地治療全身性疾病。在接診治療時，首先要與濕疹、皮炎、蕁麻疹、脂溢性皮炎等其他皮膚病相鑑別。

本病的發生、加重與外界因素刺激有重要的關係，因此要避免一些可能的誘發因素，如魚蝦海鮮、化纖衣物、

鹼性強的洗劑用品，儘量避免接觸；且忌熱水燙洗；避免過度搔抓；平時多吃新鮮蔬菜、水果，戒菸酒；要保持舒暢快樂的心情，清心寡慾，保證充足的睡眠。

# 第七節　丹　毒

### 一、刺血治療方案

【取穴】阿是穴（患部）。

【配穴】頭面丹毒配大椎、耳尖及耳背瘀絡；上肢丹毒配曲池、大椎；下肢丹毒配委中、陰陵泉；急性發作者配十二井穴。

【注釋】先於患處尋找紫暗色充盈怒張的小靜脈或周圍皮下呈現暗紫色的皮膚，常規消毒後，用一次性無菌注射針頭點刺出血，每個穴點出血數滴即可，然後用無菌乾棉球擦拭乾淨，最好保護好創面，以免引發感染。配穴刺血後同時加用火罐使之出血，每穴點加火罐5～10分鐘，隔日治療1次。

丹毒用刺血療法治療效佳，多以阿是點為主穴，根據發病部位加配相關穴位同時刺血，可將人體之瘀排出。清泄諸陽之

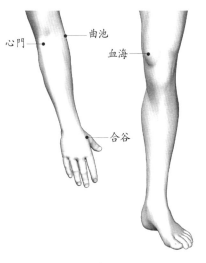

**丹毒取穴**

熱，泄血中之鬱熱，此乃是治療大法中的「菀陳則除之」
之用。

## 二、體針治療方案

【取穴】合谷、曲池、血海、心門。

【配穴】風熱上擾配大椎、風池；濕熱蘊結配陰陵
泉、內庭；頭痛者配太陽、風池；痛重配神庭、神門。

【注釋】本病多由熱鬱化火而成，治療當以清經絡之
熱毒為主。合谷、曲池均屬手陽明大腸經之穴，一為原
穴，一為合穴，二穴合用善清泄陽明之熱毒。《醫學入門
·治病要穴》中說「曲池有清熱消腫之功，又可散風止
痛」。血海為足太陰脾經穴，瀉之可活血化瘀，《醫學入
門·治病要穴》有言「血海，主一切血疾，及諸瘡」。
《勝玉歌》中言：「熱瘡臁內年年發，血海尋來可治
之。」心門是董氏穴位，治療丹毒有奇效。其作用原理可
能是調節血液循環而起效。

## 三、按　語

丹毒是患部皮膚突然灼熱疼痛，色如塗丹，游走極快
的一種急性感染性皮膚病。本病起病突然，迅速擴大，好
發於顏面和小腿部。發於頭面者稱「抱頭火丹」，發於腿
脛者稱「流火」，發於臀部者稱為「赤游丹」。

本病相當於西醫學中的網狀淋巴管的急性炎症。臨床
表現為起病急，局部出現一界限清楚之片狀紅疹，顏色鮮
紅，並稍隆起，壓之褪色，皮膚表面緊張熾熱，迅速向四
周蔓延，有燒灼樣痛，伴高熱畏寒及頭痛等。

中醫對丹毒早有認識，《內經》中有「丹胗」等病

名。中醫學認為本病是由風邪濕熱相搏，襲於肌膚所致。本病病位在肌膚腠理。基本病機是血熱火毒蘊結肌膚。

　　針灸治療丹毒有較好的療效，對慢性丹毒作用更效，尤其是刺血療法作用效佳，但對於病情較嚴重，特別是病在頭面部及新生兒丹毒患者，要採用綜合療法。在治療期間忌食刺激性食品，保持皮膚清潔，避免損傷加重感染。對所使用的針具、火罐應嚴格消毒，以防交叉感染。並應避免勞累，注意休息。

# 第八節　雀　斑

## 一、刺血治療方案

　　【取穴】阿是穴（患部）。

　　【注釋】用點刺放血法。用一次性無菌注射針頭對準斑點中心點刺，點刺深度根據患者色素的深淺掌握，斑色深者針刺宜深，斑色淺者針刺宜淺。

　　根據斑點的面積大小決定針刺方案。對斑點比較少、斑色比較淡者，可經一次點刺完畢，對斑點密度比較高、面積比較大、顏色比較深的患者要分片、分批點刺。首先要先點斑點明顯且較大的斑點，再點中斑點，最後再消除小斑點。每一點點刺出血少許即可，一般隔日1次。連用7天為1個療程。

## 二、體針治療方案

　　【取穴】阿是穴、合谷、曲池、三陰交、足三里。

　　【配穴】腎水不足配太谿、腎關；風邪外蘊配風池、

膈俞、血海。

【注釋】阿是穴位的取用，能疏通局部經絡之氣，活血祛斑；合谷、曲池均為手陽明大腸經之穴，手陽明經多氣多血，可通調面部之氣血，疏陽明之邪熱，涼血化斑。二穴尤善治面部諸疾。《雜病穴法

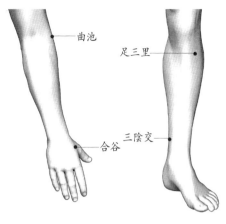

**雀斑取穴**

歌》中曾載曰：「頭面耳目口鼻病，曲池合谷為之主。」三陰交為足太陰脾經之穴，是足三陰之會穴，脾主肌肉，刺之，可疏肝、健脾、補腎，起到了補血養陰、調和氣血的作用。足三里為胃的下合穴，「合治內腑」，可調和胃腸，通絡化瘀。

### 三、操作方法

阿是穴為皮損部位，每次選擇顏色最深的斑點為針刺點，大約隔1公分刺1針，直刺進針，針刺深度0.1～0.2公分，選用細毫針，針刺不宜過深，針刺手法要輕，進針後不使用任何手法。餘穴常規刺。

### 四、按　語

雀斑是臨床常見的黑色素增多而形成的淡褐色米粒大小的斑點皮膚病，其斑如雀卵之色，故稱雀斑，又稱為「雀子斑」。本病為常染色體顯性遺傳，多在5歲左右出現，隨著年齡增長雀斑數目增多。好發於面部，幾乎無性

別差異，尤易見於皮膚白皙而乾燥者，是一種嚴重影響容貌的疾病。

引起本病的原因尚未完全明瞭，其發展與日曬有重要關係，冬季數目減少，顏色變淺，損害縮小；夏季斑點數目增多，顏色加深，損害變大。一般認為與遺傳有關，此外，鹽吸收過多、肝臟功能衰退也會引發雀斑。中醫學認為，本病的發生多因稟賦不足，腎水不能榮華於面，面部火鬱於孫絡而為斑；或腠理不密，衛外不固，風邪外搏，風為陽邪，上先受之，邪蘊於面部皮膚而生斑。

本病病位在面部肌膚。基本病機是風邪外搏，火鬱絡脈，循經上犯於面部。

針灸對本病有一定的效果，但需要較長時間的治療。對於雀斑比較大、顏色比較深的情況下加用火針，效果良好。注意火針刺入不宜過深，治療後保持創面清潔，以防感染。根據雀斑多少、面積大小分期治療，火針治療後到結痂脫落期不要用化妝品。每隔3～4天1次。在治療期間或治療後避免日曬或紫外線照射；多食富含維生素C、維生素E的食物，如番茄、黃瓜、檸檬、梨、西瓜、茄子、雞肝等；保持心情愉快，心態平和，且忌抑鬱。

# 第九節　黃褐斑

## 一、刺血治療方案

【取穴】太陽、大椎、肺俞、膈俞、肝俞。

【注釋】常規消毒，用一次性無菌注射針頭依次點刺

出血，然後拔罐5～10分鐘，將瘀血拔出，每週2次，10次為1個療程。

　　本病發生主要因為氣血瘀滯，因瘀氣血不能上榮於面，使顏面失於榮養而出現瘀斑，刺之出血，是由祛除邪氣、解除瘀滯而達到調和氣血、平衡陰陽和恢復正氣為目的的一種有效治療方法。

### 二、體針治療方案

　　【取穴】阿是穴、合谷、三陰交、血海、上三黃。

　　【配穴】氣滯血瘀配太衝、蠡溝、膈俞；氣血不足配足三里、靈骨、大白；腎氣虧虛配太谿、關元、腎關；脾虛濕困配陰陵泉、脾俞。

　　【注釋】阿是穴的運用，可疏通局部經絡之氣，活血祛瘀，使邪有出路；合谷為手陽明經的原穴，為治面部諸疾的要穴；血海、三陰交補益脾胃、調和氣血，使臟腑之

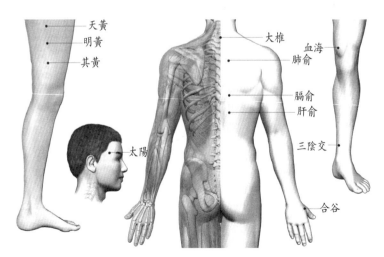

**黃褐斑取穴**

精氣、津血能上榮於面，從而可化瘀消斑的目的；上三黃是董氏一組要穴，專為治療肝病而設，並是治療面部色斑的一組有效穴，尤其對黃褐斑效佳，其原理可能是因舒肝解鬱而發生治療作用。

### 三、操作方法

阿是穴為面部皮損區，操作時應根據皮損區的範圍大小而選用針刺法。小斑點僅正中直刺一針即可；小斑片在其周圍向中心斜刺2～4針，稍大的斑片在正中直刺一針，再在四周斜向中心斜刺4～6針；更大的斑片可在斑片中密刺，針間距約1公分。無論直刺還是斜刺，淺刺至皮下即可，不可過深。

選用細毫針，進針時一次到位，進針後不需用任何手法；餘穴常規刺。隔日次，15次為1個療程。

### 四、按 語

黃褐斑是面部常見的皮膚病，多見於懷孕、人工流產及分娩後的女性，是一種色素代謝異常的疾病。主要表現為面部出現淡褐色或深褐色斑，多不被注意而漸漸發生。色素斑最初為多發性，漸漸融合成大小不一、不規則的斑片，多對稱性分佈於顴部、前額、兩頰部。

本病大多病因不明，可與女性內分泌失調、精神壓力大有關，並與日曬、長期使用化妝品或長期服用某些藥物（如避孕藥、氯丙嗪、苯妥英鈉等）以及某些慢性病如月經不調、肝病、甲狀腺功能亢進症、慢性酒精中毒、結核病等有關。

中醫在古代文獻中很早就有關於黃褐斑的記載，其名

稱不一，有「面塵」、「肝斑」、「面黑䵟」、「黧黑斑」等病名之稱。又俗稱「妊娠斑」、「蝴蝶斑」。本病病因病機較為複雜。其發生多與情志不遂、暴怒傷肝造成肝鬱氣滯，氣血瘀阻於面則發生斑；或病久體弱、水濕久留、思慮傷脾導致脾虛不能化生精液，氣血兩虧，面部肌膚失養而生斑；或房勞過度、驚恐傷腎使腎氣虧虛，水邪上泛於面則生斑。本病病位在面部肌膚。基本病機是氣滯血瘀，面失所養。

針灸治療黃褐斑重在調理，有效地調整機體失調的狀態，不同於其他療法。如使用激素或祛斑的化妝品，僅有暫時之作用，不會有長期的療效，更重要的是長期使用則會造成皮膚萎縮變薄、汗毛變粗黑、毛孔增大、皮膚粗糙等不良反應，應用鐳射、電灼、冷凍等物理療法，有一定的創傷性，易傷及皮膚深層，造成更大的傷害；目前的換膚法，也多有治療後不良現象。因此針灸治療黃褐斑是一種既有效又安全的療法，需要患者積極堅持治療。

若同時配合刺血、埋線、中藥等療法，會明顯提高療效，縮短療程。

在治療時首先要查明病因，如因一些慢性疾病引起，要徹底治療原發病。如因某些藥物引起，應及時停用或調整換藥。在治療期間要盡量避免日光照射，保持舒暢快樂的心情，避免抑鬱不良的情緒，則可加快治療，預防復發。

# 第四篇

# 針灸要領與臨床驗案

# |第一章|

# 略談針灸要領

《靈樞‧九針十二原第一》中言：「小針之要，易陳而難入。」意思是針灸說起來容易做起來難，初學容易精通難，確實如此。針灸醫學內容豐富，卷帙浩繁，初學者一時不易看懂，也不易記牢，現將一些入門關鍵性問題，通過實踐經驗之總結，撮其精華，擇其概要，不揣淺陋，以較簡練的總結寫在下面，以供大家參考，望能起到拋磚引玉的作用，以使更多經驗豐富的針灸醫師把相關的臨床經驗輯錄成冊，奉獻於臨床。

## 一、由系統理論掌握特要穴位

針灸治病就是在穴位上施術，因此學習針灸首要的任務就是要掌握穴位，僅在傳統針灸中，單單經穴就有360多個，如果再加經外奇穴、經驗穴等則難以計數。如何較快地掌握最基本、最常用穴位，對針灸初學者來說是非常需要的。因為每一個穴都有好幾個方面的治療作用，和藥物一樣，非常複雜，要一一記住實屬不易。尤其在短時間內更難做到，即使一些經驗豐富的針灸醫師，也往往難以全面掌握。只有由博返約，抓住要領，掌握原則，執簡馭繁，臨床使用才能得心應手，左右逢源。

在臨床中經驗豐富的針灸大家平時最常用的穴位也僅有幾十穴而已，歷史上有名的一些針灸先輩，一生中常用

幾個穴位交互配用即治療全身疾病。如馬丹陽僅用12個穴可治療全身疾病，竇漢卿僅用八脈交會穴也能治療各種疾病，這是歷史上善用精穴傑出的代表。現代針灸大家張士傑前輩也常用3個穴治療上百種疾病。董氏奇穴著名傳人楊偉杰博士，臨床上所常用之穴有50餘穴而已。

什麼穴位是重要穴位？該要掌握哪些穴位？應從何處著手掌握？古人早已為我們留下了寶貴的經驗，先輩們經過了千百年來無數次的實踐得知了哪些穴位具有重要的作用，他們將這些重要的穴位稱為了特定穴（或稱為特要穴）。這些特定穴具有作用廣、規律性強、療效高的特點，並根據一定的規律特點進行歸納總結，有了相關的系統理論，這樣就便於在臨床中學習及運用。這些特定穴具有特別重要的作用，針灸醫師是必須首先切實掌握的內容，是治療學的根基，也是精穴疏針、提高治療水準的關鍵。只有熟記於心，在臨床上才能運用自如，只有掌握了這些穴位的真正內容，才開始了針灸學的第一步。

十四經中特定穴有十大類：有五輸穴、原穴、絡穴、郄穴、背俞穴、募穴、下合穴、八會穴、八脈交會穴、交會穴10類。

各類特定穴皆有一定的規律特點，只要掌握住各自規律性特點，便可抓住運用的要領，只有掌握了這些精簡取穴的要領，雖取穴少，而卻精當。正如《靈樞·官能》載「先得其道，稀而疏之」。因此，《內經》中反覆地論述了各類特要穴的主治和運用方法。以下將十大類特定穴歷代運用之精華規律性總結，以供參考。

## （一）五輸穴

五輸穴的應用方法很多，但最實用最重要的原則為《內經》及《難經》之經典用法。

即《靈樞·順氣一日分為四時》中說：「病在藏者，取之井；病變於色者，取之滎；病時間時甚者，取之輸；病變於音者，取之經；經滿而血者，病在胃，及以飲食不節得病者，取之於合。」《難經·六十八難》作了以下補充：「井主心下滿，滎主身熱，輸主體重節痛，經主喘咳寒熱，合主逆氣而泄。」如果能掌握了這兩篇的內容，基本上就可算是掌握了五輸穴的應用要領，便能在臨床中靈活運用。

根據古代相關文獻記載結合現代臨床實踐，將五輸穴在近代臨床上的應用特點歸納如下。

**井穴**：多位於手指、足趾末端，善治臟腑急症。如昏迷、休克，各種急救可選用十二井穴。

**滎穴**：多位於掌指或蹠趾關節之前方，善治本經脈之熱證，「滎主身熱」。如肺熱可瀉魚際清泄肺熱，膽熱上攻可針刺俠谿而瀉之，胃熱引發的各種病證（如胃火牙痛、牙齦出血、口舌生瘡、咽喉腫痛等）均可刺內庭而解之。

**輸穴**：多位於掌指或蹠趾關節之後方。陽經輸穴多用於治療肢節疼痛，「輸主體重節痛」。如手太陽小腸經肩痛可針後谿而立癒，足太陽膀胱經之坐骨神經痛針束骨而解。陰經的輸穴多用於治療五臟的病證（陰經中輸原同穴），如肺病可取手太陰肺經的輸穴太淵。此外，十二經

的輸穴皆可治療時間性病證，如足少陰腎經的輸穴太谿可以治療酉時病證，足厥陰肝經的輸穴太衝可以治療丑時病證等，以此而推，均可如此運用。

經穴：多位於腕踝關節以上，善治喘咳、寒熱、失音等咽喉病，「經主咳喘寒熱」。如咳嗽氣喘可選用肺經經渠，如暴喑時取用間使均是這一理論的運用。

合穴：多位於肘膝關節附近。「合主逆氣而泄」指氣機不利、二便失調的病症，病變部位主要在六腑和腎及前後二陰。如嘔吐、泄瀉、遺尿、遺精、陽痿、早洩、腎及納氣之氣逆而喘等。凡此，均可選用相關臟腑的「合」穴而調理。「經滿而血者」取之於合，故常在委中、尺澤、曲澤、足三里等合穴刺血治療相關疾病。

附：井滎輸原經合歌

少商魚際與太淵，經渠尺澤肺相連。

商陽二三間合谷，陽谿曲池大腸牽。

厲兌內庭陷谷胃，衝陽解谿三里隨。

隱白大都太白脾，商丘陰陵泉要知。

少衝少府屬於心，神門靈道少海尋。

少澤前谷後谿腕，陽谷小海小腸經。

至陰通谷束京骨，崑崙委中膀胱知。

湧泉然谷與太谿，復溜陰谷腎所宜。

中衝勞宮心包絡，大陵間使傳曲澤。

關衝液門及中渚，陽池支溝天井索。

竅陰俠谿臨泣膽，丘墟陽輔陽陵泉。

大敦行間太衝看，中封曲泉屬於肝。

## （二）原穴

原穴為臟腑之原氣經過、留止的部位，有十二原之稱。均處於腕踝關節附近。每一個原穴是本經脈中氣血最充盛的部位點，故能調節本經脈的氣血失調。《靈樞・九針十二原》說：「十二原者，主治五臟六腑之有疾也。」《難經・六十六難》中如是說：「五臟六腑之有病者，皆取其原穴。」刺灸原穴，能夠和內調外，宣上導下，通達一身之元氣，調節臟腑的各種功能，促使陰陽平衡。所以原穴的主治作用和範圍很廣，凡本臟腑、本經脈的寒熱虛實證均有較好的調治作用。

在《靈樞・九針十二原》中還說：「五臟有六腑，六腑有十二原，十二原出於四關，四關主治五臟，五臟有疾，當取之十二原。」也就是說五臟有病時最常取用原穴來治療，臨床運用確有實效。如咳嗽、氣喘取之肺的原穴太淵，心痛、心悸可取心包經之原穴大陵，腎氣虧虛可取腎之原穴太谿等，均有較好的療效。這是原穴首用的原則。在本篇又載曰「十二原各有所出，明知其原，睹其應，而知五臟之害矣」。由此可見，可以透過原穴診察脈氣盛衰現象，推斷臟腑的病情，診查內臟疾病。現代臨床運用的經絡測定儀，便是在原穴上測定皮膚導電量的數值來判斷疾病的，可見原穴有很強的臨床實效性。

## （三）絡穴

絡脈在由經脈分出的部位各有一個腧穴，稱絡穴，有十五絡（或十六絡）之稱。在《靈樞・經脈》篇中專載有十五大絡的虛實病情。現在《經絡腧穴學》中均有全部摘

錄，這裏不再贅述。絡穴在現代臨床中的運用主要有兩個方面。一是治療相表裏經脈病變，若表裏兩經同時有病，首先取用絡穴治療，一穴可治療兩經之病；二是治療某些慢性疾病，這是根據「病初在經，久病入絡」的認識而運用。臨床運用時可以單用絡穴，也可以和其他相關穴位配用，臨床上以原絡配穴法最為常用。

　　例如肺臟有病，累及到大腸時，取肺的原穴——太淵為主，再取大腸的絡穴——偏歷；反過來大腸先病，累及到肺臟時，先取大腸的原穴——合谷為主，再取肺經的絡穴——列缺。這就是原絡配穴法的運用。

　　運用絡穴也能起到診斷的作用。早在《黃帝內經》中就指出瞭望絡、捫絡的一系列診法，稱為「診絡脈」。在《靈樞‧經脈》篇說：「十五絡者，實則必見，虛則必下。」「凡診絡脈，脈色青則寒且痛，赤則有熱。胃中寒，手魚之絡多青矣。胃中有熱，魚際絡赤。其魚黑者留久痹也。其有赤有黑有青者，寒熱氣也。」就是用以說明觀察絡脈的色澤、形態變化對某些病症有診斷作用。

　　附：十六絡穴歌

　　　　肺絡列缺大偏歷，胃豐隆脾公孫記；
　　　　心絡通里小支正，膀飛揚腎大鐘去；
　　　　包焦絡穴內外關，膽取光明肝蠡溝；
　　　　脾之大絡為大包，督脈長強任尾翳。
　　　　胃之大絡為虛里（乳根）。

## （四）郄穴

經脈氣血深聚之處的腧穴，稱郄穴，十二經脈及陰蹻

脈、陽蹻脈、陰維脈、陽維脈各有一個郄穴，總稱十六郄穴。除了胃經的郄穴梁丘處於膝關節以上，其餘的穴位均處於肘、膝關節以下。郄穴主要用於治療本經脈、本臟腑急性、發作性痛證，其中陰經的郄穴還可用於治療各種出血證。這一理論在臨床中確有極高的實用價值。

如急性胃痛發作立取梁丘往往可使疼痛即止，小腸經急性肩背痛可取郄穴養老來治之，心絞痛發作時可取用心經郄穴陰郄、心包經的郄穴郄門來治療。如咳血、痔瘡下血等均可用肺經的郄穴孔最來治療，崩漏下血、便血及痛經均可用脾經的郄穴地機針刺。以上所述這些內容均是根據這一系統理論而用。

附：十六郄穴歌

> 郄是孔隙意，氣血深藏聚；
> 陽維繫陽交，陰維築賓居；
> 陽蹻走跗陽，陰蹻交信畢；
> 肺郄孔最大溫溜，脾郄地機胃梁丘；
> 心郄陰郄小養老，膀胱金門腎水泉；
> 心包郄門焦會宗，膽郄外丘肝中都。

## （五）背俞穴

臟腑之氣輸注於背腰部的腧穴，稱背俞穴，各臟腑各有一個背俞穴，即有十二背俞穴。在傳統針灸中特別重視背俞穴的運用，各種臟腑之疾均可取背俞穴用之，尤其是五臟之疾。《素問·陰陽應象大論篇》說：「陰病治陽」，就是其意。筆者因董氏奇穴思想的影響，臨床中很少用到背俞穴，用到也多是以點刺放血為常用，故不再多

述。但臨床常用背俞穴來診斷疾病用之，如《靈樞・背俞》說：「則欲得而驗之，按其處，應在中而痛解，乃其俞也。」若在某背俞穴處按壓到結節、陷下、條索狀物、壓痛、過敏等異常變化時，可以協助診斷何臟何腑有病，臨床用之多有效驗。臨床在背俞穴行拔罐、刮痧等方法也能夠有效地診斷疾病。

### 附：十二經背俞穴歌

胸三肺俞四厥陰，心五肝九膽十臨；

十一脾俞十二胃，腰一三焦腰二腎；

腰四骶一大小腸，膀胱骶二椎外尋。

## （六）募穴

臟腑之氣結聚於胸腹部的腧穴，稱募穴，各臟腑均有一個腹募穴，故稱為十二募。募穴均分佈於胸腹部，其位置大體上與臟腑所在部位相對應，募穴不一定分佈在臟腑所屬的經脈上，分佈於任脈者為單穴，分佈在其他經脈者為左右對稱一名兩穴。《素問・陰陽應象大論篇》說：「陽病治陰。」說明募穴主要用六腑病證的治療，如胃病取中脘、大腸病取天樞、膀胱病取中極等，是臨床常用的治療原則。臨床中募穴可以和其他穴位互為配用，最常配用的是和背俞穴之合用，形成了一固定的配穴模式，稱為「俞募」配穴法。在臨床中腹募穴常與下合穴合用治療六腑病，這是非常實用的有效結合方法。

### 附：十二腹募穴歌

大腸天樞肺中府，關元小腸巨闕心；

中極膀胱京門腎，膽日月肝期門尋；

脾募章門胃中脘，氣化三焦石門針；

心包募穴何處尋？胸前膻中覓淺深。

## （七）下合穴

六腑之氣下合於足三陽的6個腧穴，稱為下合穴，又稱為六腑下合穴，與六腑關係密切。共有6個穴名。凡六腑有病首取其下合穴。《靈樞・邪氣臟腑病形》篇說「合治內腑」，《素問・咳論》篇說「治腑者，治其合」。均指出下合穴是主要用來治療六腑病變。

如胃有病首取用足三里，闌尾炎、便秘取用上巨虛，小腹痛、腹瀉取用下巨虛，黃疸、膽絞痛取用陽陵泉，尿頻、尿急取用委中等均是這一運用原則，是臨床指導六腑病用穴的重要理論。在臨床中下合穴常和募穴合用治療六腑之證，為有效的治療搭配取穴方案。

### 附：下合穴歌

胃腑下合三里鄉，上下巨虛大小腸；

膀胱當合委中穴，三焦之合是委陽；

膽腑合於陽陵泉，合治內腑效必彰。

## （八）八會穴

八會穴，是臟、腑、筋、脈、氣、血、骨、髓八者精氣會聚的腧穴。因此凡臟、腑、氣、血、筋、脈、骨、髓的病變，皆可以取其相聚會的腧穴進行治療。明代醫家袁坤厚說：「治病所取，總不外臟、腑、筋、脈、氣、血、骨、髓八者而已，從諸穴之中，分測所會之處，即可分治所屬之病。」比如半身不遂、下肢痿痺、筋脈拘攣、抽搐等疾病用陽陵泉治療有著獨特的療效；膈俞可用於血證的

治療，如咯血、吐血、尿血、便血、崩漏以及瘀血痺阻經絡之證；六腑之病均可取用中脘；五臟病均可配用章門，均是這一理論的具體運用。

臨床中八會穴皆可以和其他相關穴位配合用之，尤其是與郄穴的配用最多，形成了一種固定配穴法，稱為郄會配穴法。如咳喘氣逆突然發作，是肺經的病，可以取肺經的郄穴孔最，再取八會穴中的氣會膻中合用。

附：八會穴歌

　　腑會中脘臟章門，髓會絕骨筋陽陵，

　　血會膈俞骨大杼，脈會太淵氣膻中。

### （九）八脈交會穴

八脈交會穴，是奇經八脈與十二正經脈氣相通的8個腧穴，又稱交經八穴，流注八穴，分佈於四肢肘、膝關節以下。臨床上8個穴作用廣泛、療效高。李梴在《醫學入門》中說「八法者，奇經八穴為要，乃十二經之大會 …… 周身三百六十穴統於手足六十六穴，六十六穴又統於八穴」。在此即言明瞭八脈交會穴的重要性，歷代對8個穴的運用都極為重視，用之最經典的當為竇漢卿，僅用8個穴可治療全身疾病。用之八穴不僅主治本經脈循行所過的四肢軀幹（包括內臟）頭面五官病變，也主治奇經八脈的有關病變，且為治療所通奇經病證的首選腧穴。如督脈病證見腰脊強痛、角弓反張可選與督脈相通的後谿治療，公孫主治胸腹氣逆而拘急、氣上沖心的衝脈病變。

八脈交會穴既可以單獨使用，也可以配伍運用。合用時多是兩兩相伍，形成了固定配穴法，形成四對有效治療

對穴。組合的方法是內關配公孫、列缺配照海、後谿配申脈、外關配足臨泣。一個上肢穴配一個下肢穴，為上下取穴法的典型代表。陰經兩對按五行相生關係配伍，主治五臟在裏之疾；陽經兩對按同名經同氣相求的關係配伍，主治頭面肢體在表之病。因此這8個穴既可以治療頭面軀體病症，又能治療臟腑之疾，統治全身疾病。

### 附：八脈交會穴歌

公孫衝脈胃心胸，內關陰維下總同。

臨泣膽經連帶脈，陽維目銳外關逢。

後谿督脈內眥頸，申脈陽蹻絡亦通。

列缺任脈行肺系，陰蹻照海膈喉嚨。

### （十）交會穴

交會穴是兩條或兩條以上經脈交會通過的腧穴，是經脈之間互通脈氣的處所。人體全身的交會穴有100個左右，在臨床中常用的交會穴僅有三四十個穴位，其中有些交會穴同時也屬於其他類特定穴，如中脘穴不僅是交會穴，同時還屬於八會之腑會，又屬於胃的腹募穴，關元、中極除了是交會穴，還分別屬於小腸、膀胱之腹募穴，申脈、照海之所以是交會穴，就是因與奇經的交會，故是特定穴中的八脈交會穴。所以在臨床中學習交會穴時抓住這一些特點即抓住了重點。

### 二、針灸治病最基本的辨證體系

辨證論治是中醫學的特色和精華之一，適宜於中醫臨床各科，針灸臨床也不例外。因為針灸醫學是建立在中醫學基礎理論之上，也就不能脫離中醫理論的指導，掌握辨

證是針刺取效的關鍵因素，中醫學的辨證非常複雜，辨證方法有很多，在臨床中常取用的有八綱辨證、臟腑辨證、衛氣營血辨證、經絡辨證、六經辨證、氣血津液辨證、三焦辨證等方法，這是中醫中藥的常用辨證方法。要想全面掌握這些辨證內容實屬不易，更重要的是這些全部辨證方法也不完全適宜於針灸臨床，因為針灸學又有自己獨特的理論體系——經絡學說，所以針灸治療疾病有自己的特色。故針灸治病不能照搬中醫所有的辨證方法，針灸治病到底應該使用何種辨證方法呢？

經絡學說是針灸醫學的核心理論，針灸臨床辨證論治也必須突出強調經絡辨證這個核心，再以八綱辨證為總綱的針灸辨證理論體系。也就是說針灸治療首先確定疾病的經絡歸屬，從而選擇相應的經絡治療，再在八綱辨證的指導下，明確疾病的性質做到不同的矛盾用不同的方法解決——或針或灸或針灸併用；或補或瀉或補瀉兼施。

經絡辨證就是辨經，是針灸辨證的基礎，由辨經可以首選確定疾病的發病部位及可能的病變臟腑，是由經絡分佈和體徵表現而做出的診斷。例如頭痛一證，由於所在部位不同，選穴配方自當有異。根據疼痛部位結合頭部經脈分佈的特點辨證歸經，前額痛與陽明經有關，治療以取陽明經穴為主；後頭痛則與太陽經相關，治療以取太陽經穴為主；側頭痛與少陽經相關，治療以取少陽經為主；巔頂痛多為厥陰經或督脈病變，治療以取厥陰經穴為主。由此而診斷出病變之經脈選擇合適的穴位，這是經絡辨證法中最基本的循經辨證。

　　循經辨證在臨床應用中主要有5個方面：①經脈所過，主治所及。②本經自病，調其本經。③某經病症，表裏經同治。④某經病症，同名經併用。⑤本經有病，兼調子母經。這是根據患者的具體病症確定了病變經脈及相關的經絡辨證內容。

　　雖然確定了病變經脈，要如何確立具體治療方法，這是針灸治療的第二步。是用針還是用灸，或是針灸併用，用補法還是用瀉法，或是補瀉兼施，這需要明確疾病的性質才能確立。在辨經基礎上，根據疾病的發展變化和具體的臨床表現，再行八綱辨證，確立是在表還是在裏，是寒還是熱，是虛還是實等情況。以便採取最準確的治療措施。根據經絡辨證（病位點）和八綱辨證（病性）相結合起來，來確定相應主治作用的經穴，在所選的穴位上採用針還是用灸，當用補法，還是用瀉法等具體實施方法。

　　如前面列舉的頭痛問題，雖然由疼痛部位確立了病變經脈，但是如何在選的穴位上施術呢？是用針是用灸？是用補是用瀉？針刺需要多深？留針時間需要多長？這一系列的問題均需要進一步透過病性（八綱辨證）的確立，才能制訂出完整的治療方法。這是針灸治病最基本的辨證體系，一般的疾病均以這種思路選穴組方確立治療方案，即可迎刃而解，是針灸治療最基礎、最核心的內容，是治療學的根基。

　　只有掌握了這些精簡的辨證法則，掌握疾病過程中各個階段的具體情況，靈活多變地採用適當的治法，在臨床中才能做到得心應手，遊刃有餘。

## 三、注重局部穴位與遠端穴位的相互配用

### （一）局部腧穴

穴位有近取與遠取之用，近取的運用就是局部的穴位治療局部的病變，即「腧穴所在，主治所及」。所有的穴位均可治療其所在局部或鄰近的臟腑組織器官的病證。尤其是頭面部的穴位更為突出，如眼部周圍的睛明、絲竹空、攢竹、魚腰、承泣、四白、瞳子髎均能治療眼疾；聽宮、聽會、耳門、翳風均能治療耳病。

腧穴的近治作用在臨床應用非常廣泛，尤其是傳統針灸更重視局部穴位的運用。雖然這些局部穴位並不屬於同一個經脈，但可以取穴使用發揮作用療效。即使內臟有病也可以取其相應體表上的穴位、壓痛點、阿是穴及鄰近處腧穴，都同樣有效。如胃痛取上脘、中脘、梁門等，膀胱病取關元、水道、中極、曲骨等治療。

當然這種取穴法是最簡單、最簡便、最易記的穴道主治作用，這種穴位的運用類似「頭痛醫頭，腳痛醫腳」的治療方法，臨床治療絕不能單靠這種方法，臨證時經辨證與遠端取穴全面結合運用，才是正確的治療方法。

### （二）遠道腧穴

穴位的遠治作用是十四經腧穴的主治規律，尤其是十二經脈四肢肘膝關節以下的腧穴，遠治作用比較突出，即「經脈所過，主治所及」的道理。是指腧穴具有治療其遠隔部位的臟腑組織器官病症的作用。

腧穴的遠治作用在臨床中對疾病治療有非常重要的指導意義，有如高巔之疾射而取之，如刺巔之穴以癒下部之

疾，或如瀉絡遠針以起頑疾沉屙。《標幽賦》所言：「交經繆刺，左有病而右畔取；瀉絡遠針，頭有病而腳上針。」歷代歌賦皆有相關記載。《針灸大全‧千金要穴歌》中載曰：「三里、內庭穴，肚腹妙中訣；曲池與合谷，頭面病可撤；腰背痛相連，委中、崑崙穴；頭面如有痛，後谿並列缺；環跳與陽陵，膝前兼腋脅。」《四總穴歌》中說：「肚腹三里留，腰背委中求，頭項尋列缺，面口合谷收。」《針灸聚英‧肘後歌》載有「頭面之疾尋至陰，腿腳有病風府尋，心胸有病少府瀉，臍腹有病曲泉針」等。

這些歷代記載均是腧穴遠取的典型代表，此類例證比比皆是，舉不勝舉。是精穴疏針選穴的重要方法。

### （三）局部腧穴與遠道腧穴配合運用

以上兩類腧穴處方，是針灸治病取穴的兩種方式，在這裏雖然分開來談，但是臨床運用時絕不可完全孤立地分割開來。雖然有些病症可以單純採用局部腧穴處方，而有的疾患可以只選遠道腧穴處方，然而在大多數病變則必須兩者相互配合起來運用方能獲效。遠針的運用在於調氣，近針的運用在於通滯。對於邪實矛盾突出的疾患，能近取就近取，若是正氣虛經絡不通的疾患，多在遠端取穴通經來發揮治療作用。例如《百症賦》說：「廉泉（局部）中衝（遠道），舌下腫痛堪攻」。「強間（局部）豐隆（遠道）之際，頭痛難禁」。「觀其雀目肝氣，睛明（局部）行間（遠道）而細推」。《玉龍賦》中載：「大陵（遠道）人中（局部），頻瀉口氣全除。」《醫學入門‧雜病

穴法歌》載曰：「牙風面腫頰車（局部）神，合谷、臨泣（遠道）瀉不數。」《席弘賦》載曰：「但患傷寒兩耳聾，金門（遠道）聽會（局部）疾如風。」等，都是常用的治例，均採取局部腧穴與遠道腧穴相互配合的有效處方。這是針灸臨床治病配穴的主要規律，這種遠近聯合搭配取穴，能發揮更好的調整治療作用。

### 四、艾灸、三棱針與毫針並重

針灸包括針與灸。因針與灸常相互為用，故稱為針灸。如果在臨床中只用針刺，不用灸，就稱為下乾針，只有灸法就稱為灸療，只有針與灸相互為用，才能稱為針灸。也就是說在針灸中針與灸各占50%的比例，所以在針灸臨床中應相互並重，不可截然分開。早在《靈樞》上就說：「針所不為，灸之所宜。」後李梴更指出：「凡病藥之不及，針之不到，必須灸之。」說明灸法有其獨到之處，不能以針代灸，絕不可忽視。所以在針灸臨床中應重視灸法的運用。灸法的臨床適應範圍非常廣泛，可涉及臨床各科，尤其是各種虛證、寒濕證更適宜於灸法的運用。在針灸治療原則中有「陷下則灸之」的運用總則，這說明灸法在針灸治療中的重要性。

艾灸不僅對治療疾病有重要的作用，而且對預防與保健更有獨到的臨床價值，歷代有：「若要安，三里常不干。」「夏秋交時關元焦，耄耋保壽。」「身柱風門著艾香，嬰幼體強。」「常灸足三里，勝吃老母雞。」等各種灸法之說，這足以說明灸法在人們心目中的作用價值。所以在針灸臨床中發揮好灸法的作用價值，時刻與針刺密切

配合。在針灸臨床中有「新病宜針，久病宜艾」之用。「淺恙新屙，用針之因；淹病延患，著艾之由。」也就是說慢性久治不癒的疾病皆可想到用灸法的治療，在臨床中確有很強的實用性。

在古代針灸中針具有9種，但目前主要用的是三棱針與毫針，所以在臨床中所提及的針具一般即指毫針與三棱針。針灸中針與灸平分秋色，針中的毫針與三棱針又平分秋色。三棱針類似於古九針中之鋒針，為刺血療法專用針具，隨著針刺療法的不斷發展，刺血工具越來越多，目前最常用的是一次性刺血針頭或各種刺血筆，現仍習慣以三棱針代刺血療法之稱。

刺血療法起源甚早，在帛書《五十二病方》中已有記載，在《內經》中全書162篇，論及刺血療法的多達40多篇，說明刺血療法普及運用甚早。

刺血療法適應證非常廣泛，也涉及臨床各科之中，不但能夠治療常見病，而且對一些重病、頑疾仍然能用刺血療法而治癒。在《靈樞·九針十二原》中載曰：「鋒針者，刃三隅，以發痼疾。」《靈樞·官針》云：「病在經絡痼痺者，取以鋒針。」由此可見，古人對刺血療法早已積累了許多經驗。

在針灸治療總則中有「菀陳則除之」之用，也就是說脈絡瘀阻之類的病證用清除瘀血的刺血療法。

刺血療法重在消除經絡之瘀滯，刺血調絡；毫針重在調氣，以調氣通經。三者相互為用，更加完善地發揮好針灸之應有的效能。

## 第二章

# 臨床驗案 30 例分析

### 病例 1　急性支氣管炎

劉某，男，34 歲。頭痛，鼻流清涕，微熱，乾咳 3 天。經口服感冒靈、銀翹解毒片、阿莫西林等藥，頭痛、鼻流清涕症狀好轉，但咳嗽症狀漸重，於是轉來針刺治療。診斷為急性支氣管炎。

【治療】先於少商穴點刺放血，再針水金、水通、尺澤，針後咳嗽漸止。次日來診：咳嗽明顯好轉，且次數減少，繼守方治療。三診：偶咳幾聲，又同法治療 1 次而癒。

【小結】急性支氣管炎在臨床中甚為常見，西醫多以抗生素為主法，藥物副作用大，並易形成抗藥性。針刺療效滿意，具有效速、無副作用等優勢特點。筆者常以針刺法治療急慢性支氣管炎，臨床驗案甚多，經 1 次而癒者不乏少數。在針刺的患者中，有許多是經較長時間的用藥治療無效而選擇了針刺，有時也僅僅幾次治療而立癒。

筆者的許多學生在學習期間常常有本病發作，均予以針刺，多立見顯效。由此使他們親身體驗到了針灸之神奇，提高了對針灸的熱愛，增強了學習的信心。

對年齡偏大、病程較長、免疫功能極低的老年慢性支氣管炎患者，針灸療效差，尤其已併發了肺氣腫、肺心病

的患者，需綜合性治療。

### 病例2 支氣管哮喘

陳某，女，53歲。哮喘反覆發作4年。患者經常服用平喘止咳藥物，一直未癒，時常發作。此次突發呼吸困難，口唇發紺6小時來診。

【檢查】痛苦表情，唇青面紫，張口抬肩，呼吸氣急，聽診兩肺佈滿哮鳴音。診斷為支氣管哮喘。

【治療】首先在肺俞、尺澤、膻中點刺放血（每3天1次）。立針三士、水金、水通、定喘、天突，哮喘即時立減。6小時後又繼按上方治療1次，喘息症狀基本控制。次日複診，哮喘明顯減輕，仍繼用上方治療。三診時諸症消失，雙肺呼吸音清晰，守方鞏固治療7次。5個月後又再次發病，但症狀輕微，及時來診，按前方治療，經2次治療後已基本正常，共治療7次。以後每月2次在大椎、肺俞、定喘、膻中點刺放血，加拔火罐。連續治療4個月，隨訪1年未見復發。

【小結】支氣管哮喘屬於難治性疾病，多反覆發作，遷延不癒。在臨床中有「內不治喘，外不治癬」之說。由此足以說明本病的頑固性。時常急性發作，給患者帶來極大痛苦，並有生命危險，成為臨床之急證。

針灸治療本病有標本兼治之效，對緩解期可有遠期鞏固療效，對急性發作期可有即時平喘救急之作用。對頑固性久治不癒的患者，多幾種方法聯合運用，艾灸療法、刺血療法、埋線療法及貼敷療法等，均有各自之優勢，對本病皆有良好的治療作用，臨床常常相互併用。

筆者以針刺療法治療多例病案，最小的患者9歲，最大的患者76歲，最快者1次可止喘，均有不同程度的治療效果，臨床治癒者也有數例。

### 病例3　胃脘痛

沈某，男，32歲。胃脘部反覆疼痛6年有餘。患者於6年前即出現胃脘部疼痛，曾在某醫院行胃鏡檢查，診斷為十二指腸球部潰瘍。胃痛反覆發作，屢治無效。此次發作5天，感覺胃脹多氣、噯氣、反酸、胃寒。當饑餓或情緒不佳時更甚，食熱飯而減輕。

【檢查】面色少澤，痛苦表情，肝脾未捫及，上腹部壓痛。舌紫，苔薄黃，右脈沉細，左脈沉弦。診斷為胃脘痛。

【治療】首先在四花中、外找瘀絡點刺放血（每3天1次）。再針通關、通山、中脘、足三里、太衝，針後疼痛漸緩。第2天複診時症狀大有好轉，繼續按上方治療。在第五次複診時，仍偶感胃脘部不適，此時減去通關、通山，加用內關、公孫，再繼針5次鞏固治療。隨訪1年無復發。

【小結】胃脘痛僅為一種臨床症狀，常見於各種胃炎、胃潰瘍、十二指腸球炎、十二指腸球部潰瘍、胃痙攣、腸胃炎、胃神經官能症等消化系統疾病中。針灸對改善疼痛有非常明顯的作用，若非急腹症，針灸多能達到滿意的療效，可見針灸療法是治療胃脘痛的有效方法。

俗有「十人九胃病」之說，說明胃病發病率之高，確實如此，是臨床常見病。在臨床治療時，經1次而痛止的

患者占絕大多數，療效突出、作用迅速。在所治的許多患者中，有一部分是經長期服用藥物無效或療效不佳，以試治想法而求於針灸治療。

筆者以針灸療法治療過胃脘痛為主症的患者60餘例，均有療效。由此得之，針灸對消化系統疾病治療效果非常好，是針灸臨床值得大力推廣運用的優勢病種。

### 病例4 便秘

田某，女，54歲。大便艱難5年餘，3～5天大便1次，近半年來每間隔7～8天排便1次，時感腹部脹滿不適，曾多次用藥治療，服藥時有效，停藥後恢復如常。診斷為便秘。

【治療】取三其、天樞、上巨虛、照海，隔日1次，第一次針後2小時即已排便，共治療7次，大便基本正常，後在天樞、腹結埋線1次。半年後隨訪大便如常。

【小結】便秘是許多疾病發病之誘因，但在臨床中往往被忽視。如肛周病變，面部色素沉著、腦出血、心肌梗塞等疾病的發生常與便秘有著重要的關係。

西醫治療本病多以導瀉藥物用之。導瀉藥僅有即時療效，不能從根本上調節，久而久之則形成惡性循環，反而加重病情。針灸對便秘作用甚效，一般針後3天內即有效。筆者從事針灸臨床以來，治療各種便秘無不效者，既可治標，又能治本。

治療便秘常用的主穴有：三其、天樞、支溝、足三里、上巨虛、照海等。可根據臨床實際情況調配組方選穴，主要治則為疏通腸胃，潤腸導滯。

### 病例5　膽囊炎

高某，女，41歲。反覆發作上腹痛2年餘，加重3天。患者於2年前無明顯誘因出現上腹部隱痛，以右上腹為明顯，當勞累或情緒鬱怒時誘發或加重，曾在某醫院行超音波檢查，診斷為慢性膽囊炎。3天前因暴食後出現腹部絞痛，嘔吐後緩解，並伴有口苦噯氣。

【檢查】腹部平軟，未觸及包塊，肝、脾肋下未及，墨菲徵（＋）。超音波顯示：膽囊壁毛糙，膽囊內可見數枚增強光團，伴聲影。診斷為膽囊炎。取火枝、其黃、火全、膽囊穴、足三里，經針1次後，患者自述上腹痛好轉，治療4次後，所有不適症狀消失。後隔日1次治療，再繼守方鞏固治療6次。以後因其他疾病來診，未見本病復發。

【小結】膽囊炎常反覆發作，難以根治，臨床治療較為棘手。用針灸治療本病，相關文獻報導較少。筆者施以針灸治療數例急、慢性膽囊炎患者，療效非常滿意。慢性膽囊炎患者一般1～2次即可見效，5次左右的治療，可明顯好轉或症狀消失。急性膽囊炎患者，針後1次即可有效地緩解症狀，一般也在3～5次症狀消失。對於復發的患者，再次針灸治療，仍然能夠獲得良好的效果。

針灸治療本病有效穴位較多，常見的主穴有：上三黃、火枝、火全、木枝、木炎、陽陵泉、丘墟、膽囊穴、俠谿，臨床可據症調配選穴組方。

### 病例6　面痛（三叉神經痛）

鄭某，女，54歲。右側鼻旁及面頰陣發性刀割樣刺痛

近3個月。發病後就診於他院，行中西藥物及針灸治療，效果均不佳，轉來就診。每日發作10餘次不等。多因吃飯、喝水、說話、咳嗽等動作而誘發。每次發作幾秒至十幾秒不等。痛止後無任何不適。

【檢查】舌紅、苔薄黃，脈弦。診斷為面痛（三叉神經痛）。

【治療】首先在太陽、顴髎、頰車三點刺血拔罐，再針健側側三里、側下三里，患側聽宮，雙側合谷、內庭。每日1次，經治療3次後發作次數及疼痛程度均明顯緩解。針治7次時，期間症狀未明顯改善，於是在患處加用火針（隔日1次）治療，並在上述原方的基礎上加患側翳風、頰車、雙側天樞，再經治療4次後完全控制發作。後未見復發。

【小結】三叉神經痛藥物治療副作用大，療效緩慢，故成為臨床中疑難疾病。針灸治療本病的臨床報導較多，是目前對本病保守治療的一種有效方法，尤其對原發性三叉神經痛作用明顯，若為繼發性三叉神經痛，應全面綜合性治療原發病。

筆者用針灸治療多例三叉神經痛患者，取效理想。其中治療發病時間最長的患者有7年之久；最嚴重的患者3天難以下嚥任何食物、難以張口喝水；治療最快的患者僅1次可使疼痛症狀消失。

臨床取用穴位是以遠端與局部相結合的方式針刺，局部輕刺激，遠端重刺激。並結合刺血與火針治療，可以有效地提高臨床療效，尤其是頑固性患者，應多種方法相互

為用。

### 病例7　面癱

徐某，男，38歲。右側口喎眼斜16天。患者於16天前清晨起床後發現右側面肌板滯，口眼喎斜，經中西藥及針灸治療，症狀無改善，故來診。

【檢查】右側口眼喎斜，面肌麻木、抽搐板滯，額紋消失，不能抬眉，眼裂擴大約1.5公分，鼻唇溝變淺，口角漏風，向左側歪斜。舌質紅，苔白，脈沉弦。診斷為面癱。首先在患側的口腔黏膜與足三重瘀絡點刺放血（兩個部位交替用之）。取健側側三里、側下三里，雙側的合谷，患側的太陽透地倉、牽正、翳風、地倉透頰車，經治療7次後諸症明顯改善，共治療13次而癒。

【小結】面癱在歷代中醫文獻均列為中風門戶，為中風四大證候之一的「中絡」。故在治療方面應以袪風散寒、活血通絡為治則。因此在治療中應重視刺血療法的應用。刺血既可袪外邪，又可袪瘀而通絡，根據「袪風先行血，血行風自滅」之理，可以同時發揮雙重治療作用，從而達到風邪袪、經絡通等治療目的。

對於新病患者宜多針淺刺，重用健側穴位；中期的患者宜用透刺療法；病久的患者宜用透穴固定配用火針療法。筆者曾治療不同時期的患者53例，均效，治癒41例。

### 病例8　心悸

謝某，男，49歲。患陣發性心動過速3年餘，每年發作3～8次不等。本次發作4天，自覺心悸、失眠、疲乏、

胸悶。

【檢查】血壓 125/80 毫米汞柱，心動快而規則，心率 156 次／分，X 光及心電圖檢查未發現明顯的器質性病變。苔黃厚，脈細數。診斷為心悸（陣發性心動過速）。

【治療】取心門、內關、神門、通關、通山，經治療 1 次後心率轉為 106 次／分，每日 1 次，治療 4 次後心率恢復正常。再繼守原方隔日 1 次鞏固治療 5 次，隨訪 1 年，未見復發。

【小結】「有感而心動」謂驚。「無驚而自動」謂悸。治療驚悸主要與心經和心包經有關，傳統針灸多以內關為主穴，內關為心包之絡，主治心胸及血液循環系統的病症，有強心、鎮靜和安神的作用。《針灸甲乙經》載「心澹澹而善驚恐，內關主之」。臨床常與心門、心常、通關、通山、通天、神門、三陰交、間使等相關穴位協調用之。通關、通山、通天作用於心，對各種心臟之疾均有很好的治療效果，作用非常迅速。

但是在治療時開始見效快，到一定程度後見效就緩慢了。故常和上述相關穴位配用。

### 病例 9　癇病（癲癇）

宋某，男，37 歲。間斷性意識障礙發作 8 年。患者於 8 年前在工作時曾傷到頭部。於半年後的某天晚上突發暈倒，口吐白沫，肢體強直，繼則四肢肌肉陣發性抽搐，持續約 5 分鐘，此後多次反覆發作，每月可發作 1～4 次不等。曾於多家醫療機構就診治療，診為癇病大發作，予口服抗癇藥治療，效果不佳。經他人介紹來診，診為癇病

（大發作）。

【治療】處方分為兩組：第一組為通關、涌山、上三黃、鎮靜；第二組為火枝、火全、土水、百會。這兩組穴交替用之，經治療1個月，本月未發作，又繼續按上方隔日1次治療到20次，在治療期間發作1次，發作不足2分鐘即可好轉，發作程度輕微。再每週治療2次，又治療10週，未見發作。以後去外地打工而中斷聯繫。在2年後介紹一名同病患者來診，得知本患者2年間未再發病。

【小結】癇病是臨床疑難雜症之一，中西醫治療均較棘手，治療時間較長。針灸在本病中的治療記載甚早，《內經》、《針灸甲乙經》、《針灸大成》等名典中均有相關記述，可見古人對本病的治療曾積累了較為豐富的經驗。由古今臨床運用來看，均以督脈為首取經脈。在《素問·骨空論》載：「督脈為病，脊強反折。」督脈循環起於會陰，上循脊柱，至風府而進入腦內。

董氏針灸對本病的治療也有豐富的臨床經驗。有許多相關的有效穴位選擇，在臨床常用的效穴有火枝、火全、通關、通山、通天、上三黃、鎮靜等穴位。

本病在針刺治療期間，不得隨意調換更改所用藥物及藥品用量，需在專科人員的指導下調用藥物，防止誘發或加重發作。本病治療療程較長，需要患者積極的配合，堅持治療的信心，才能發揮應有的效能。

### 病例10 偏頭痛

段某，女，51歲。患者間斷性左側頭痛4年餘，每月發作數次，輕時每月發作兩三次，重時可達七八次，每次

發作可持續數小時，疼痛部位以太陽穴周圍為明顯，並波及同側眼睛，或視物不清，痛時需服止痛藥緩解。曾多次服中西藥物治療，效果不顯。本次發作2小時，疼痛如前。查體見患者呈痛苦面容，舌質紅，苔黃白，脈沉弦。診斷為偏頭痛。

【治療】首先在太陽穴點刺放血（每3天1次）。再針側三里、側下三里、俠谿、門金、絲竹空透率谷，1次後疼痛立止，繼守原方鞏固治療3次。後因其他病或陪同患者經常來診，偏頭痛一病未再復發。

【小結】針灸治療頭痛，歷代文獻多有記述，已對此積累了豐富的經驗。針灸治療本病多以辨經論治為主。前頭痛屬陽明經痛、後頭痛屬太陽經痛、偏頭痛屬少陽經痛、頭頂痛屬厥陰經痛。實踐證明，針灸治療非器質性疾病引起的頭痛效果良好，多可立時止痛，遠期療效比較滿意，有治本之功。

筆者治療各種頭痛病患較多，療效確切，僅經1次治療，症狀完全消失的患者占半數以上。臨床治療時多先刺血，再以局部與遠端相結合的方式配穴，一般選穴較少，多數在3穴左右。

### 病例11 後頭痛

孫某，男，37歲。不明顯原因出現後頭痛有半年時間。疼痛發作無規律性，時痛時止，曾就診於某院檢查未發現明確原因，診為後頭痛，口服中西藥物未效。本次發作4個小時後來診，患者呈痛苦面容，自感後頭部脹痛，舌苔白，脈沉弦，診為後頭痛。

【治療】沖霄刺血，針正筋、正宗、至陰，針後5分鐘即感頭痛症狀減輕，當起針後幾乎無痛感，守原方隔日1次治療，總治療5次。3個月後諮詢，有時還偶有痛感，程度較輕，經休息後可緩解。於是再在風池與委中點刺放血3次（每隔1週1次）。隨訪1年未見復發。

【小結】頭痛前已述及，在此不再贅述。

### 病例12　中風偏癱後遺症

張某，女，58歲。患者左側半身不遂46天。患者於46天前發生腦血栓，住院治療20天，病情穩定後出院，繼在他處針灸並口服中西藥物，但治療效果不理想，故來診。

查體見：患側臂痛攣急，手臂能左右擺動，但不能抬舉，手指不能屈伸，下肢行走困難，需要別人攙扶，納食可，二便尚調。血壓158/95毫米汞柱，舌質淡潤，苔白，脈沉細。診為中風偏癱後遺症。

【治療】首取木火穴（常規針刺法）。再針健側靈骨、大白（重用動氣針法）、足三重、風市、肩中，患側的尺澤、腕骨，雙側的水通、水金、腎關、足三里、曲池，以及百會，經針5次後上肢疼痛未作，攣急緩解，且上肢自己能抬起，抬腿較前有進步。再針7次後（在治療中，根據患者病情有時調配相關穴位），上肢將抬至平肩，手指能輕微伸屈，但不能持物，能夠扶拐在屋內行走數步。繼守方隔日1次，治療5次，上肢自己能抬至平肩，手自己能持物，且能夠行走數十公尺。

【小結】中風為目前高發病種，是中醫針灸臨床常見

疾病，也是各醫院針灸科住院患者最多的一個病種。針灸對本病確有肯定的療效，是目前治療本病中行之有效的首選方法。若能夠及時採取正確的治療，均有良好的治療效果，尤其是董氏奇穴對本病有更好的治療作用。如常用的木火、靈骨、大白、腎關、水金、水通等穴位的運用。倒馬針法、動氣針法在本病中的應用，大大增強了治療效果。筆者以董氏奇穴為主穴治療百餘例中風偏癱後遺症患者，取效甚為滿意。經治療後，許多患者不僅生活能夠自理，而且恢復到正常工作。

因本病是目前常見病，並且致殘率高，藥物治療難以獲效，針灸療效高，所以很有必要大力推廣針刺在本病中的應用，成立更多的專科，使更多的患者早日接受專業的治療，減少致殘率，提高生活品質。

### 病例13 落枕

丁某，男，36歲。後項部疼痛不適3天。患者3天前因睡眠姿勢不當，致後項不適，晨起後即感頸項活動受限，尤以左側頸肩部明顯，抬頭及左右旋轉受限，經在他處按摩拔罐治療，未見好轉，故來診。診為落枕。

【治療】立取右側的重子、重仙配承漿，經用動氣針法1分鐘左右，症狀已明顯改善，留針20分鐘，取針後已無大礙，第二天來電告知已無不適。

【小結】落枕是臨床上針灸療效相當理想的病症，若能正確治療，一次均能見顯效或達到治癒。其發病原因，不外乎枕席位置失當，復因外感風寒所致。針灸治療本病必須辨清病在何經，方能痛隨針去。

　　落枕一病，在針灸治療中記述甚早。《靈樞‧雜病》載：「項痛不可俯仰，刺足太陽，不可以顧，刺手太陽也。」臨床以此而用之，確有實效。

　　筆者每遇落枕患者，常用本法治療而獲效。若再用董氏奇穴相關穴位，療效更佳。董氏奇穴中用之最多的穴位是重子、重仙穴。

### 病例14　五十肩（肩周炎）

　　于某，女，52歲。肩臂疼痛3個月。患者於3個月前始感肩臂僵硬疼痛，以右肩為重，抬舉不利，動則疼痛加重，重時穿脫衣服、梳頭均感困難，夜間痛重，外展、外旋、抬高均受限制，得溫則緩，得寒則劇。曾口服藥物及貼膏藥（藥名不詳）拔罐等治療，未癒。診斷為五十肩（肩周炎）。

　　【治療】局部火針與點刺放血交替用之，再針刺腎關、四花中、後谿，行動氣針法。經治療1次後疼痛即有所緩解，抬舉改善，繼守原方治療5次，疼痛基本消失，臨床治癒。4個月後陪女兒來診治婦科疾患，經諮詢情況良好。

　　【小結】五十肩，相當於西醫學中的肩周炎，其致病因素分為外感和內傷兩種，根據其病因施以不同的療法與針刺手法。本病針灸為首選療法，輕者僅幾次可癒，對輕症患者效果快速明顯，但對於肩關節粘連者常纏綿難癒，需堅持長時間，多種治療方法相互配合，方能獲得預期療效。據患者的具體症情配用刺血、艾灸、火針、小針刀、按摩等方法的運用。

　　董氏奇穴對有功能障礙者療效甚佳，一次往往即可見

到治療效果。腎關穴治肩不能往上抬，肩臂不能往後轉則用足五金、足千金，療效甚佳。

針灸治療本病獲取療效的關鍵因素必須抓住辨經與病性的辨證。看病在何經選用何經相關之穴，再根據病之虛實施以不同的療法或手法。

### 病例15　肘勞（肱骨外上髁炎）

任某，男，45歲。左肘部疼痛3個月餘。左肘關節屈伸受限，持物無力。用藥治療，效果不佳。某院建議封閉治療，未接受本療法，經人介紹來診。

【檢查】左肘肱骨外上髁有明顯壓痛點，局部無明顯紅腫。診斷為肘勞（肱骨外上髁炎）。

【治療】局部火針與點刺放血交替用之，取右曲池、右犢鼻、左靈骨，針1次後疼痛立緩，隔日治療1次，第二次複診時疼痛已明顯改善，經治3次而癒。

【小結】肘勞，相當於西醫學中的肱骨外上髁炎。其病因多為氣血虧虛、脈絡不通，不通則痛。在西醫學中治療本病多以封閉治療為主，餘尚無更好之法。針灸對本病治療極效，若能夠正確選穴，多在1～5次內可獲癒。

針灸治療本病多以陽明經為主，陽明經多氣多血，刺之可激發陽明經經氣，活躍氣血，濡利關節，通絡止痛。尤其是火針的運用治療，對本病有更強的治療效果，筆者以火針1次治療而癒的患者則有數例。因此在本病的治療中，筆者首先以火針療法為主。

### 病例16　坐骨神經痛

夏某，男，53歲。患者自感右下腰部向足趾方向沿坐

骨神經分佈區疼痛近2個月。曾在某醫院就診檢查，腰部CT片顯示增生性腰椎關節炎及腰椎間盤向後突出。診斷為繼發性坐骨神經痛。曾行多種方法治療，效果不佳，故來診。

【檢查】自右臀中部、膕窩、小腿外側中部等壓痛明顯，直腿抬高試驗陽性。舌質淡、脈虛無力。

【治療】首先在委中、腰陽關點刺放血（每3～5天刺血1次），加拔火罐。再針健側的靈骨、大白（運用動氣針法），患側的束骨，雙側的上三黃，經治療5次症狀基本消失，守方繼針3次鞏固治療。

【小結】坐骨神經痛屬於祖國醫學中痹證的範疇。西醫學中有原發性坐骨神經痛和繼發性坐骨神經痛之區分。本病為針灸的適應證，只要取穴準確，手法得當，治療及時，一般均可獲良效。

本病在針灸臨床中為常見病，自願選擇針灸療法的患者甚多，有近半數患者用過其他方法的治療，療效不理想，而進一步求治選擇了針灸療法。與其他治療方法相比，其針灸療法則更優。

由臨床治療經驗來看，針健側穴位治療坐骨神經痛的療效更優於針患側，傳統針刺療法多以患側取穴為主，其效遠不及健側取穴法。此種針法在《內經》中稱為繆刺。《素問・繆刺論》載：「左邪客於大絡者，左注右，右注左，上下左右，與經相干，而布於四末，其氣無常處，不入於經俞，命曰繆刺。」董氏取穴治療本病均以此法為主，配用動氣、倒馬針法的合用，大大加強了針刺療效。

甚值得大力推廣運用。

### 病例17　膝痛

王某，女，37歲。左膝內側疼痛1月餘，活動受限，伸屈不利，曾在某院行X光檢查，未查出原因，常規治療乏效，經人介紹來診。

【檢查】現左膝關節活動不利，不能完全屈伸，左膝關節內側按壓疼痛，但無紅腫熱痛，其他正常。診為膝痛。

【治療】三金穴點刺，再針健側肩中、尺澤治療，運用動氣針法，經針後10餘分鐘，疼痛即已減輕，診治到第四次時，收效緩慢，但痛點較局限，故於痛點加用火針，並在原方加用心門，再經3次治療，疼痛完全消失。3個月後來治療便秘，經諮詢，膝痛未再復發。

【小結】膝關節結構複雜，活動度大，故極易發生病變。常見的疾病有膝關節骨關節炎、風濕性關節炎、髕骨軟化症、半月板損傷、脂肪墊勞損、關節軟組織損傷等病變。針刺治療多有良好的治療效果。

傳統針刺治療本病多以局部取穴為主，局部取穴的療效遠不如遠端取穴為佳。

筆者在治療膝痛時多以遠端選穴為主，很少在局部取穴，若局部取穴多以用火針。

董氏針法治療膝痛，特別重視刺血療法，多在背部三金穴與委中點刺放血，尤其對久年膝痛更有佳效。再配以遠端取穴，以動氣針法而用之，即見其效。筆者近幾年曾治療數例頑固性膝痛患者，多數達到臨床治癒或基本治癒

的治療效果。

### 病例 18　踝關節扭挫傷

郭某，女，46歲。右踝關節損傷3天。患者3天前走路不慎扭傷右側踝關節，疼痛明顯，走路受限。

【檢查】右踝關節外踝處腫脹、青紫且有明顯的壓痛，踝關節屈伸時疼痛加重。診為踝關節扭挫傷。

【治療】首先在患處梅花針叩刺拔罐，再針健側的小節與外關，利用動氣針法，經1次治療疼痛立緩，第二天複診，僅感輕微不適，再針小節穴1次而癒。

【小結】踝關節扭挫傷臨床常見，尤其是外踝關節扭挫傷更為常見。針刺對本病作用效速，一般1～3次即可治癒。若為其他療法，大多要經過數日或更久的時間治療。針刺治療時多以同名經對應取穴法而用之，療效確實，一般針之即效。董氏奇穴的小節穴作用更優，臨床用之不需辨經，無論內外踝皆可治療，針之配用動氣針法。

### 病例 19　足跟痛

吳某，男，57歲。右足跟痛近半年，當走路多時疼痛明顯，休息後緩解，硬物觸到足跟部會引發疼痛，於某院行X光片示有輕微骨質增生，口服藥物（藥名不詳）、中藥外洗等治療，未見明顯療效，故來診。診為足跟痛。

【治療】先於患側的委中瘀絡點刺放血，再於患處痛點火針刺之，針健側的五虎五、小節及患側的大鐘、下關，併用動氣針法，1次治療後即感疼痛有所緩解，第三次複診時疼痛減半，共治療7次臨床治癒。

【小結】足跟痛在臨床中並不少見，是常見病、多發

病，尤多見於中老年人。主要見於跟骨骨刺、跟骨滑囊炎、跟骨骨墊炎、跟骨骨質疏鬆和蹠腱膜起點筋膜炎。用針灸治療足跟痛療效確切，常用的穴位有大陵（或足跟痛點）、下關、太谿、靈骨、小節、五虎五，針刺治療時運用動氣療法（用力適當地跺腳跟部）是取效的關鍵。上述所選取的穴位多遠離病患處，這是根據《內經》「下病上取」之意所用。

### 病例20　痛風

肖某，男，44歲。左側第一、第二蹠趾關節反覆疼痛2月餘，時輕時重，尤以第一蹠趾關節為重，夜間痛甚，痛如針刺，常在夜間痛醒。就診於某院，經化驗血、尿酸等檢查，確診為痛風。並服用秋水仙鹼等藥物治療，服用後反應明顯，難以堅持用藥，故致病情遷延不癒。近幾天因生活不當，疼痛加劇，經人介紹來診。

【檢查】局部發熱、脹痛、壓痛明顯，舌質暗紅，苔黃膩，脈弦緊。診為痛風關節炎。

【治療】首先在疼痛處周圍瘀絡點刺放血（每3天1次）。並於痛點火針治療（隔日1次），針刺足三里（透天涼手法）、五虎二、五虎三、內庭、外關治療。第二天複診時告知治療當晚未再痛醒，繼續守方治療10次，諸症消失，自願要求鞏固治療5次。以後介紹幾名同病患者來診，經問之未見復發。

【小結】痛風是一種難治性疾病，易反覆發作，成為臨床常見疑難雜症。西醫常以秋水仙鹼控制急性關節炎的發作，或用促進尿酸排出的丙磺舒和抑制尿酸生成的別嘌

吟醇等治療，均以副作用大而不能久用。針灸作為一種綠色療法，已在臨床廣為用之。在治療時常以刺血、火針等方法併用，由此可大大地提高治療效果，快速達到治療的目的。

筆者在臨床以刺血、火針、體針法聯合用之治療9例痛風患者，均有良好的治療效果，疼痛症狀迅速緩解，並能達到長期無復發的治療作用。

### 病例21　胸部挫傷

任某，男，26歲。因車禍傷住某院治療，經住院治療其他部位傷痛基本緩解，唯有胸部傷痛未解，經做各種檢查，未發現臟器以及骨骼的損傷，故出院。出院後繼續用藥物治療，但療效不佳，故來診。

【檢查】當咳嗽、深呼吸時疼痛明顯加重，在右側第二至第五肋骨區範圍內壓痛明顯，無紅腫表現。診為胸部挫傷。

【治療】取用駟馬、內關、支溝，並囑患者用力憋氣深呼吸動氣針法，治療1次後即感疼痛有所緩解，5次治療後疼痛完全消失。

【小結】胸部挫傷、肋間神經痛及胸膜炎等胸部疼痛疾患，在臨床經常會遇到，西醫對此往往束手無策，而針灸治療多能立起沉屙，痛隨針去。

中醫認為本病是由氣機阻滯，經脈失暢所致。臨床常取用駟馬、靈骨、內關、支溝、陽陵泉、膻中、太淵等穴，臨證時據病情選用相關穴位刺之。

筆者曾治療多例不同原因所致的胸痛患者，治療理

想，有時僅取用1穴1次即可將疼痛而解。

### 病例22　骶尾部疼痛

唐某，女，28歲。產後3個月漸出現腰骶尾部疼痛，尤以起坐時明顯，嚴重影響活動，曾自貼膏藥治療無效，後去醫院就診，行CT檢查，CT片結果正常，給予活血止痛類藥物治療，效不顯，故來診。

【查體】局部無腫脹及其他變化，骶尾部明顯壓痛。診斷為骶尾部軟組織損傷。

【治療】取心門、崑崙、中白針刺治療，運用動氣針法，每日1次，3次治療後已無不適症狀，後又以本方鞏固治療2次，臨床治癒。3個月後與小兒來本處推拿治療，隨訪本病治療效果，未見復發。

【小結】骶尾部疼痛在臨床並不少見，發病之因多為腎氣虧虛、外傷、勞損或風寒濕邪侵襲所致。選擇針刺治療本病為有效之法，作用迅速，療效持久。一般針之即效。常取用的主穴有肺心、心門、中白、崑崙、魚際。筆者在臨床中，選用上述相關穴位治療24例患者，均獲效理想，一般3～5次症狀消失。

### 病例23　不孕症

徐某，女，29歲。患者婚後6年未孕，曾去多家醫院就診，未查出明顯的器質性疾病（男方檢查一切正常）。長期服用中西藥物，多方治療無效而終。患者體質健壯，月經色紫暗有塊，並感小腹墜脹，舌質暗紅，苔薄白，脈弦。診斷為原發性不孕症。

【治療】首先在內踝至三陰交瘀絡刺血（在每個療程的

首次刺血 1 次）。再取用婦科、還巢（左右交替用針）、三陰交、歸來、中極、腎關、蠡溝、太衝治療。每次月經結束後第三天開始治療，治療10次為1個療程。連針治療到第三個月經週期後經查已懷孕。

【小結】不孕症是中醫臨床常見的疑難雜症。就診中醫藥治療的患者甚多，一開始就診於針灸臨床的患者極少。透過在臨床實際治療效果來看，針灸對本病的療效相當不錯，值得大力推廣用之。筆者在臨床中以單純針灸法，或以針灸為主法治療28例不孕症患者，有21例受孕，3例中斷治療。

導致不孕症病因甚多，常見的有排卵障礙、精子和卵子結合障礙、受精卵著床障礙等。概括起來分為兩個方面。一是先天性生理缺陷，二是後天病理變化。針灸治療主要針對後者。在治療前必須明確診斷，首先排除男方及生理因素造成的不孕。針灸對於內分泌失調或卵巢功能不佳而呈無排卵性月經或黃體功能不全者，針刺作用甚為理想。尤其是董氏奇穴中的婦科穴、還巢穴有較好的功效，因此有「送子觀音穴」之稱。常配用十四經穴中的三陰交、關元、子宮等穴用之。對於虛證、寒證重用灸法。

### 病例24　妊娠惡阻

田某，女，26歲。患者懷孕2個月餘，噁心嘔吐10餘天，近3天來嘔吐劇烈，曾服用維生素 $B_6$ 及中藥，療效不佳，食入即吐，聞到特殊氣味或饑餓時亦嘔吐黃疸水，坐臥不安，舌淡紅苔薄，脈細。診為妊娠惡阻。針刺通關、通山、內關、公孫針1次後即感緩解，已能少量進食，又

針3次後症狀基本緩解，飲食正常，未再嘔吐。

【小結】針灸治療妊娠惡阻有很好的療效。具有見效快，無藥物副作用之優勢。但孕婦是一個特殊的患者，在針刺時應特別注意小心，腰、腹為禁針區，刺激量不宜過大，中病即止，以免擾動到胎氣。治療本病常見的主穴有通關、通山、內關、公孫，這些穴位處於四肢部，安全性大，對孕婦無針刺禁忌。

筆者用上述相關穴位，常以二穴配用，治療妊娠惡阻患者幾十餘例，均在1～5次內達到治療效果。故值得臨床推廣運用。

### 病例25　乳癖（乳腺增生）

王某，女，38歲。患者兩側乳房腫塊伴週期性疼痛2年餘。以左側為重，腫塊局部脹痛，尤以經前1週左右疼痛為甚，至月經來潮時症狀漸消，曾就診於多家醫療機構，行超音波、遠紅外線等檢查，診為乳腺小葉增生。

服用多種中西藥物治療，症狀時輕時重，尤當情緒不佳時症狀明顯加重。近3個月來因不良情緒的影響，症狀加重。

【檢查】兩側乳房散在大小不等的結節（小如豆粒、大如花生），質稍硬，可移動，有明顯壓痛，舌邊略有齒痕，苔薄白，舌質略暗，脈弦細。診斷為乳癖（多發性乳腺小葉增生）。

【治療】取指三重、內關、太衝、膻中、足三里，針3次後，症狀已減輕，仍以左乳為重。針6次後脹痛緩解，至月經來潮時停止針刺，連續治療3個月經週期（在

每次月經前5～7天開始治療）。乳房腫塊消失，已無脹痛，因長期來訪，得知效佳。

【小結】乳癖相當於現代醫學的乳腺增生。是目前女性常見疾病，嚴重困擾女性身心健康。西醫學尚無有效療法，臨床主要以激素藥治療，因其較大的副作用而不能長期服用。針灸治療本病的報導十分常見，由大量的實踐證明，針灸治療本病效果尤佳。本病主要因為肝鬱氣滯，經氣不暢是本病病機的關鍵，治療本病主要以辨證論治為前提，從「氣」著手，肝胃並治，兼調衝任。

針灸治療乳腺增生安全可靠，療效確切，並經得起重複，具有很好的臨床實用價值，應當引起重視，予以肯定，推廣用之。

### 病例26　甲狀腺腺瘤

王某，女，41歲。頸部腫大發現20餘天。在某院就診，經同位素檢查為甲狀腺左葉顯影正常，右葉增大，放射性分佈均勻，未見明顯稀疏缺損區。超音波顯示右甲狀腺內可見2.8公分×1.6公分漸低回聲區，內部光點略粗，邊界清楚、整齊。提示：甲狀腺腺瘤。

【檢查】於右頸平喉節可觸及一腫物，質硬，無壓痛，活動度好，表面光滑。診斷為甲狀腺腺瘤。

【治療】取足三重（或外三關）、內關、足三里、合谷、腫塊局部區。共治療26次後，臨床觸診腫物消失，超音波檢查正常。隨訪1年頸部腫物未再出現。

【小結】甲狀腺腺瘤是起源於甲狀濾泡細胞的良性腫瘤，是甲狀腺最常見的良性腫瘤。西醫對本病尚無有效的

保守療法，主要以手術切除為主，少數患者術後又可復發。針灸可有消瘤之功能，是保守治療的一種有效途徑。針灸不僅對甲狀腺腺瘤有治療作用，而且對甲亢、單純甲狀腺腫大、甲狀腺結節等多種甲狀腺疾病均有一定的治療功效。

傳統針灸治療甲狀腺疾病主要以局部阿是穴為主，局部取穴具有宣通局部經氣、疏導壅滯、消腫散結。再配用遠端的合谷、足三里、內關為常用。董氏奇穴主要以遠端穴位為主，其療效非常滿意，常用的主穴有足三重、足千金、足五金、側三里、側下三里、足駟馬、三泉穴等，臨證要據患者的具體病情選用相關的穴位，再配以局部阿是穴。遠近相配，標本兼顧，共同發揮祛邪扶正、疏經通絡、調理氣血、消瘤散結的治療作用。

### 病例27 蕁麻疹

韓某，女，37歲。全身反覆發作性蕁麻疹2年。患者於2年前無明顯原因出現全身瘙癢，發作時出現鮮紅色疹塊，面積逐漸擴大，繼則成片，此起彼落，奇癢難忍，以軀幹兩肋為多。外受風冷刺激可引發，多以夜間為重。曾長期服用抗過敏藥及中藥治療，病情時輕時重，反覆發作。診為蕁麻疹。

【治療】首先在大椎、肺俞、膈俞點刺放血（每週1次）。再取足駟馬、曲池、血海針刺，隔日1次，共針14次，症狀即全部消失。4個月後偶有發作，發作部位較局限，症狀較輕微，於是再在上述穴位刺血，並於神闕穴閃罐治療次。隨訪1年，未再復發。

【小結】蕁麻疹相當於中醫學中的癮疹。本病有急、慢性兩種。急性蕁麻疹若治療不當可遷延為慢性蕁麻疹，慢性蕁麻疹反覆發作，纏綿難癒，短則數月，長則十幾年不癒。筆者曾治療急、慢性蕁麻疹37例，其中治癒或基本治癒29例，有4例中斷治療。

針灸治療本病能取得較好的療效，但是需要堅持治療，尤其是慢性蕁麻疹患者，更要持之以恆，方能獲得良好效果。在治療初期療效多不穩定，易反覆發作，在治療時與患者說明，需患者積極配合。若配用刺血療法，可明顯提高療效，一般均加用刺血法。

治療本病常見的主要穴位有足駟馬、風市、曲池、血海、三陰交、百蟲窩、膈俞等穴。

在治療過程中應儘量找出過敏源，減少或杜絕過敏機會，並注意保暖，避免受風寒。

### 病例28　耳鳴、耳聾

許某，男，56歲。患者無明顯原因出現兩耳鳴響伴有聽覺障礙幾月餘，以右耳為重。感覺耳內悶脹感，呈蟬鳴聲，時輕時重，聽覺明顯減退。曾口服藥物（藥名不詳）治療，治療效果不顯，而求於針灸。診斷為耳鳴、耳聾。

【治療】取足駟馬、三叉三、太衝、聽宮、翳風、太谿針刺，隔日1次，共針12次基本恢復如常。

【小結】大量的臨床證明，針灸治療耳鳴、耳聾的療效是肯定的。筆者近幾年治療耳鳴、耳聾患者33例，有效27例，治癒及基本治癒22例，在治療不足10次而中斷治療的有3例，也有經1次性治療而使暴聾而癒者。

本病在臨床中分為虛實兩種。虛證以清肝泄膽為主。臨床針刺以局部穴位（常用的有聽宮、耳門、聽會、翳風、完骨）配遠端（常用的有足駟馬、腎關、太谿、行間、外關、中渚、俠谿）穴位相互用之。穴位遠近相配，補虛瀉實，功效相得益彰。

### 病例 29　迎風流淚

焦某，男，49歲。雙眼迎風流淚，並感發癢10餘年。患者於10年前無明顯原因出現雙眼迎風流淚，並伴眼角發癢、發乾，以右側為重，當天氣寒冷時明顯加重。曾就診於多家醫院，行眼科檢查除外淚道阻塞、淚囊炎等其他眼科器質性疾病，並運用多種滴眼液及藥物治療，效未顯。

【治療】取木穴、明黃、光明、睛明、中白治療15次，諸症消失。

【小結】迎風流淚是眼部疾病常見的症狀，有這一症狀的患者並不少見，但是到醫療機構就診的人並不多，到針灸科來診的患者則更少。筆者近幾年曾治療數例本病患者，其治療結果較為滿意，尚值得研究推廣。

在接診時首先排除眼部器質性疾病，如淚道堵塞、淚囊炎、角膜炎、沙眼、結膜炎等相關病變。本病多因肝風內動、膽火上擾而致，因此臨證治療多以肝腎論治，中醫有肝腎同源之說，常用的主穴有木穴、上三黃、下三皇、睛明、攢竹、太陽等穴。尤其木穴作用較為明顯，對眼睛發乾、眼易流淚尤具特效。

### 病例 30　腦震盪後遺症

鄭某，男，26歲。因工作時傷及到頭部，傷後出現短

暫性的昏迷，經救治後清醒，醒後不能記起當時的情況，近事遺忘。從此出現頭痛、頭暈症狀，經住院 15 天後，頭暈症狀緩解，但頭痛無變化，做 CT 檢查未發現異常情況，故出院繼續用藥治療。用藥後未效，於是四處求治，效不佳，經人介紹來診。患者傷後至今 40 餘天，查體神清，舌質紫暗，有瘀點，脈沉而數。診為腦外傷綜合徵。

【治療】首先於足三重部位瘀絡點刺放血，再針足三重、正筋、正宗、上瘤、百會，經 1 次治療症狀立顯，感頭腦清醒，連治 6 次後諸症悉解而癒。

【小結】經大量的臨床病案實踐證明，針灸對腦震盪後遺症昏迷不醒等均有很好的治療功效。許多傷後昏迷不醒經西醫治療不效，而用針灸使其恢復，或有些患者遺留頭暈、頭脹、頭痛等後遺症狀，以其他治療方法往往難以奏效，經久不癒，多用針灸而解。

近些年因交通事故的增多，腦部損傷的患者也大量隨之增多，這種腦震盪後遺症在臨床十分常見，筆者治療過相關病例數十例，確有其佳效，某些患者僅經治療 1 次，使其纏綿幾月的症狀明顯改善。筆者曾治 1 例車禍傷後 3 年遺留頭痛、頭暈的患者，幾經治療，難以奏效，以致不能正常工作，經筆者治療 17 次而恢復正常。

治療本病在董氏奇穴方面更有其優勢，常用的主穴有足三重、正筋、正宗、上瘤、正會、州崑、州崙等穴。在治療時若配用刺血療法則明顯提高療效，急性昏迷患者多在然谷部位瘀絡刺血，後遺症患者多在足三重、四花穴、委中部位刺血，均選用瘀絡刺之。

# 董氏奇穴與十四經穴臨證治驗

編 著 者｜楊朝義

責任編輯｜壽亞荷

發 行 人｜蔡孟甫

出 版 者｜品冠文化出版社

社　　址｜台北市北投區（石牌）致遠一路 2 段 12 巷 1 號

電　　話｜(02)28233123 · 28236031 · 28236033

傳　　真｜(02)28272069

郵政劃撥｜19346241

網　　址｜www.dah-jaan.com.tw

電子郵件｜service@dah-jaan.com.tw

登 記 證｜北市建一字第 227242

承 印 者｜傳興印刷有限公司

裝　　訂｜佳昇興業有限公司

排 版 者｜弘益電腦排版有限公司

授 權 者｜遼寧科學技術出版社

初版 1 刷｜2018 年 9 月

初版 2 刷｜2023 年 9 月

定　　價｜480 元

國家圖書館出版品預行編目 (CIP) 資料

董氏奇穴與十四經穴臨證治驗 / 楊朝義 編著
— 初版 — 臺北市，品冠文化，2018.09
　　　面；21 公分 — (休閒保健叢書；45)
　ISBN 978-986-5734-86-2 (平裝附影音光碟)
　1.CST: 針灸　　2.CST: 經穴
413.91　　　　　　　　　　　　　　10711113